子宮頸がん

子宮体がん

卵巣がん

共通

患者さんとご家族のための

子宮頸がん・子宮体がん・卵巣がん

治療ガイドライン 第3版

編集　日本婦人科腫瘍学会

後援　日本産科婦人科学会
日本産婦人科医会
日本産科婦人科内視鏡学会
婦人科悪性腫瘍研究機構
日本放射線腫瘍学会
日本病理学会

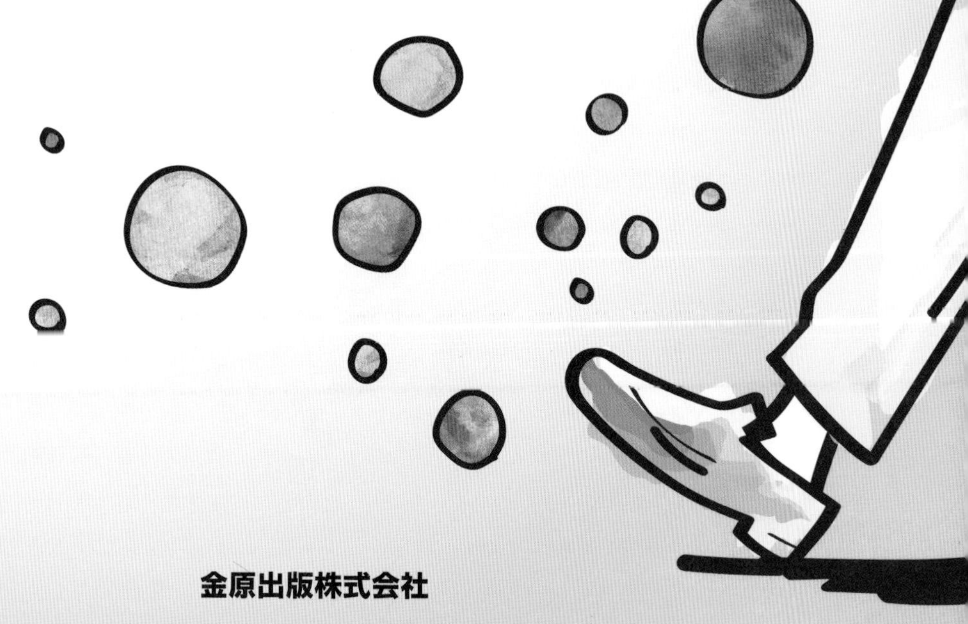

金原出版株式会社

子宮の構造とがんの種類

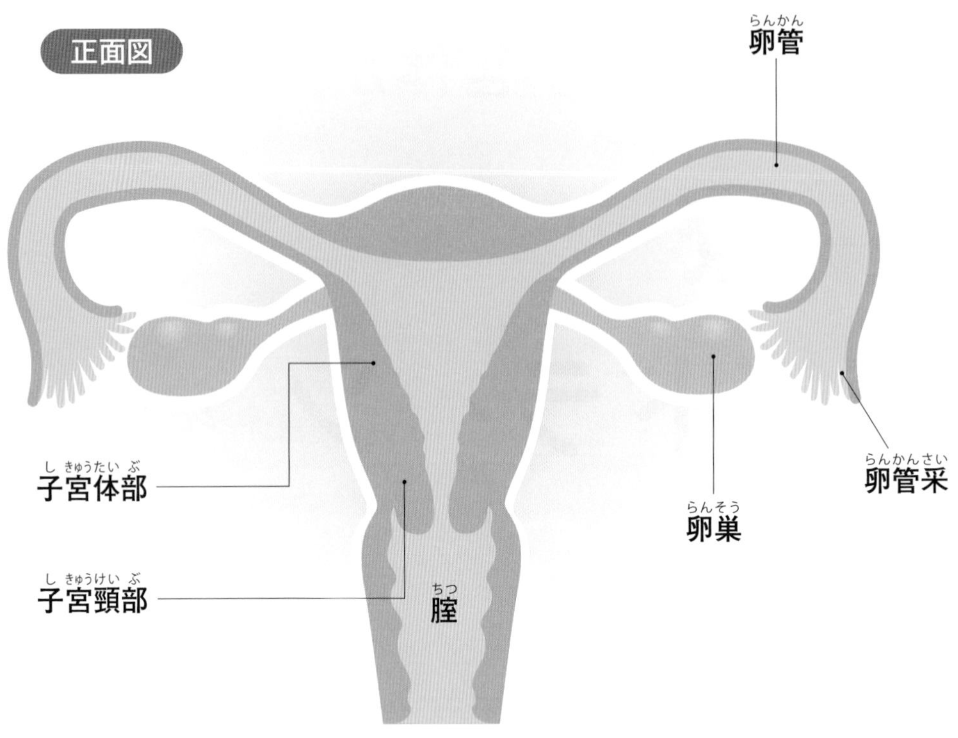

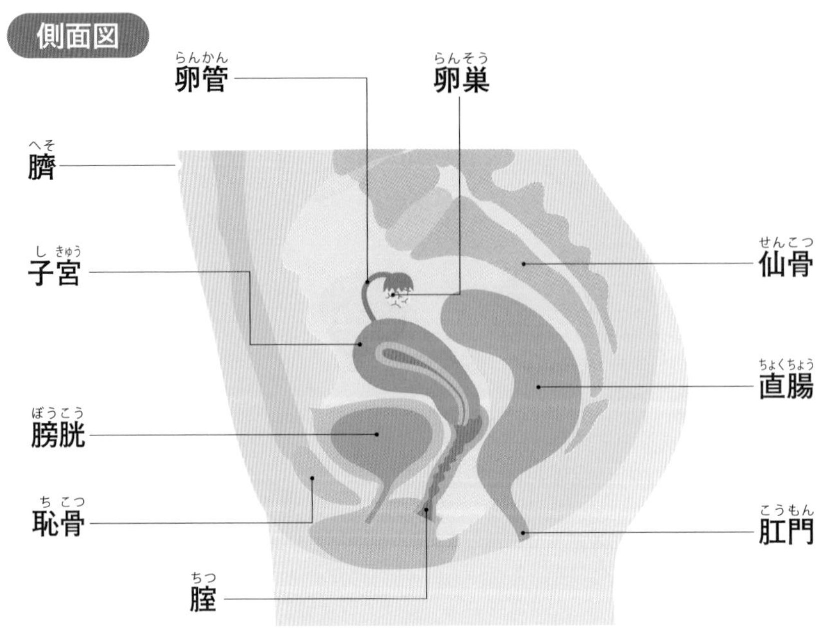

子宮頸がん ……子宮の入口部分（子宮頸部）にできるがん

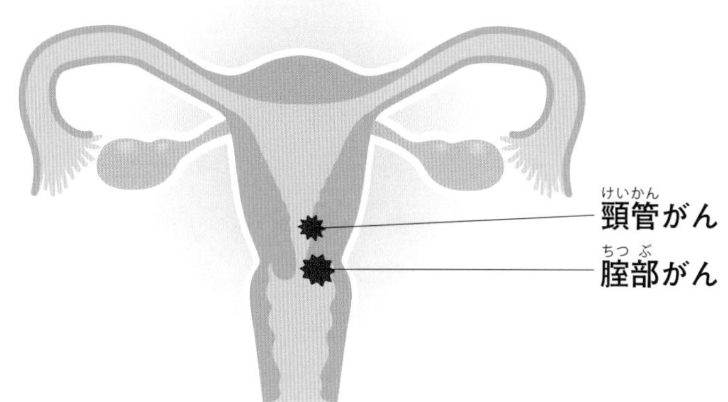

子宮体がん ……子宮の奥の部分（子宮体部）にできるがん

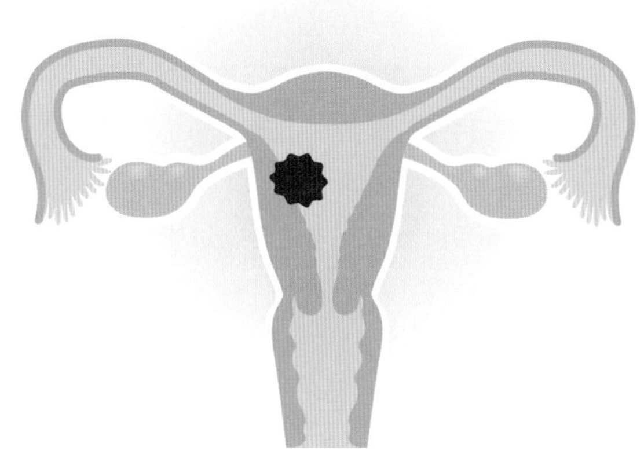

卵巣がん ……卵巣にできるがん

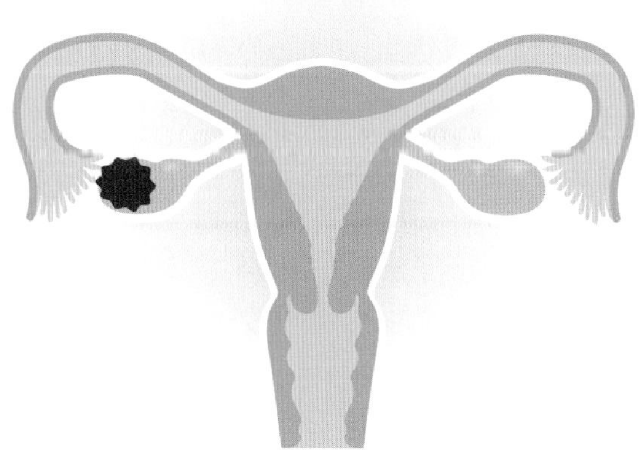

患者さんとご家族のための
子宮頸がん・子宮体がん・卵巣がん治療ガイドライン（第3版）
発刊にあたって

2019年の報告では、日本人の女性約10,000人が子宮頸癌と診断されており、18,000人が子宮体癌、13,000人が卵巣癌と診断されています。病院で「がん」と告げられた方や、治ったと思っていた「がん」が再発したと告げられた時、多くの方は大きな衝撃を受け、不安や落ち込んだ日々が続きます。日常生活もままならない状態になる方もおり、ご本人、そして、ご家族にとっては、とてもつらい時期となります。しかし、多くの方は自分の病気を徐々に受け入れていき、病気と向き合おうとする気持ちが芽生えてきます。この本を手にとっている方は、きっとつらい時期を乗り越えつつあるのではないかと思います。

自分の病気と向き合おうという気持ちになった時に大切なことは、自分の病気のことやその病気の治療方法をよく知ることです。現代の情報社会では、ネットで検索すると、たくさんの情報を瞬時に手に入れることができます。便利な面がある一方で、その情報が正しいことを記載しているとは限りません。時には、不安を煽るだけの不確かな情報だったり、効果があいまいな商品を買わせるための営利目的の情報もあります。

「ガイドラインに沿った治療を受ければ完治できたはずなのに、不確かな情報に振り回されて治療の時期を逃し残念な結果になってしまった。」私たち医療提供者が一番残念に思うことです。そのような悲劇が起きないように、私たち日本婦人科腫瘍学会では、現時点での最適な治療（標準治療）がどのようなものかを知っていただくことが、これから先の治療を考えて決めていく上でとても大事なことだと考え、ガイドラインの解説書である本書を企画し、2010年に初版を発刊しました。

本書 第2版は2016年に発刊されましたが、その後、子宮頸癌、子宮体がん、そして卵巣がんの「治療ガイドライン」はそれぞれ改訂を行い、現在は、2022年版、2023年版、2020年版が最新版となっています。第3版では、これらの最新の「治療ガイドライン」に記載された内容を患者さんやそのご家族に正しく伝えるために、できるだけわかりやすく表現することに努めました。また、これから治療に臨む方や治療が一段落した方が、自分自身が知りたいと思われる項目を選んでお読みいただき、その項目で情報が完結するように編集しています。さらに、ロボット手術、分子標的治療薬や遺伝子検査、がんパネル検査といった最新の情報も盛り込んでいます。また、新型コロナワクチンを代表とするワクチンの予防接種やがん免疫療法、性生活、歯の治療といった、治療後の生活のなかで患者さんから多く寄せられる質問も取り上げています。

本書を発刊するにあたり、85名の医師が誠実に執筆してくださり、日本婦人科腫瘍学会 三上幹男理事長はじめ、多くの学会員の先生方のご協力を得て発刊することができました。本ガイドラインが婦人科がんの患者さんとそのご家族にとって良い道しるべになり、最良の治療方針が選択され最善の結果が得られることを願っています。

2023年6月

日本婦人科腫瘍学会ガイドライン委員会

委員長 **永瀬 智**

「患者さんとご家族のための治療ガイドライン」改訂委員会

金内 優典、村松 俊成、徳永 英樹

日本婦人科腫瘍学会

患者さんとご家族のための
子宮頸がん・子宮体がん・卵巣がん治療ガイドライン（第3版）

ガイドライン委員会

委員長	永瀬　智	山形大学医学部　産婦人科
委　員	金内　優典	小樽市立病院　婦人科
	村松　俊成	東海大学医学部付属八王子病院　産婦人科
幹　事	徳永　英樹	東北大学医学部　産婦人科

執筆者	青木　大輔	慶應義塾大学医学部　産婦人科
	飯田　泰志	東京慈恵会医科大学　産婦人科
	池田　仁惠	東海大学医学部　産婦人科
	伊藤　公彦	関西ろうさい病院　産婦人科
	井箟　一彦	和歌山県立医科大学　産科婦人科
	岩瀬　春子	東京都立墨東病院　産婦人科
	上田　豊	大阪大学医学部　産科学婦人科学
	牛嶋　公生	久留米大学医学部　産科婦人科学
	碓井　宏和	千葉大学医学部　産婦人科
	榎本　隆之	新潟大学医学部　産婦人科
	太田　剛	山形大学医学部　産婦人科
	大原　樹	聖マリアンナ医科大学　産婦人科学
	大道　正英	大阪医科薬科大学　産婦人科
	岡本　愛光	東京慈恵会医科大学　産婦人科
	奥川　馨	佐賀大学医学部　産科婦人科学
	織田　克利	東京大学医学部附属病院　ゲノム診療部
	利部　正裕	岩手医科大学医学部　産婦人科
	梶山　広明	名古屋大学大学院医学系研究科　産婦人科学
	加藤　聖子	九州大学医学部　婦人科学産科学
	加藤　眞吾	埼玉医科大学国際医療センター　放射線腫瘍科
	金内　優典	小樽市立病院　婦人科
	川名　敬	日本大学医学部　産婦人科
	栗田　智子	産業医科大学医学部　産科婦人科学
	小林　栄仁	大分大学医学部　産婦人科
	小林　陽一	杏林大学医学部　産科婦人科学
	坂井　美佳	国立病院機構四国がんセンター　婦人科
	佐藤　慎也	鳥取大学医学部　産婦人科
	佐藤　豊実	筑波大学医学医療系　産科婦人科
	佐藤　美紀子	聖路加国際病院附属メディローカス　女性診療科
	塩沢　丹里	信州大学医学部　産科婦人科学
	重田　昌吾	東北大学医学部　産婦人科
	島田　宗昭	東北大学医学部　産婦人科
	庄子　忠宏	岩手医科大学医学部　産婦人科
	鈴木　直	聖マリアンナ医科大学　産婦人科学
	進　伸幸	国際医療福祉大学医学部　産婦人科
	清野　学	山形大学医学部　産婦人科
	関根　正幸	新潟大学医学部　産婦人科

高野　政志　防衛医科大学校病院　産科婦人科
髙橋　伸卓　静岡県立静岡がんセンター　婦人科
竹井　裕二　自治医科大学　産科婦人科学
竹中　基記　岐阜大学医学部　産婦人科
田中　良道　大阪医科薬科大学　産婦人科
田部　宏　国立がん研究センター東病院　婦人科
田畑　務　東京女子医科大学医学部　産婦人科
辻　圭太　横浜市立大学医学部　産婦人科学
津田　尚武　久留米大学医学部　産科婦人科学
寺井　義人　神戸大学医学部　産婦人科
寺尾　泰久　順天堂大学医学部　産婦人科
徳永　英樹　東北大学医学部　産婦人科
中尾　佳史　天神会 新古賀病院　婦人科
長尾　昌二　岡山大学大学院医歯薬学総合研究科　産科・婦人科学
長阪　一憲　帝京大学医学部　産婦人科
永瀬　智　山形大学医学部　産婦人科
西　洋孝　東京医科大学　産科婦人科学
西尾　浩　慶應義塾大学医学部　産婦人科
西ヶ谷 順子　東京共済病院　婦人科
野田　真永　埼玉医科大学国際医療センター　放射線腫瘍科
野村　弘行　藤田医科大学医学部　産婦人科
馬場　長　岩手医科大学医学部　産婦人科
濵西　潤三　京都大学大学院医学研究科　婦人科学産科学
平嶋　泰之　静岡県立静岡がんセンター　婦人科
藤井 多久磨　藤田医科大学医学部　婦人科
藤原　寛行　自治医科大学　産科婦人科学
堀　謙輔　関西ろうさい病院　産婦人科
増山　寿　岡山大学医学部　産科・婦人科学
町田　弘子　東海大学医学部　産婦人科
松永　竜也　横浜労災病院　産婦人科
松村　謙臣　近畿大学医学部　産科婦人科
万代　昌紀　京都大学大学院医学研究科　婦人科学産科学
三上　幹男　東海大学医学部　産婦人科
三田村　卓　北海道大学医学部　産婦人科
宮城　悦子　横浜市立大学医学部　産婦人科学
宮本　強　信州大学医学部　産科婦人科学
村松　俊成　東海大学医学部付属八王子病院　産婦人科
本橋　卓　東京女子医科大学医学部　産婦人科
森重 健一郎　大阪急性期・総合医療センター　産科・婦人科
八重樫 伸生　東北大学医学部　産婦人科
山上　亘　慶應義塾大学医学部　産婦人科
山口　建　京都大学大学院医学研究科　婦人科学産科学
山本　英子　名古屋大学医学部　医療行政学
横山　正俊　佐賀大学医学部　産科婦人科学
横山　良仁　弘前大学医学部　産科婦人科学
吉原　弘祐　新潟大学医学部　産婦人科
渡利　英道　北海道大学医学部　産婦人科

外部作成委員　高山　智子　国立がん研究センターがん対策情報センター　がん情報提供部

（五十音順）

もくじ

子宮頸がん

子宮体がん

卵巣がん

共通

Memo

子宮頸がん

Q 01 ~ 19

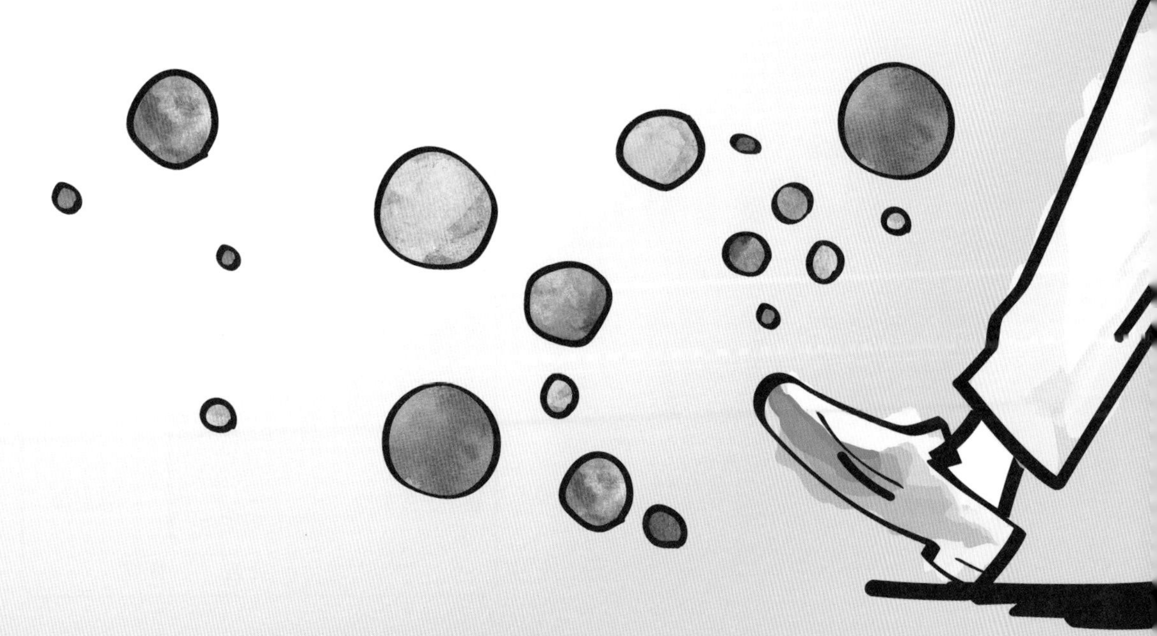

どのような病気ですか？
その原因や症状について教えてください。

子宮頸がんは、子宮の入口部分（子宮頸部）にできるがんで、扁平上皮（へんぺいじょうひ）がんと腺がんに大別されます。その多くはヒトパピローマウイルス（HPV）の持続感染によって起こります。初期の段階では特徴的な症状はなく、ある程度進行すると性交時の出血（接触出血）がみられます。

子宮頸がんとは

子宮は、全体として中が空洞の西洋梨のような形をしています（**図1**）。球形に近い形の子宮体部は胎児の宿る部分であり、下方に続く部分は細長く、その先は腟に突出しています。この部分が子宮頸部で、腟のほうから見ると奥の突きあたりに子宮頸部の一部が見えます。

子宮頸がんは、この子宮頸部（子宮の入口）に発生するがんです。子宮頸部の表面をおおっている上皮細胞には2種類あります。**図1**に示すように、子宮頸部の入

図1 子宮と子宮頸がん（イメージ）

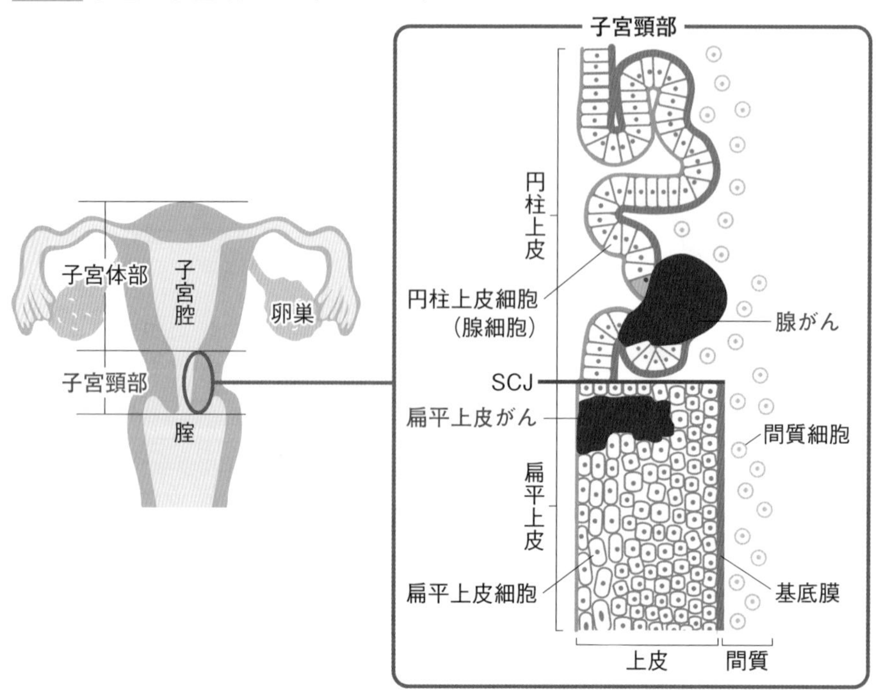

図2 子宮腟部と頸管部

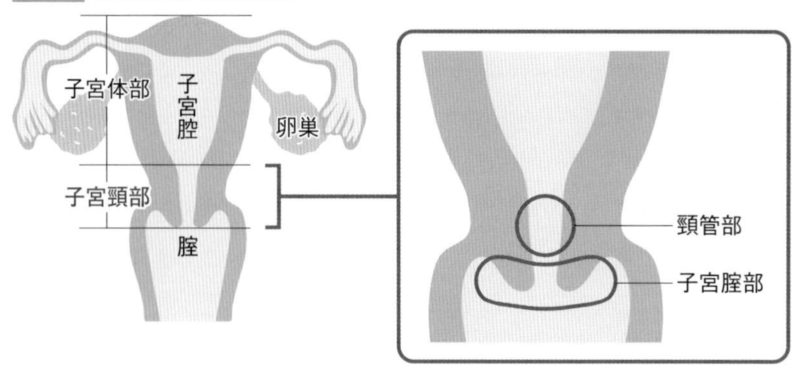

口近くに存在する重層構造の扁平上皮細胞と、それに続いて子宮体部寄りに存在する1層の円柱上皮細胞（腺細胞）で、子宮頸がんは主にこの2種類の細胞の境界（扁平円柱上皮境界、squamo-columnar junction：SCJ）付近から発生します。

子宮頸部は、腟側に顔を出している子宮腟部と、子宮腔に向かった奥の頸管部に分けることができます（**図2**）。SCJは卵胞ホルモン（エストロゲン）の影響を受けて、成熟期には子宮腟部（子宮頸部の入口近く）にありますが、老齢期になると子宮頸部の奥の頸管内に移動します。そのため、老齢期ではがんを肉眼で発見するのが難しいことが少なくありません。

種類

がんの発生する部位別にみた種類〜腟部がん・頸管がん

子宮腟部と頸管部にできた子宮頸がんを、それぞれ「腟部がん」、「頸管がん」といいます。先の説明からいくと性成熟期に多いのが腟部がん、老齢期でみられがちになるのが頸管がんということになります。後述する腺がんも、頸管がんとして発生することが多いことが知られています。腟部がんは肉眼で確認できる部分のがんですから、頸がん検診でも発見されやすいのですが、頸管がんは隠れた部分のがんなので早期発見が難しいことが少なくありません。

がんの発生する細胞別にみた種類〜扁平上皮がん・腺がん

子宮頸がんには大きく分けて、扁平上皮細胞に発生する「扁平上皮がん」と、円柱上皮細胞に発生する「腺がん」があります。以前は圧倒的に扁平上皮がんが多く、腺がんは子宮頸がん全体の5％程度でしたが、最近では腺がんが増加してきて、約20％を占めるようになっています。腺がんは、扁平上皮がんに比べて治療の難しいがんです。

その理由として、

❶扁平上皮がんよりも奥のほうに発生するため、ごく初期のがんを発見しにくい

❷初期からリンパ節への転移が起こりやすい
❸放射線治療や化学療法（抗がん剤治療）に抵抗性がある（効きにくい）
❹卵巣転移などの頻度が高い
　ことなどがあげられています。

がんの深さ・広がりからみた種類〜上皮内がん・浸潤がん

子宮頸部の細胞は、前述の上皮細胞と、その下にある間質細胞（非上皮性細胞）に大別され、上皮細胞と間質細胞は基底膜によって隔てられています（**図1**）。上皮細胞から発生したがんは、最初は上皮内にとどまっており、これを「上皮内がん」と呼びます。この段階ではリンパ節転移などはほとんどなく、がんを摘出すればほぼ治る初期のがんです。

しかし、がんは徐々に基底膜を破って間質に浸潤して（入り込んで）いき、これを「浸潤がん」と呼びます。さらにがんが大きくなると、子宮頸部をこえて周囲の組織や膀胱、直腸などへと浸潤したり、肺などの遠いところの臓器へ転移（遠隔転移）していきます。浸潤や転移が進むほど重症となり、治療が難しくなります。

このがんの広がりを、様々な検査で調べて進行の段階を分類し（これを進行期といいます：29ページ参照）、それぞれの進行期ごとの治療法が決められます。

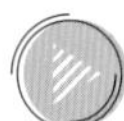

発生原因

近年、子宮頸がんの発生原因として、ヒトパピローマウイルス（human papillomavirus：HPV）の持続感染が明らかにされました。これは子宮頸がんの病態の解明はもとより、子宮頸がんの予防に期待される子宮頸がん予防ワクチン、また検診の精度を上げるHPVテストの開発につながる重大な発見となりました。

このウイルスには150種類以上の型がありますが、その中の10数種類が子宮頸がんの発生と関係が深いと推定され、「ハイリスク型HPV」と呼ばれています。そのうち16型や18型の頻度が高く、52型、58型、33型、31型、35型と続きます。腺がんでは18型が多いとされています。

HPVの感染は、多くは性交渉によります。近年、性交開始年齢の若年化に伴い、子宮頸がんが若い女性に急増しています。ただし、ハイリスク型HPV感染自体は珍しいものではなく、女性であれば一生のうち一度は感染するとも言われています。しかし、感染しても免疫のはたらきにより自然に排除され、短期間の感染ですむのが普通です。ところが、ごく一部の方ではそのはたらきがうまくいかず、子宮頸部にこのウイルスが長期間感染し続ける「持続感染」と呼ばれる状態となり、細胞の変化が起きてくるのです。

そのほか、喫煙は子宮頸がんの発生を高める要因と考えられており、子宮頸がん予防の点からも禁煙が勧められます。

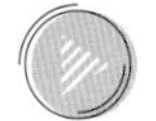 扁平上皮がんの発生・進行のしかた

扁平上皮がんは通常、図3のような流れで発生・進行していきます。

HPVに感染し持続感染となると、その一部が異形成(いけいせい)を起こし、さらにその異形成の一部が上皮内がんとなり、そして浸潤がんになっていきます。異形成は、がんになる前の病変（前がん病変）で、軽度異形成→中等度異形成→高度異形成を経て、がん化していくと考えられています。上皮の中に異型細胞が存在する、これら一連の病変は子宮頸部上皮内腫瘍(しきゅうけいぶじょうひないしゅよう)（cervical intraepithelial neoplasia：CIN）といい、下に示すようにCIN 1～CIN 3までがそれぞれ対応しています。

軽度異形成（CIN 1）…異形成が上皮の下1/3以内にとどまっている状態
中等度異形成（CIN 2）…異形成が上皮の下2/3以内にとどまっている状態
高度異形成～上皮内がん（CIN 3）…異形成が上皮の2/3からすべての層（基底膜は破らずに上皮内におさまっている）に及んでいる状態

国際的にはCINや"上皮内がん"という表現に代わり、「(子宮頸部の）扁平上皮内病変」という意味であるSIL（squamous intraepithelial lesion）という表現が使用されることになりました。SILのうち病変が軽度（low-grade）なものはLSIL（low-grade SIL）、高度（high-grade）なものがHSIL（high-grade SIL）と表現され、前がん状態はSILを用いる2段階の分類方法が国際標準となりました。日本では保険診療上CINでの分類が引き続き必要なため、SIL分類にCIN分類を併記した形で使用されています。LSILはCIN 1に、HSILはCIN 2～CIN 3に相当します（表1）。

図3 扁平上皮(へんぺいじょうひ)がんの発生・進行のしかた（イメージ）

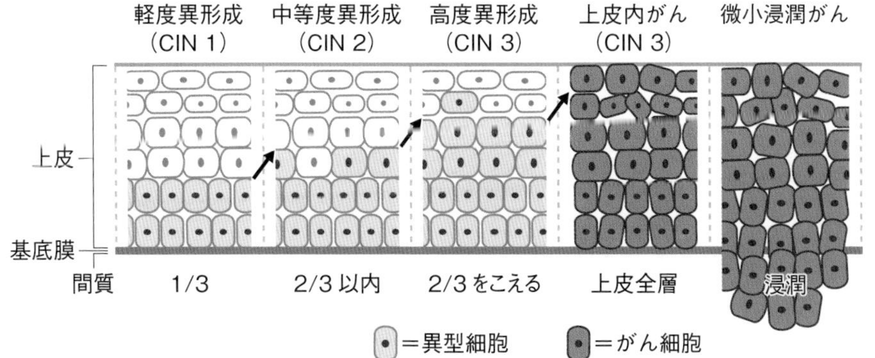

表1 扁平上皮がんの前がん病変の分類

分類名		前がん病変			
SIL	正常な粘膜	LSIL	HSIL		
CIN		CIN 1	CIN 2	CIN 3	
異形成・上皮内がん		軽度異形成	中等度異形成	高度異形成	上皮内がん

通常、軽度異形成からがんになるまでは5年から10年の年月がかかるとされています。もっとも、異形成になれば、すべてががんに進展するのではなく、軽度異形成から上皮内がんに進行するのは5～10%、中等度異形成では20%程度と報告されています。HPV感染者で浸潤がんまで進行するのは1,000人に1人くらいと考えられています。

このように、HPVの感染は子宮頸がん発生の絶対条件ではありますが、感染者のごく一部がなるだけの病気であることがわかります。たとえば風邪のウイルス感染者がすべて重篤な肺炎を引き起こすのではなく、多くは風邪の状態でとどまって自然治癒していくのと同じと考えられ、それほど恐れることはありません。

軽度異形成と中等度異形成の場合は、治療はせずに定期的な経過観察で様子をみていくのが一般的です。ただし、中等度異形成の場合には、妊娠女性の場合を除き治療が行われることもあります。それは、1～2年たっても自然に治らない場合、ハイリスク型HPV（16ページ参照）が陽性の場合、継続した受診が難しい場合、あるいは患者さんご本人が強く治療を希望される場合などです。高度異形成になると、がん化する可能性や、既に早期のがんが隠れている可能性があるため、多くは治療を行うことになります。

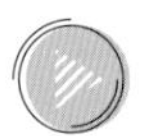

腺がんの発生・進行のしかた

腺がんについては、扁平上皮がんほど、よくわかっていません。「腺」というのは、人間が生きていくのに必要な液体を分泌する器官のことです。耳慣れたところでは「涙腺」や「唾液腺」などがありますが、子宮頸部にも「腺」があり「子宮頸管腺」といいます（**図4**）。この「子宮頸管腺」が、がん化したものが「腺がん」です。子宮頸部腺がんのうち70～90%にHPVが存在することから、扁平上皮がんと同様に大部分はHPV感染がきっかけですが、扁平上皮がんの前がん病変のような、段階的な変化は知られていません。ただし、子宮頸管腺の細胞が「腺」の形を保ったまま、いわゆる「がん」細胞に部分的に置き換わった状態を、「上皮内腺がん」といいます（**図5**）。これは、扁平上皮がんでいうところの上皮内がん（HSIL/CIN 3）と同じように、子宮の外に転移することはありません。その細胞が正常な

図4 子宮頸管腺のはたらき

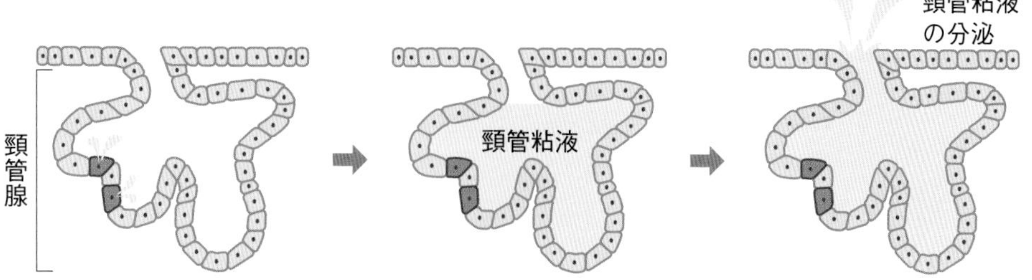

図5 腺がんの発生・進行のしかた

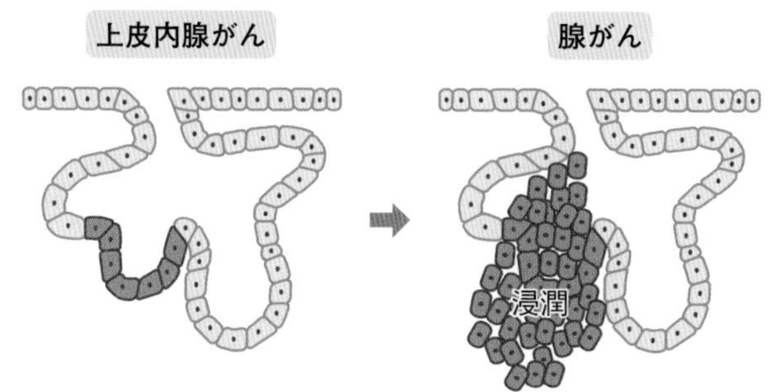

「腺」の形を壊して間質の方向に広がる（浸潤といいます）と「腺がん」になります（**図5**）。いずれにせよ、初期のものは表面には直接顔を出していないため、細胞診を用いた子宮がん検診では発見されにくい可能性があるのです。

発生頻度

最近の国立がん研究センターがん対策情報センターの報告では、2018年に年間10,978人が浸潤がんと診断され、2,921人が死亡しています。なお、1975年と2021年の罹患率を比較すると、25～29歳では4.3倍、30～34歳では5.5倍、35～39歳では1.9倍、40～45歳では1.1倍となっており、特に25～34歳の若い世代での増加が顕著です。

自覚症状

前がん病変の段階では、半数以上の人には症状がありません。進行してくると、不正性器出血が多くの人に現れてきます。特に「接触出血」と呼ばれる性交時の出血が特徴的です。

さらに進行すると、悪臭を伴った赤色の帯下（たいげ）（おりもの）が現れてきます。

次いで、がんが子宮の外に広がると、多量の出血、骨盤の痛み、下腹部痛や腰痛、血便や血尿、下肢のむくみなどの全身症状が現れてきます。

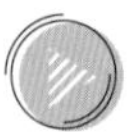 予後(治癒の見込み)について

子宮頸がんはQ04で述べるように、がんの広がり方からⅠ期・Ⅱ期・Ⅲ期・Ⅳ期に分類されます。浸潤がんになる前のSIL（CIN）の段階で発見されれば、ほぼ100％治ります。2021年に発表された日本産科婦人科学会婦人科腫瘍委員会の報告では、5年生存率は、Ⅰ期92.9％、Ⅱ期75.5％、Ⅲ期58.2％、Ⅳ期26.7％とされています。

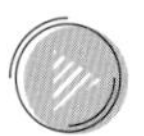 まとめ

検診精度の向上により、多くのがんが上皮内がんで発見されるようになりました。しかし若者の性行動の変化により25～34歳の女性において子宮頸がんの罹患率が著増しています。また、死亡率も30～50歳ではここ10年で再び増加してきています。

これらの傾向は結婚年齢の高齢化とも重なり合い、妊孕性（にんようせい）（妊娠できる機能）に大きな影響を与えるようになっています。子宮頸がん検診受診率の向上やHPVワクチン（頸がんワクチン）の普及により、若い女性の“健康な女性としての機能”を守ることが強く求められています。

HPVワクチンってどのようなものなのでしょうか？

ヒトパピローマウイルス（HPV）の感染を予防することで、子宮頸がんをはじめとするHPV感染が原因と考えられる様々な病気を予防できるワクチンです。一般にHPVは性交渉で感染するため、性交渉開始前に接種することが最も効果的と考えられています。

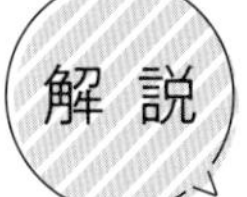

HPVワクチンの意義

子宮頸がんのほとんどはHPV感染の後、前がん病変を経て発生します。前がん病変あるいは子宮頸がんの初期の段階で見つけるのが「子宮頸がん検診」であり、これに対して原因となるHPV感染自体を予防するものが「HPVワクチン」です（**図1**）。一般にHPVは性交渉で感染するため、性交渉開始前に接種することが最も効果的と考えられています。

世界では、年間約57万人の女性が子宮頸がんに罹患し、約31万人が死亡しています。世界保健機関（World Health Organization：WHO）は、今後100年以内の子宮頸がん排除を目指し、90％の女子が15歳までにHPVワクチンを接種し、70％の女性が35歳以前および45歳以前に子宮頸がん検診を受け、子宮頸部に病変があると診断された女性の90％が適切な治療やケアを受けることを、2030年までの達成目標に掲げています（24ページMemo参照）。

しかし、日本においては子宮頸がんの罹患率が最近増加に転じており、特に20～40代の女性で増加が著しいことが明らかになっています。子宮頸がん検診によっ

図1 HPVワクチンの目的（予防）と子宮頸がん検診の目的（発見）

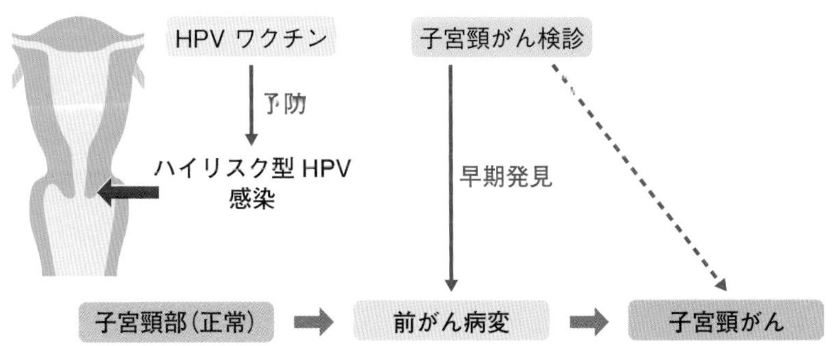

て前がん病変の段階で診断して治療（子宮頸部円錐切除術）を行うことは、命を守るうえでは有効ではありますが、その後妊娠した場合に早産が起こりやすいことが指摘されており、HPVワクチンによる前がん病変も含めた発生の予防が望まれます。

また、子宮頸がん以外にも、HPV感染に起因する中咽頭がんが最近増加しており、米国においては女性の子宮頸がんと同等数の中咽頭がんが男性に発生していることから、HPVワクチンは男女両方で接種の意義が大きいものと考えられます。

HPVワクチンの有効性

既にHPVワクチンによる子宮頸がん（浸潤がん）発生予防効果が明確に示されています。フィンランドでは、HPVワクチン非接種者に比べて、接種者では子宮頸がんなどにかかる率が有意に低いことが示されました。また、スウェーデンでは、30歳までの子宮頸がん罹患率が、HPVワクチン接種者では63%減少し、特に17歳までに接種した女性においては88%も減少していることが報告されています。

日本においても、1993年度以前に生まれたHPVワクチン導入前世代女性に比べて、1994年度以降生まれのHPVワククチン接種世代の女性では、子宮頸部細胞診異常や前がん病変（CIN 3）の頻度が有意に減少していることが明らかになっています。また、全国の31自治体の20～24歳の子宮頸がん検診データを利用した研究で、CIN 2以上の前がん病変に対する、HPVワクチンによる予防の有効性が74.8%であったことが報告されています。

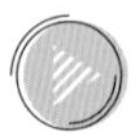

HPVワクチンを取り巻く環境

日本においては、HPVワクチンは2010年度から中学1年生相当（13歳）～高校1年生相当（16歳）を対象とした公費助成が開始され、無料または低額で接種できるようになりました。その後、2013年4月からは小学6年生相当（12歳）～高校1年生相当（16歳）を対象とした定期接種となり、無料で接種できるようになりましたが、HPVワクチン接種後に生じた体全体に広がる痛み、手足の動かしにくさ、不随意運動などの「多様な症状」がメディアで繰り返し取り上げられ、同年6月には厚生労働省（厚労省）から積極的勧奨の一時差し控えの声明が出されました。1994～1999年度生まれの女子では約70%の接種率でしたが、2000年度以降の生まれでは接種率が激減し、これまで停止状態となっていました。世界の環境から取り残される形になりましたが、2021年11月、厚労省は8年ぶりにHPVワクチン接種の積極的勧奨の再開を決定しました。また、2023年4月からは接種勧奨差し控えのために定期接種を受けられなかった10学年（1997年度～2006年度生まれ）の女性に対して、キャッチアップ接種（無料）の機会が提供されています。

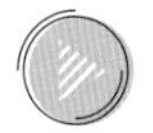

HPVワクチンの安全性

WHOや海外の当局からは、HPVワクチンの安全性に問題がないことが繰り返し発表されています。日本においても厚労省の調査で、HPVワクチン接種後に生じた「多様な症状」が、実はHPVワクチンの接種歴のない女子においても一定数存在することが示されました。また名古屋市で行われた調査では、HPVワクチン接種者と非接種者で「多様な症状」の起こりやすさに違いがなかったことが示されました。したがって、HPVワクチン接種と「多様な症状」に明確な関連はないと考えられています。

これらの「多様な症状」は、日常の出来事がきっかけとなって起こる可能性があることが報告されています。これには生物学的要因以外にも生育環境、生活体験などの背景が関わっているとされ、緊張・不安・恐怖がこれを増悪させると考えられています。HPVワクチン接種において、安心して接種できる環境の整備が重要ですが、現在では「多様な症状」が出現した際の診療体制も整っています。

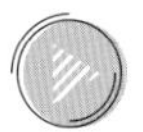

最後に

2023年4月からは、定期接種およびキャッチアップ接種に9価ワクチン（HPV-6・11・16・18・31・33・45・52・58型の感染を予防）が導入され、15歳未満で接種を開始した場合には2回で接種を完了することも可能となりました。さらに今後、定期接種の対象が男子に拡大される可能性がありますので、最新の情報は厚労省や自治体のホームページなどをご参照ください。

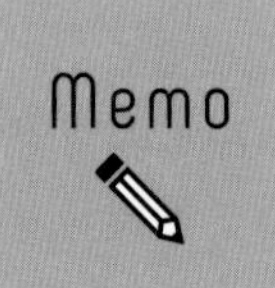

子宮頸がん撲滅に向けて
—WHOの呼びかけ—

ワクチンの登場によって子宮頸がんは予防することのできるがんとなったばかりでなく、そもそもがん検診により早期に発見が可能であり、かつ適切な治療が行われれば十分に治るがんであることも明らかです。にもかかわらず子宮頸がんは、現在でもなお、女性の生命を脅かす危険ながんのひとつです。

今のままでは、罹患率や死亡者数は増加していくであろうと見込まれています。残念なことに、患者さんの85％は、あまり裕福でない国々の、十分な教育を受けることのできない若年者であると考えられます。彼女たちの多くはまた小さな子どもの母親であり、母親を失うことによりさらに子どもたちにまで生命の危険が及びかねず、生命に関する「負の連鎖」が起こる可能性が危惧されます。

子宮頸がん撲滅のための対策は、個人的・習俗的・社会的・構造的そして経済的障壁などの垣根をこえて、世界中が国をあげて取り入れられなければならず、その施策を広く実現するために、迅速かつ大胆なアクションが必要です。

そこで、2018年5月にWHO（世界保健機関）は子宮頸がん撲滅に向けて以下のような世界戦略を提案しました。

- 子宮頸がん罹患率が10万人に対し4人以下の発症となる世界へのビジョンをもつこと。
- すべての国々で2030年までに以下の「90-70-90目標」を実行すること。
  - ❶90％の女子が15歳までに頸癌ワクチンを接種すること。
  - ❷70％の婦人が35歳までに一度そして45歳までにもう一度、精度の高いがん検診を受けること。
  - ❸90％の子宮頸部病変を有する女性が早期に適切な治療を受けること。
- 2030年までに低〜低中所得国でこの「90-70-90目標」を達成すれば、以下のような成果が得られると見込まれています。
  - ❶現在と比べ、子宮頸がん発症率（中央値）は2045年までに42％、2120年までに97％減少させることができる（7,400万人以上の子宮頸がんの新規発生を抑えることができる）。
  - ❷現在と比べ、2030年までにのべ30万人、2070年までにのべ1,400万人そして2120年までにのべ6,200万人の女性を子宮頸がんによる死亡のリスクから救うことができる。

わが国は既に十分な子宮頸がん検診の体制、前がん状態・子宮頸がん患者に対する治療体制を有しています。さらに、2022年4月からは頸癌（がん）ワクチンの積極的接種勧奨が再開されました。これで、わが国も子宮頸がん撲滅に向けての体制が整うことになります。「90-70-90目標」を我々産婦人科医師とともに達成し、子宮頸がんのない世界を目指しましょう！

〈参考資料〉
WHO（世界保健機関）webサイト
Global strategy to accelerate the elimination of cervical cancer as a public health problem
（https://www.who.int/publications/i/item/9789240014107）

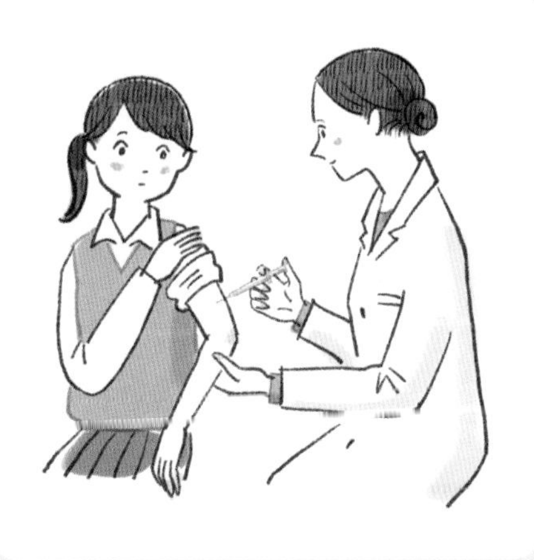

子宮頸がん検診の結果をどう見ればよいのでしょうか？ 異常が見つかったら、どのような検査をするのでしょうか？

子宮頸がん検診は、精密検査が必要であるかどうかを判別するための細胞の検査です。異常が見つかった場合は、ただちに精密検査が必要です。がん検診の異常の程度によって、まずハイリスクHPV検査を行う場合と、ただちにコルポスコピー（腟拡大鏡診）と生検（組織検査）を行う場合があります。

子宮頸がん検診は、スクリーニング（一次）検査と言われます。スクリーニング検査とは、精密（二次）検査を受けるべき人を見つけるための簡便なふるい分け検査であり、症状の有無や病気の有無を問わず、成人女性は誰でも受けるべき検査です。特に子宮頸がんについては、不正性器出血などの自覚症状が出現する前に、がん検診によって異常を察知することが早期発見につながります。自覚症状の有無にかかわらず、子宮頸がん検診の結果やその報告書の指示に従うようにしてください。がん検診の異常を自己判断で放置してしまうと、がんを見落としてしまうことになりかねないので十分に留意してください。

子宮頸がん検診の判定は**表1**に示すように、「異常あり（要精密検査）」または「異常なし（正常範囲）」のどちらかです。「異常あり」の場合は、子宮頸がん、もしくは、将来がんに進行することのある病気（子宮頸部異形成（いけいせい））が存在している可能性がありますので、ただちに婦人科のある医療機関を受診して精密（二次）検査を受ける必要があります。精密（二次）検査は検診ではなく通常の診療行為ですから、費用がかかります。ただし、その内容は健康保険でカバーされますので心配いりません。

A.「異常なし、陰性（NILM）」の場合

国内では2年に1回の検診が提言されていますが、20代、30代の若い女性については子宮頸がんが増加傾向にありますので、毎年の検診も考慮してください。

B.「異常あり」の場合

原則的に、ただちに精密検査が必要です。異常の中には2つのグループ（後述のB-❶、B-❷）があり、それぞれに応じて精密検査の流れが異なります。いずれの

表1 子宮頸がん検診の結果とその後の精密検査

判定	がん検診の結果	行うべき行動	精密検査の内容	その後の流れ
異常なし	陰性(NILM)	1～2年後にがん検診		
異常あり	意義不明な異型扁平上皮細胞(ASC-US)	要精密検査*(B-❶)	・ハイリスクHPV検査 ・ただちに、または6カ月後と12カ月後に細胞の検査	ハイリスク型HPV陽性➡コルポスコピーと生検 ハイリスク型HPV陰性➡1年後にがん検診
	・HSILを除外できない異型扁平上皮細胞(ASC-H) ・軽度扁平上皮内病変(LSIL) ・高度扁平上皮内病変(HSIL) ・扁平上皮がん(SCC) ・異型腺細胞(AGC) ・上皮内腺がん(AIS) ・腺がん(adenocarcinoma) ・その他の悪性腫瘍	要精密検査**(B-❷)	ただちにコルポスコピーと生検 注1：AGC, AIS, adenocarcinomaの場合は子宮体部の精密検査も行う。 注2：その他の悪性腫瘍の場合は病変の検索も行う。	精密検査の結果に対応した外来管理や治療を受ける。

* ハイリスクHPV検査が一番勧められます。
** 受診した医療機関の医師と相談してください。

場合も診断の確定には、コルポスコピーと生検が必要です。どちらも婦人科の外来で実施できる検査であり、入院する必要はありません。

コルポスコピー（腟拡大鏡診）…子宮頸部を腟拡大鏡（コルポスコープ）で観察する検査です。酢酸（さくさん）という薬液を子宮頸部粘膜に塗布して（「酢酸加工」と呼びます）、変化を確認します。
生検…コルポスコープで子宮頸部を観察しながら、病変と思われる部位から組織（米粒大）を採取する病理組織検査です。
ハイリスクHPV検査…子宮頸がん検診と同じ方法で、子宮頸部の細胞を採取します。ハイリスク型HPVのウイルス遺伝子を検出する方法です。ハイリスク型HPV陽性の場合は、ハイリスク型HPVが子宮頸部に存在することを意味します。ハイリスク型HPVには10数種類のタイプがあり、そのいずれかの存在を示していますが、どのタイプが存在するかは判定できません。ハイリスクHPV検査は、子宮頸がんや子宮頸部異形成を検出する感度が非常に高いことがわかっています。

B-❶「ASC-US」の場合

子宮頸部異形成の可能性があります。しかし、必ず子宮頸部異形成が存在するというわけではありません。そのため、ASC-USが出たすべての人にコルポスコピーと生検を行うのではなく、本当にそれらの検査が必要な人を見つけるために、ハイリスクHPV検査が用いられています。

ハイリスクHPV検査の結果とその後の流れ

ハイリスクHPV検査…子宮頸がん検診と同じ方法で、子宮頸部の細胞を採取します。種々の処理の後、ハイリスク型HPVの有無を確認します。

- 「ハイリスク型HPV陽性」の場合：
  精密検査としてコルポスコピーと生検を行います。子宮頸部異形成などの病気の有無を病理組織検査によって診断します。
- 「ハイリスク型HPV陰性」の場合：
  さらなる精密検査は不要ですが、1年後に子宮頸がん検診を受けるようにしてください。

子宮頸がんや子宮頸部異形成は、ハイリスク型HPV感染が原因であることがわかっていますので、原則的にまずハイリスクHPV検査を実施することになっています。ハイリスクHPV検査は、子宮頸部から細胞を採取する検査ですので、婦人科のある医療機関を受診することになります。ただし、医療機関によってはハイリスクHPV検査ができないところもあります。その場合は、6カ月後と12カ月後の2回、子宮頸がん検診を再検査することになります。

B-❷「ASC-H」「LSIL」「HSIL」「SCC」「AGC」「AIS」「adenocarcinoma」「その他の悪性腫瘍」の場合

ただちに精密検査が必要ですので、婦人科のある医療機関を受診してください。これらの結果は、子宮頸がんもしくは子宮頸部異形成の存在を強く示唆していますので、受診した医療機関の医師と、その後の検査や治療についてよくご相談ください。

精密検査はコルポスコピーと生検です。生検によって採取された子宮頸部の小さな組織片を用い、病理組織検査によって診断します。

「AGC」「AIS」「adenocarcinoma」の場合は、子宮体がんを検出している可能性もあるため、コルポスコピーや生検に加え、子宮体部の細胞検査や組織検査（生検）が行われることもあります。

「その他の悪性腫瘍」の場合は、がん以外の悪性腫瘍を念頭に置かなければなりません。肉腫、血液疾患（リンパ腫など）、他の臓器からの転移などです。子宮頸部の精密検査に加え、主な病変がどこにあるのかを調べるための全身的な検索も行います。

広がり方の分類（進行期分類）について教えてください。また、細胞診の分類と進行期分類は別のものでしょうか？

子宮頸がんの進行期分類はⅠ期からⅣ期まであり、数が増すほどがんが進行していることになります。細胞診の分類は「がん細胞や、正常とは異なった細胞（異型細胞）があるか否か」を判定するもので、進行期分類とは別のものです。進行期分類とは、がんであることが判明した後に決められる、「がんの広がりなどの進行程度」を表したものです。

進行期の分類

現在、進行期分類は『子宮頸癌取扱い規約』に従った分類が用いられています。わが国の進行期分類は、国際産科婦人科連合（FIGO）により定められた進行期分類（FIGO 2018）が、2020年に日本産科婦人科学会で採用されました。

子宮頸がんは、子宮頸部の細胞診、コルポスコピー（腟拡大鏡診）、生検（組織診：病変を生検用器具で採取して調べる検査）を行って診断します。がんであることが判明した後、そのがんの広がりを、視診、触診、内診、直腸診、膀胱鏡や直腸鏡などの内視鏡検査などで調べます。また、CT（頭頸部～骨盤）やMRI（骨盤部）、PET-CT（全身）などの画像検査も、リンパ節転移や他臓器への進展・転移の有無の評価に有用です。

進行期はⅠ期からⅣ期に分類され、さらにⅠ期・Ⅱ期・Ⅳ期はAとBに、Ⅲ期はAとBとCにそれぞれ細分類されています。Ⅰ期・Ⅱ期では、A・Bの分類とともに、病巣の大きさによりⅠA期とⅡA期は1と2に、ⅠB期は1と2と3に分類されています。また、リンパ節転移がある場合はⅢC期に分類され、骨盤内のリンパ節転移はⅢC1期に、大動脈（背骨の前）周囲のリンパ節（傍大動脈リンパ節）転移がある場合はⅢC2期に細分類されます。ⅠB期が病巣の大きさにより3つ（2cm以下、2cmをこえるが4cm以下、4cmをこえる）に分類されたこと、リンパ節転移がⅢ期として進行期に加えられたことは、これまでの分類との大きな違いです（**表1**、**図1**）。

この進行期分類や年齢、子宮頸がんのタイプなどに基づいて婦人科がんの専門医師が治療方針を考え、その後患者さんやご家族と十分に話し合い、最終的に治療法が決定されます。治療法の詳細については、それぞれの項目を参照してください。

表1　子宮頸がんの進行期分類（日本産科婦人科学会2020年、FIGO 2018年）

Ⅰ期	がんが子宮頸部に限局するもの（体部浸潤の有無は考慮しない）		
	ⅠA期		病理学的にのみ診断できる浸潤がんのうち、間質浸潤が5mm以下のもの 浸潤がみられる部位の表層上皮の基底膜より計測して5mm以下のものとする。 脈管（静脈またはリンパ管）侵襲があっても進行期は変更しない。
		ⅠA1期	間質浸潤の深さが3mm以下のもの
		ⅠA2期	間質浸潤の深さが3mmをこえるが、5mm以下のもの
	ⅠB期		子宮頸部に限局する浸潤がんのうち、浸潤の深さが5mmをこえるもの（ⅠA期をこえるもの）
		ⅠB1期	腫瘍最大径が2cm以下のもの
		ⅠB2期	腫瘍最大径が2cmをこえるが、4cm以下のもの
		ⅠB3期	腫瘍最大径が4cmをこえるもの
Ⅱ期	がんが子宮頸部をこえて広がっているが、腟壁下1/3または骨盤壁には達していないもの		
	ⅡA期		腟壁浸潤が腟壁上2/3に限局していて、子宮傍組織浸潤は認められないもの
		ⅡA1期	腫瘍最大径が4cm以下のもの
		ⅡA2期	腫瘍最大径が4cmをこえるもの
	ⅡB期		子宮傍組織浸潤が認められるが、骨盤壁までは達しないもの
Ⅲ期	がん浸潤が腟壁下1/3まで達するもの、ならびに／あるいは骨盤壁にまで達するもの、ならびに／あるいは水腎症や無機能腎の原因となっているもの、ならびに／あるいは骨盤リンパ節ならびに／あるいは傍大動脈リンパ節に転移が認められるもの		
	ⅢA期		がんは腟壁下1/3に達するが、骨盤壁までは達していないもの
	ⅢB期		子宮傍組織浸潤が骨盤壁にまで達しているもの、ならびに／あるいは明らかな水腎症や無機能腎が認められるもの（がん浸潤以外の原因による場合を除く）
	ⅢC期		骨盤リンパ節ならびに／あるいは傍大動脈リンパ節に転移が認められるもの （rやpの注釈をつける）
		ⅢC1期	骨盤リンパ節にのみ転移が認められるもの
		ⅢC2期	傍大動脈リンパ節に転移が認められるもの
Ⅳ期	がんが膀胱粘膜または直腸粘膜に浸潤するか、小骨盤腔をこえて広がるもの		
	ⅣA期		膀胱粘膜または直腸粘膜への浸潤があるもの
	ⅣB期		小骨盤腔をこえて広がるもの

日本産科婦人科学会・日本病理学会編『子宮頸癌取扱い規約 病理編 第5版』金原出版、2022より

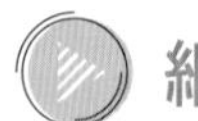

細胞診の分類

子宮頸部の細胞診検査は、子宮頸がん検診や産婦人科外来初診時に最初に行う重要な検査のひとつです。子宮の入口部分（子宮腟部と子宮頸部）の表面を、ヘラやブラシなどでこすって細胞を採取し、「がん細胞あるいは正常とは異なった細胞（異型細胞）があるか否か」を顕微鏡で調べます。細胞診の結果とその後必要な検査は**Q03**に記載していますので、参考にしてください。

図1 子宮頸がんの進行期別の広がり方

Ⅰ期

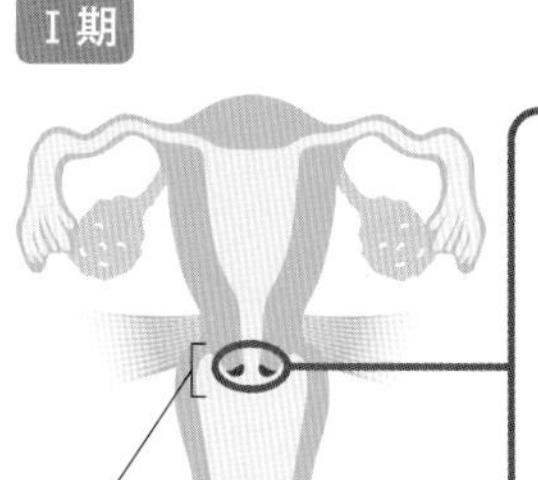

がんが子宮頸部にのみ存在する
ⅠA期：顕微鏡でのみ診断できるがん（ⅠA1期、ⅠA2期）
ⅠB期：ⅠA期をこえるがん（ⅠB1期、ⅠB2期、ⅠB3期）

Ⅱ期

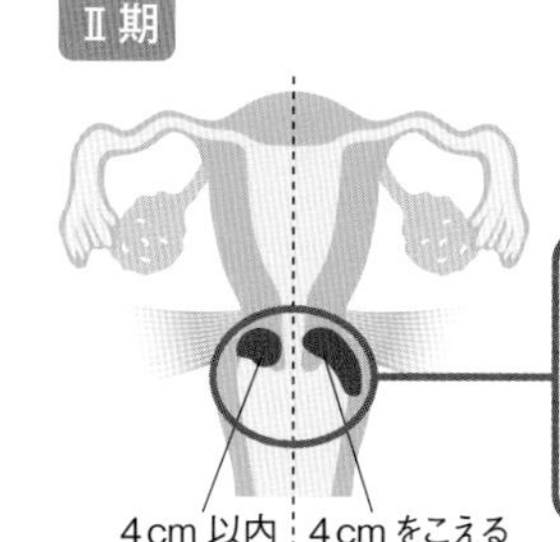

がんが子宮頸部と腟壁（ちつへき）に存在する
ⅡA期
（ⅡA1期、ⅡA2期）

Ⅱ期、Ⅲ期

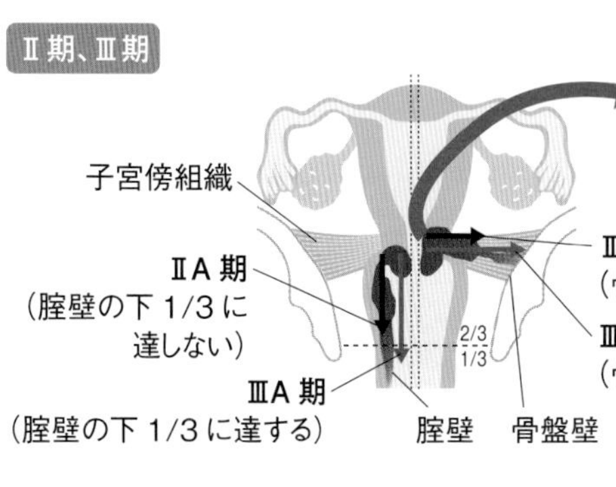

がんが子宮傍組織（ぼうそしき）まで広がる
ⅡB期
Ⅲ期（ⅢA期、ⅢB期）
がんがリンパ節まで広がる
ⅢC期（ⅢC1期、ⅢC2期）

Ⅳ期

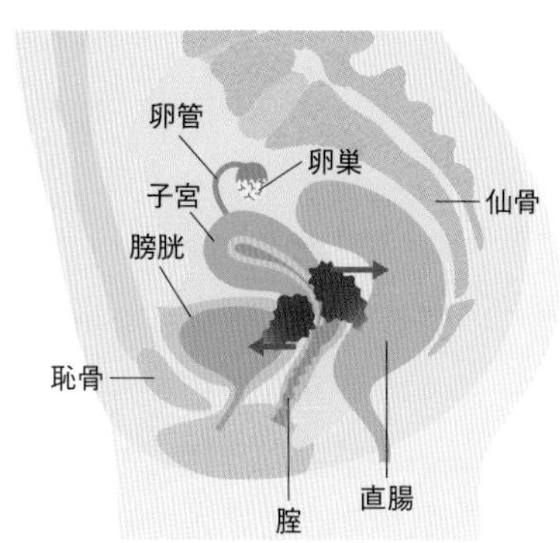

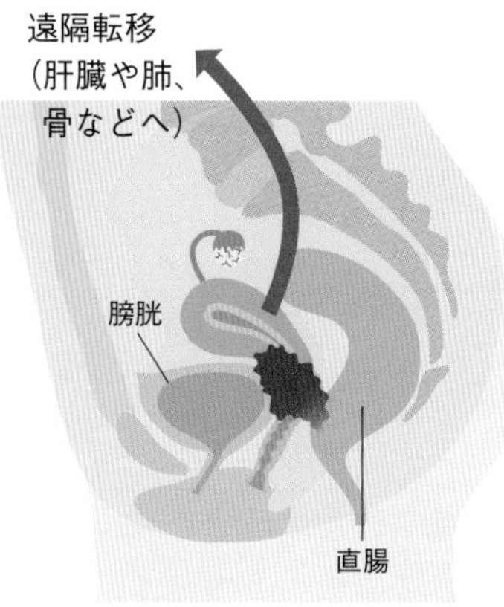

がんが膀胱（ぼうこう）や直腸まで広がる
ⅣA期
がんが骨盤（こつばん）をこえて広がる
ⅣB期

CIN 3（上皮内がん/高度異形成）と言われました。どのような治療法がありますか？将来、妊娠できますか？

子宮頸部を円錐状に切り取る子宮頸部円錐切除術でほとんどが治ります。この治療法は子宮を残しますので、治療後に妊娠することができます。再発の危険性が高い場合や妊娠希望がないなどの場合は、子宮のみの摘出（単純子宮全摘出術）が行われることもあります。

子宮頸部は、表面をおおっている上皮細胞と、その下にある間質細胞（非上皮性細胞）に大別されます（14ページ参照）。子宮頸部上皮内腫瘍3（CIN 3）は、上皮の2/3以上が異型細胞に置き換わった高度異形成と、上皮全体が異型細胞に置き換わった上皮内がんを含みます（17ページ参照）。CIN 3の段階では基底膜（17ページ・**図3**）をこえていないため、多くの場合、子宮頸部円錐切除術あるいは単純子宮全摘出術で病変部分を取り除くことが可能で、他に転移していることはほとんどありません。

なお、子宮頸部の腫瘍には大別して、扁平上皮病変と腺病変があります（14ページ参照）。ここでは扁平上皮病変について述べますので、上皮内の腺病変については**Q14**をご覧ください。

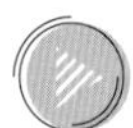

治療について

妊娠・出産の希望がある方には、赤ちゃんが宿る子宮体部を温存する治療として、子宮の入口付近のみを部分的に切除する子宮頸部円錐切除術を行います。妊娠する場所を残すことは可能ですが、この手術により子宮頸部が短くなるため、デメリットとして、子宮の入口が狭くなって月経血が外に出にくくなったり、妊娠しにくくなったり、妊娠した場合の早産率が高くなったりする可能性があります。そのほかの治療として、子宮の入口をレーザー照射で焼く（レーザー蒸散といいます）方法もあります。この場合、子宮頸部の長さは変わらないため妊娠や出産に与える影響が少ないというメリットがある反面、子宮頸部を切除せず焼いてしまうので正しい病理診断ができないというデメリットがあります。このため、レーザー蒸散の対象となるかどうかには慎重な判断が必要であるとされています。子宮を残す希望がない患者さんには、子宮の摘出（単純子宮全摘出術）が選択されることもあります（**表1**）。

表1 CIN 3の診断と治療

診断			治療
子宮頸部円錐切除術	切除断端	陰性	子宮頸部円錐切除術を最終治療とする
		陽性	❶再度の子宮頸部円錐切除術を行う ❷妊娠を望まないなどの場合には、単純子宮全摘出術を行う

日本婦人科腫瘍学会編『子宮頸癌治療ガイドライン2022年版』金原出版、2022より作成

図1 子宮頸部円錐切除術

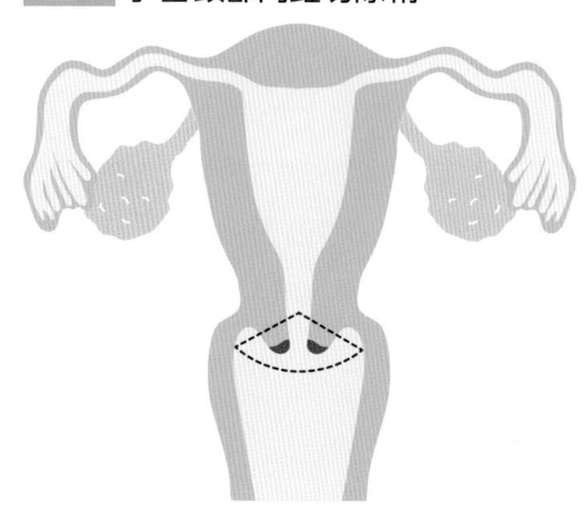

子宮頸部を円錐状に切除。
所要時間は通常30分程度。

子宮頸部円錐切除術

子宮頸部を円錐状に切り取る手術を子宮頸部円錐切除術といいます（**図1**）。この円錐切除術は、子宮頸部を1～2cmの奥行きで切除します。浸潤がんが含まれていないかどうかの確認のために行う場合がありますが、CIN 3の段階に対しては、有効な治療法となります。子宮頸部の大きさには個人差がありますが、子宮頸部円錐切除術に要する時間は通常30分くらいで、手術は日帰りまたは1～3日ほどの入院で行われます。

方法

以前はメスによる切除が行われていましたが、最近では高周波電流や超音波凝固切開装置、レーザーを用いて、止血しながら切除することが多くなりました。以下、それぞれの治療の特徴を示します。

- メスによる円錐切除は組織に対する熱変性が加わらないため、正確な病理組織診断が得られるメリットがありますが、手術中の出血が多くなりやすいことが難点です。

- 高周波電流による切除（リープ法）は、切除できる範囲が浅いことから、術後の妊娠を考慮すると子宮頸部の長さを保つことができます。しかし、子宮頸部の奥深くに病巣がある場合には、深い部分を追加切除するなど慎重に行う必要があります。
- 超音波凝固切開装置やレーザーによる切除は、病巣を十分に切除することが可能で、切除断端（せつじょだんたん）の表面が熱により変性するため出血が少ないといったメリットがあります。

出産への影響

これらの子宮頸部円錐切除術は、子宮を残すことができますが、その後の妊娠や出産に与える影響が問題になることがあります。特に、メスによる円錐切除後に妊娠した場合、流産や早産、帝王切開（ていおうせっかい）のリスクが高まるという報告があります。レーザーやリープ法でも多少の影響が出るので、子宮頸部円錐切除術を受ける場合には、それぞれの方法のメリットやデメリットについて担当医から十分な説明を受け、よく話し合って選択することが大切です。

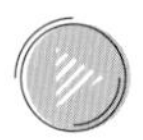

単純子宮全摘出術

表1にあるように、子宮頸部円錐切除術を行って切除した標本を調べ、その断端（切除片の端）にがん細胞がないこと（断端陰性）がわかれば治療は終了となり、経過観察となります。しかし、円錐切除した標本の断端にがん細胞が残っている（断端陽性）と診断された場合は、子宮頸部細胞診を行いながら慎重にみていく必要があります。残っている子宮にCIN 3以上の病変が再発した場合などは、再び子宮頸部円錐切除術を行うか、単純子宮全摘出術を行うことがあります。そのほかに、妊娠を希望しない患者さんや高齢者の場合などに対しては、円錐切除の代わりの手術方法として、最初から単純子宮全摘出術を行うことがあります。

単純子宮全摘出術は、子宮のみを摘出する術式で、完全に治癒する確率は子宮頸部円錐切除術よりも高くなります。開腹手術や腟式手術、腹腔鏡（ふくくうきょう）手術などで行われ、手術に要する時間は1～2時間くらい、入院日数は5～10日くらいです。この手術は子宮をすべて取ってしまうので、手術後は妊娠することができなくなります。しかし、腟の深さは保たれますので、手術後の性交渉への影響はほとんどありません。また、卵巣は残すことができますので女性ホルモンの分泌は保たれます。担当医やご家族などとともに十分に話し合って治療を決定することが何より大切です。妊孕性（にんようせい）（妊娠できる機能）の保持については**Q12**をご覧ください。

円錐切除術を受けた後に病変が残っていると言われました。子宮を取らなければならないでしょうか？

残っている病変の程度、組織型、残存部位にもよりますが、外来で定期的に検査を受けながら様子をみていく必要があります。残っている病変が治療を要する状態で、妊娠の希望がない場合は子宮全摘出術を行います。妊娠を強く希望されている場合には、円錐切除術を再度行うことがあります。

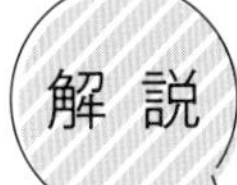

円錐切除術の目的

子宮頸部円錐切除術の目的は、子宮頸部にある病変が、子宮頸がんなのか、前がん病変なのかを診断することです。同時に、病変を取りきれたかどうかも確認します。「前がん病変」は、子宮頸部上皮内腫瘍（CIN）と呼ばれる変化で、上皮内に異型細胞が収まっている状態です。上皮内腫瘍には、軽度、中等度および高度異形成（CIN 1、2および3）の3つがありますが、一般的にCIN 3（高度異形成・上皮内がん）や上皮内腺がんが円錐切除術の適応となります。

前がん病変まで病気が進んでくると、円錐切除術を受ける対象となります。ただ、前がん病変の周囲には様々な病変が混在しています。一番強い病変を診断名として告げられていますが、その周辺には、異常の度合いが低い病変もあります。病変が残っていても、軽度〜中等度異形成までの病変であれば経過観察することができます。しかし、高度異形成や上皮内がんが残っている場合には、追加治療が必要です。また、残っている病変が、奥（子宮体部側）か手前（腟側）かによっても対応が異なることがあります。まず、どの段階の病変が、どこに残っているのかを教えてもらうことが大切です。

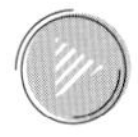

ハイリスク型HPV感染の関与

子宮頸がんや前がん病変の95％以上は、ヒトパピローマウイルス（HPV）感染が関与しており、10数種類のハイリスク型HPVに感染していると子宮頸がんになりやすいとされています。子宮頸部には、がんや前がん病変を発生しやすい場所があります（扁平円柱上皮境界、SCJといいます）（**図1**）。円錐切除術は、子宮頸部のなかで、がんになりやすい場所を手術によって摘出するという理にかなった手術なのです（**図1**）。一方で、円錐切除術後もハイリスク型HPVが残っていることは十分に考えられます。円錐切除術後にHPV検査（ハイリスク型HPV感染の有無

図1 子宮頸部：前がん病変や頸がんが発生しやすい部位と円錐切除術

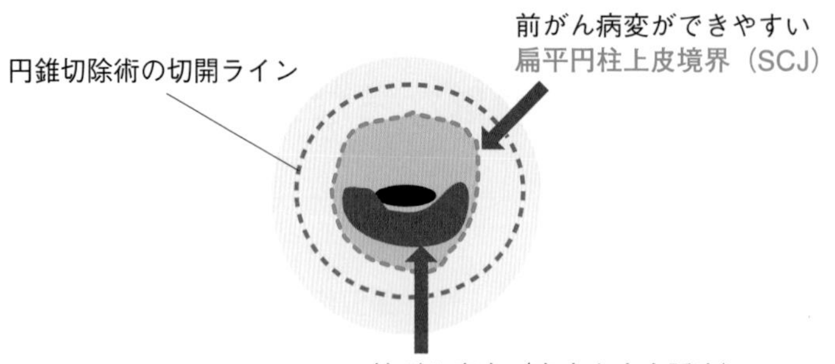

図2 円錐切除後の残存病変と再円錐切除術

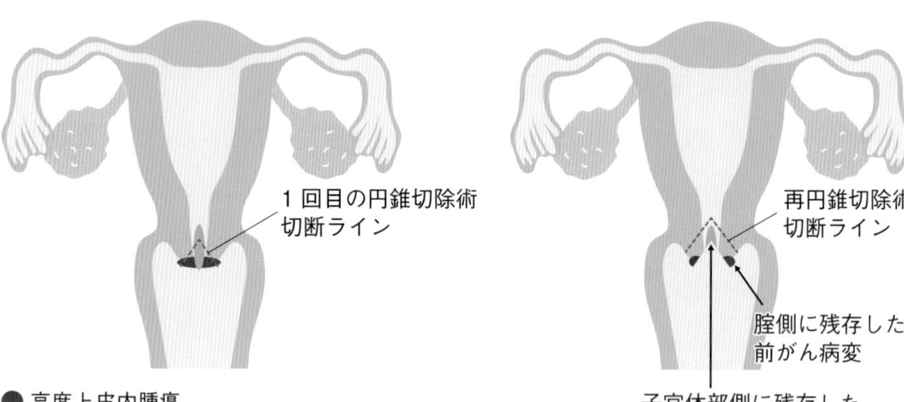

を調べる検査）を行うことがありますが、ハイリスク型HPVが陽性だとしても、がんになりやすい場所が摘出されている状態では、がんや前がん病変が発生する確率は、かなり低くなります。円錐切除によって病変を切除しきれていれば、前がん病変が再発する割合は数％以下となります。

円錐切除後に病変が残っている場合

円錐切除術を受けた後に前がん病変が残っている場合は、追加の治療が必要となります。その場合、妊娠を希望されるかどうかによって、治療法が異なります。妊娠希望がない場合は子宮を摘出する治療法が第一選択となりますが、妊娠を強く希望する場合は、残存した前がん病変をもう一度摘出するための再円錐切除術を行うことがあります。**図2**では、円錐切除術を受けた後に前がん病変が残っている場合について示しています。腟側に残る病変は、多くは高度異形成です。子宮体部側に残る病変は、高度異形成や上皮内腺がんがあります。再度の円錐切除術は、残存した病変をもう一度腟式に切除する手術です（**図2**）。特に高度異形成は、腟に近い場所にできる病変ですので、再円錐切除術によって取りやすいです。上皮内腺がんは、子宮頸部の奥（子宮頸管腺（けいかんせん））につながることがありますので、再度の円錐切除術を行ってもなお病変が残ってしまうことがあります。上皮内腺がんが残っている場合は、より慎重な対応が必要となります。子宮摘出の可能性も含め、担当医とよく相談してください。

円錐切除術を受けた後に、軽度～中等度異形成までの病変が残っている場合やハイリスク型HPVが陽性となった場合は、経過をみることが多いです。前述したように、がんが発生しやすい場所は既に摘出されていることから、これらの病変が、がんに至る可能性が低いからです。しかし、再び前がん病変やがんに進んでいく危険性はゼロではありませんので、外来通院による定期的な検査が重要になります。

ⅠA期（微小浸潤がん）と言われました。どのような治療法がありますか？

ⅠA1期は、基本的には単純子宮全摘出術が推奨されます。状況によっては「準広汎子宮全摘出術＋骨盤リンパ節郭清」を行う場合もあります。
ⅠA2期は、「準広汎子宮全摘出術＋骨盤リンパ節郭清」が推奨されます。状況によっては骨盤リンパ節郭清を含む広汎子宮全摘出術を行う場合があります。

ⅠA期は、わずかに間質に浸潤しているがん

子宮頸部は、表面をおおっている上皮細胞と、その下にある間質細胞（非上皮性細胞）とで構成されます（14ページ参照）。進行期分類でⅠ期とは、がんが子宮頸部にとどまっているもので、Ⅰ期はAとBに分かれ、ⅠA期はさらにⅠA1期とⅠA2期に分けられます（30ページ参照）。

ⅠA期は、がんが子宮頸部にとどまっているものの、ミリ単位で間質へ浸潤している（入り込んでいる）もので、微小浸潤がんと呼ばれています。日本産科婦人科学会婦人科腫瘍委員会の2018年の報告によれば、ⅠA期は子宮頸がん全体の14％を占め、そのうち85％がⅠA1期です。ⅠA期の5.4％が20～29歳、32％が30～39歳で、ⅠB期以上の患者さんと比較して若い人に多いという特徴があります。

これらⅠA期の診断は、子宮頸部円錐切除術（33ページ・**表1**、**図1**参照）によって行われます。そして、がん細胞が血管やリンパ管などの中に入り込んでいる「脈管侵襲」の有無（陽性＋、陰性－）、ⅠA1期ではさらに切除した組織の断端（切除断端）におけるがん細胞の有無（陽性＋、陰性－）を調べて、その後の治療法が決定されます。

なお、子宮頸がんには大きく分けて、扁平上皮がんと腺がんがあります。ここでの治療法の記述は扁平上皮がんのものですので、ⅠA期の腺がんについては**Q15**をご覧ください。

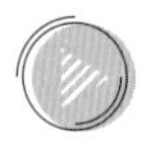

ⅠA1期の治療法

単純子宮全摘出術

子宮頸がんで最も転移しやすいところは、骨盤の中のリンパ節です。ⅠA1期では、骨盤リンパ節へ転移している頻度は0～2％と報告されています。脈管侵襲（がん細胞が血管やリンパ管に入っている状態）が陰性ならば、骨盤リンパ節転移

の可能性が低いと考えられ、単純子宮全摘出術（**図1**）が推奨されます。

単純子宮全摘出術は、その名のとおり子宮をすべて取り除いてしまうので、妊娠することができなくなってしまいます。そこで、妊娠を強く希望する患者さんに対しては、脈管侵襲が陰性で切除断端も陰性なら、妊孕性（妊娠できる機能）を保持できる子宮頸部円錐切除術を最終の治療とすることも可能です。この場合、再発を見逃さないように、より慎重な管理が必要になります。再発し進行した段階になると、子宮を残すことが難しくなりますから、定期的に通院し検査を受けることが何より大切です。

妊孕性の保持については**Q12**、定期的な通院については**Q17**もご覧ください。

準広汎子宮全摘出術＋骨盤リンパ節郭清

脈管侵襲が陽性の場合は、骨盤リンパ節に転移している場合があることから、単純子宮全摘出術または準広汎子宮全摘出術（**図2**）に加えて、骨盤リンパ節郭清（系統的にすべて摘出すること）をするのが一般的です。準広汎子宮全摘出術とは、ⅠB期以降の標準治療である広汎子宮全摘出術（**図3**）を縮小した手術で、単純子宮全摘出術より少し広めに切除します。子宮摘出のしかたについては、病変を十分に検討したうえで決定することになります。

図1 単純子宮全摘出術

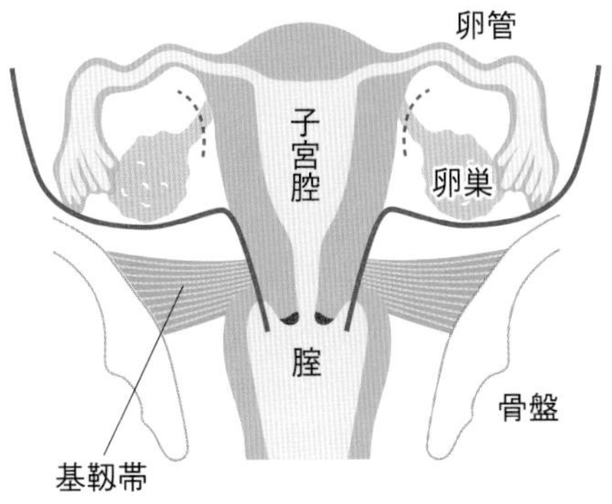

図2 準広汎子宮全摘出術

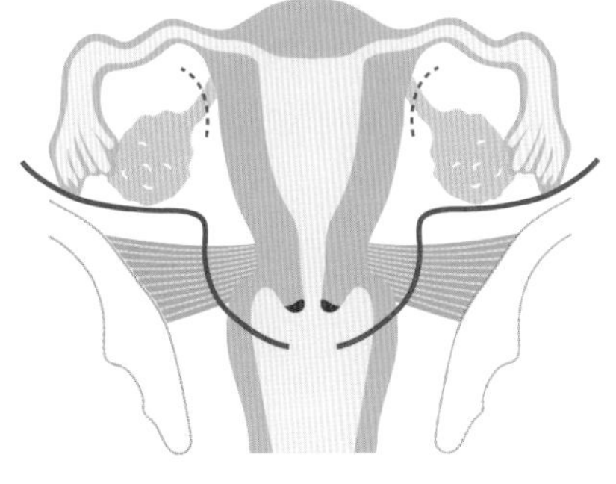

図3 広汎子宮全摘出術

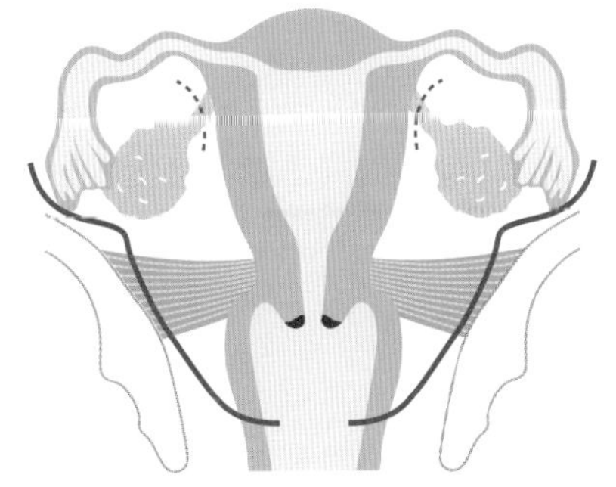

—— 基本的な切除範囲
------ 卵巣を温存する場合の切除部分

なお、子宮頸部円錐切除術でⅠA1期と診断され、単純子宮全摘出術を行った後にⅠB期以上のがんであることが判明した場合には、追加治療が必要となり、放射線治療あるいは同時化学放射線療法などが行われます。

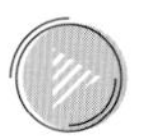 ⅠA2期の治療法

準広汎子宮全摘出術＋骨盤リンパ節郭清

ⅠA2期は、骨盤リンパ節転移の頻度が10％以下と言われていますが、ⅠA1期と比べて頻度が高いことから、少なくとも骨盤リンパ節郭清を行う必要があると考えられています。したがって、通常は「準広汎子宮全摘出術＋骨盤リンパ節郭清」が望ましいとされています。以前は、脈管侵襲がない場合は「準広汎子宮全摘出術」、脈管侵襲がある場合は「広汎子宮全摘出術」と子宮摘出のしかたを分けていましたが、最近は脈管侵襲の有無にかかわらず、「準広汎子宮全摘出術」が勧められています。さらに、円錐切除標本の詳細な病理組織検査の結果、脈管侵襲がまったく認められないときは、リンパ節郭清が省略される場合もあります。

合併症の予防

骨盤リンパ節の郭清を行った場合、リンパ液の流れに障害が生じてしまうため、下肢がむくんだり、骨盤内にリンパ液が袋状にたまったリンパ嚢胞(のうほう)が形成されたり、感染を起こしたりすることがあります。そのため、骨盤リンパ節の郭清範囲を慎重に選定するための工夫を行っている施設もあります。

なお、若い人の場合、子宮全摘出術の際に卵巣を摘出せずに温存することが可能です（Q12参照）。

腹腔鏡(ふくくうきょう)手術

従来、ほとんどが開腹手術で行われてきたⅠA期に対する手術ですが、最近は、腹腔鏡手術やロボット手術でも行うことができるようになってきました。これらの手術では、創（きず）が小さく、からだに対する負担が少ないために術後の痛みが軽く、早期に社会復帰できるなどのメリットがあります。ただし、子宮頸がんの腹腔鏡手術やロボット手術については厚生労働省より施設基準が設けられており、日本産科婦人科学会への施設登録も必要です。これらの手術を希望する場合、実施できる施設に制限があることに注意が必要です。

その他の治療法

近年、ⅠA2期で妊娠を強く望む場合には、広汎子宮頸部摘出術(こうはんしきゅうけいぶてきしゅつじゅつ)という妊娠の可能な手術が、いくつかの病院で行われています。この治療法については56ページをご覧ください。

また、ⅠA2期でも、がんの浸潤の程度などによっては、子宮頸部円錐切除術のみで治療を終了するという報告もあります。しかし、子宮頸部円錐切除術だけで済

ますことの安全性については、意見の一致が得られていません。

そのほか、高齢や合併症のために手術が困難なⅠA2期の場合、放射線治療単独の治療（44ページ参照）も選択肢のひとつとされています。

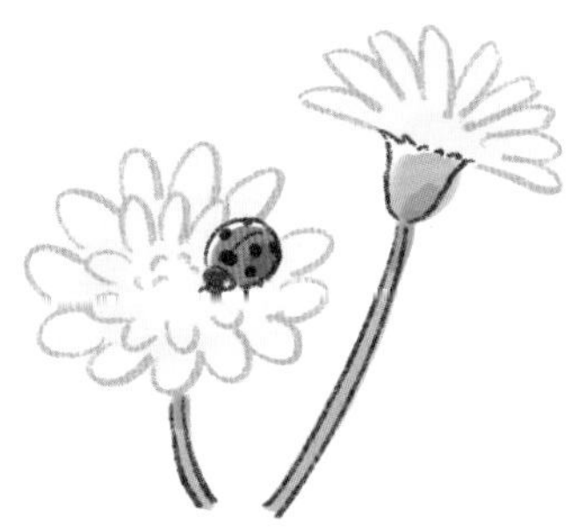

治療前の検査の結果、IB期あるいはⅡ期と言われました。どのような治療法がありますか？

IB期とⅡ期では、広汎子宮全摘出術あるいは放射線治療、同時化学放射線療法が推奨されます。手術を受けた場合、再発のリスクを下げるために、術後補助療法として放射線治療あるいは同時化学放射線療法を追加することがあります。

手術で摘出が可能とされるのはⅡ期まで

Q04にあるように、IB期では、がんが子宮頸部にとどまっていますが間質（間質細胞からつくられている部分）にかなり浸潤して（入り込んで）います。またⅡ期では、がんが子宮頸部をこえて広がっていますが、腟壁の下1/3または骨盤壁には達していない段階です。ⅡA期は腟壁に浸潤していますが子宮傍組織（31ページ・**図1**参照）には浸潤しておらず、ⅡB期はがんが子宮傍組織に浸潤（子宮頸部の水平方法に浸潤）している段階です。

IB期とⅡ期までは、手術によってがんの摘出が可能と判断されており、どちらも広汎子宮全摘出術と骨盤リンパ節の郭清（系統的にすべて摘出すること）が推奨され、手術以外の方法として放射線治療あるいは同時化学放射線療法も推奨されます（**表1**）。

なお、子宮頸がんのタイプ（組織型）には大きく分けて扁平上皮がんと腺がん（14ページ参照）がありますが、基本的にはIB期とⅡ期ではどちらも治療法は同じです。腺がんについては**Q15**もご覧ください。

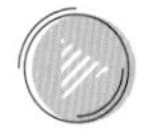

手術療法

前述したように、現時点でのIB期とⅡ期の標準的な術式は広汎子宮全摘出術（39ページ・**図3**参照）で、あわせて骨盤リンパ節の郭清を行うことになっています（156ページ・**図2**参照）。この手術では、子宮とその周辺組織だけでなく、腟などを幅広く切除します。骨盤内のリンパ節を郭清するのは、がんが特に転移しやすい場所のためです。

子宮頸がんに対する手術には、がん病巣の摘出という目的だけではなく、摘出した組織を検査し、がんの広がりに関する詳細な情報から術後治療の必要性などについて判断することができるというメリットもあります。

表1 子宮頸がんⅠB期・Ⅱ期の治療

<table>
<tr><th colspan="4">一般的な治療</th></tr>
<tr><th>進行期</th><th>主治療</th><th colspan="2">術後補助療法</th></tr>
<tr><td rowspan="6">ⅠB期
Ⅱ期</td><td rowspan="6">広汎子宮全摘出術</td><td>脈管侵襲(＋)</td><td rowspan="3">放射線治療あるいは
同時化学放射線療法</td></tr>
<tr><td>深い間質浸潤</td></tr>
<tr><td>がんのサイズが大きい</td></tr>
<tr><td>子宮傍組織浸潤(＋)</td><td rowspan="3">同時化学放射線療法</td></tr>
<tr><td>骨盤リンパ節転移(＋)</td></tr>
<tr><td>手術断端陽性</td></tr>
<tr><td>ⅠB1期、ⅠB2期
ⅡA1期</td><td colspan="3">放射線治療</td></tr>
<tr><td>ⅠB3期
ⅡA2期、ⅡB期</td><td colspan="3">同時化学放射線療法</td></tr>
<tr><th colspan="4">特殊な治療</th></tr>
<tr><td>ⅠB1期</td><td>広汎子宮頸部摘出術</td><td colspan="2">妊孕性温存を強く希望される方
脈管侵襲がない
明らかな骨盤リンパ節転移がない
治療後のリスクを十分に理解できること
などの条件が一般的</td></tr>
</table>

日本婦人科腫瘍学会編『子宮頸癌治療ガイドライン2022年版』金原出版、2022より作成

そのため、広汎子宮全摘出術を行った後に摘出した病巣を調べて（病理組織検査）、子宮頸部のがんの大きさ、脈管侵襲の有無、間質浸潤の深さ、子宮傍組織浸潤の有無、骨盤リンパ節転移の有無などについて確認します。脈管侵襲とは、がんが血管やリンパ管などの中に入り込んでいること、間質浸潤とは、子宮頸部表面にある上皮の下の層（間質）にがんが入り込んでいる（浸潤している）ことを指します。

がんのサイズが大きいこと、脈管侵襲があること、手術断端陽性、深い間質浸潤があること、子宮傍組織浸潤があること、骨盤リンパ節転移があることは、再発のリスク因子（58ページ参照）とされています。これら再発リスク因子のすべてが認められなければ、手術で治療は終了となりますが、1つ以上認められるようであれば、後述する術後補助療法を行うことが検討されます。なお、術後の病理組織検査で骨盤リンパ節転移が判明した場合、最終的な進行期はⅢC1期と判断されます。

広汎子宮全摘出術では、手術合併症への対策や、卵巣を摘出するか温存するかの判断が重要です。術後合併症については40ページ、また卵巣の温存についてはQ12をご覧ください。

近年、ⅠB1期までの子宮頸がんで、妊娠のための子宮温存を強く望む患者さんには、広汎子宮全摘出術ではなく、「広汎子宮頸部摘出術」という妊娠する機能を温存する手術が行われています。この治療法についても**Q12**をご覧ください。

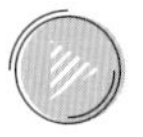

放射線治療

ⅠB1期、ⅠB2期、およびⅡA1期の扁平上皮がんでは、手術療法を行わずに、がんの根絶を目的とした放射線治療（根治的放射線治療）を行うことも選択肢のひとつです。これは、この進行期では放射線治療と手術療法との間に、生存率や骨盤内再発率に明らかな差が認められていないためです。なお、手術療法を希望される場合でも、高齢の患者さんや何らかの病気を合併しているために手術を行うことが難しい患者さんには、根治的放射線治療が選択される場合があります。

手術療法と放射線治療の主な違いとして、手術療法では卵巣を温存することが可能ですが、放射線治療では卵巣は放射線照射によりほぼ機能が失われてしまうこと、一方、放射線治療は手術療法に比べて、性交障害や排尿機能障害などの合併症が軽いことなどがあげられます。どちらを選択するかは、患者さんの年齢や状態、基礎疾患の有無などをもとに決定することになります。

放射線治療には、体の外から放射線を照射する「外部照射」と、子宮と腟に特殊な器具（アプリケータ）を挿入して密封小線源（放射線を発生するラジオアイソトープを封入した金属カプセル）を送り込む「腔内照射」があり（49ページ・**図1**参照）、根治を目的とした場合は、この両方の併用が標準的な方法です。

外部照射では、子宮頸部の病変とともにリンパ節領域の予防的治療も目的として、骨盤全体の比較的広い範囲を照射します。通常1日1回ずつ週5日、合計25～30回（約5～6週間）の照射を行います。

腔内照射は、膀胱や直腸など周囲の正常な臓器への被曝を抑えながら、子宮頸部の病変に週1～2回、合計3～4回照射します。

放射線治療の総治療期間は、予後（治癒の見込み）を左右する重要な因子です。できるだけ治療を休むことなく、8週間以内に終了することが推奨されています。

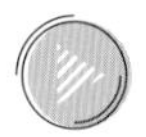

同時化学放射線療法

ⅠB3期、ⅡA2期では、手術療法を行わずに同時化学放射線療法を受けることも選択肢のひとつです。ⅡB期では同時化学放射線療法が勧められています。同時化学放射線療法とは、放射線治療と同時に化学療法（抗がん剤治療）を行うものです。化学療法を併用する目的は、放射線の治療効果を高めて骨盤内の再発率を低下させること、放射線照射を行う部位以外に広がっている可能性のあるがん細胞を抗がん剤で消すことです。

上述の放射線治療と同様に、手術療法と同時化学放射線療法の選択にあたっては、患者さんの年齢や状態、基礎疾患の有無のほか、がんの広がりやがんのタイプ（組織型）を考慮することもあります。欧米では、これらの進行期でがんのサイズが大きい場合は、手術療法を行わずに同時化学放射線療法で治療することが主流となっています。

同時化学放射線療法について、詳しくは49ページをご覧ください。

術後補助療法

手術療法を行った後、手術摘出組織の確認を行って、前述した再発リスク因子が1つ以上みられる場合は、再発予防を目的とした術後補助療法として放射線治療あるいは同時化学放射線療法を行うことがあります。術後補助療法を行うか否かは、特に手術断端陽性、骨盤リンパ節への転移の有無と、子宮傍組織浸潤の有無が重要な指標となります。

現時点では、手術断端陽性、骨盤リンパ節転移あるいは子宮傍組織浸潤が認められた場合は同時化学放射線療法を受けることが最も推奨され、年齢や全身状態の考慮が必要な場合は放射線治療単独での術後補助療法を受けることも考慮されます。また、骨盤リンパ節転移および子宮傍組織浸潤のいずれも認めないけれどもそれ以外の再発リスク因子が認められる場合は、放射線治療単独の術後補助療法を受けることが考慮されます。

術後補助療法について、詳しくは59ページをご覧ください。

化学療法（抗がん剤治療）

ⅠB期とⅡ期では最初に行われる治療としては手術療法、根治的放射線治療、あるいは同時化学放射線療法が選択され、一般的に化学療法だけで治療が行われることはありません。しかし、腫瘍の広がりや大きさによっては、手術前に抗がん剤を投与する「術前化学療法」が行われる場合があります。

現時点では、放射線治療を行う前に化学療法を行うことは、治療成績を悪くする可能性もあるため推奨されていません。一方、ⅠB期およびⅡ期の扁平上皮がんでは、広汎子宮全摘出術の前に行う術前化学療法には一定の有効性が認められています。しかし、前述した手術療法単独あるいは同時化学放射線療法よりも生命予後を延長するという根拠（エビデンス）は、十分に得られてはいません。

さらに、手術摘出組織の病理組織検査から骨盤リンパ節など子宮の外への広がりが確認される場合は、全身性の疾患と判断されることから、術後に追加する化学療法の有効性が期待されています。しかし現時点では、術後放射線治療あるいは術後同時化学放射線療法に比べて明らかに有効性が高いとする結果は得られていないため、術前化学療法と同様に試験的治療と理解されています。

がんが子宮頸部にとどまっていると言われました。腹腔鏡（ふくくうきょう）手術の治療は可能なのでしょうか？

小さな子宮頸がんに対しては腹腔鏡手術ならびにロボット手術による治療が可能ですが、大きな病変に対してはお勧めできません。治療を受ける施設での治療成績や、開腹手術と比べたときのメリット・デメリットなど、十分な説明を聞いたうえで判断してください。

腹腔鏡手術か、開腹手術か

子宮頸がんの治療は、進行期により異なります（**Q08** 参照）。早期の子宮頸がんに対しては主に手術療法が行われますが、ⅠB期の子宮頸がんに対する標準的な手術療法は広汎子宮全摘出術です。これまで広汎子宮全摘出術は開腹手術で行われてきましたが、2018年4月に、ⅡA1期までの早期子宮頸がんを対象に腹腔鏡手術が保険適用となりました。また、内視鏡下手術用ロボットを用いた腹腔鏡下広汎子宮全摘出術（ロボット手術）については、2016年から2021年まで、ⅡB期までの子宮頸がんを対象に先進医療として認可されました。腹腔鏡手術やロボット手術などの低侵襲（ていしんしゅう）手術（身体への負担の軽い手術）は開腹手術に比べ創（きず）が小さいため、術後の痛みが軽く、早期の退院や社会復帰が可能であり、世界中で広く行われてきました。

しかし、ⅠA期〜ⅠB期の子宮頸がん患者さん631人を対象に、低侵襲手術群（腹腔鏡手術およびロボット手術）と開腹手術群の治療成績を比較した大規模比較試験（LACC試験）において、開腹手術群よりも低侵襲手術群で、再発する可能性が高く全生存率が低いという結果が2018年に報告されました。この結果を受け、現在、海外のガイドラインでは広汎子宮全摘出術を行う際の標準的な治療法は開腹手術であるとされています。一方、日本で行われた調査研究では、腫瘍の大きさが2cmをこえると、経腹的なリンパ節の搬出が再発リスクを上昇させたと報告されました。現時点ではⅠB期の子宮頸がんに対する標準的な手術は開腹による広汎子宮全摘出術と考えられますが、この報告から、腫瘍の大きさが2cm以下の小さな子宮頸がんに関しては、低侵襲手術による治療も可能と思われます。しかし、腫瘍の大きさが4cmをこえるような場合、低侵襲手術の有効性や安全性が確認されていないため、お勧めできません。

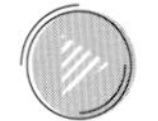

腹腔鏡手術の要件

日本産科婦人科学会のwebサイトには「子宮頸癌に対する腹腔鏡下子宮悪性腫瘍手術（子宮頸がんに限る）に関する指針」が公表されています。この指針では、国内外の治療成績や自施設の実績を提示した詳しい説明、執刀医の資格、手術手技など細かな手術施行要件が示されています。また、子宮頸がんに対して腹腔鏡手術を施行する施設は、日本産科婦人科学会に対して施設登録の申請を行い、同学会の腫瘍登録に登録することが義務付けられています。今後も腫瘍登録や臨床試験によりデータを蓄積し、低侵襲手術の有効性、安全性や手術手技を検証していく必要があります。

治療前の検査の結果、Ⅲ期あるいはⅣA期と言われました。どのような治療法がありますか？

治療前の画像検査で主に骨盤や傍大動脈リンパ節転移が疑われる場合のⅢ期では、手術が可能な場合もあります。リンパ節転移の有無に関係なく、がんが周囲組織に広がっているⅢ期あるいはⅣA期では、手術でがんを完全に切除するのが難しいため、放射線治療と化学療法（抗がん剤治療）を同時に行う同時化学放射線療法が選択されます。高齢者や合併症のある患者さんの場合は、放射線治療単独も検討されます。

解説　Ⅲ期とⅣA期の多くは手術で摘出するのが難しい状態

Ⅲ期とは、がんの浸潤が子宮頸部をこえて腟壁の下1/3に達するもの（ⅢA期）、骨盤壁に達するもの（ⅢB期）、またはリンパ節転移が認められるもの（ⅢC期）です。ⅢC期は、骨盤リンパ節に転移を認めるⅢC1期と、傍大動脈リンパ節に転移を認めるⅢC2期に分けられます。ⅣA期は膀胱や直腸の粘膜にまで、がんが浸潤している状態です。

がんの広がりにかかわらず、治療前の画像検査でリンパ節転移がみられる場合は「ⅢCr期」、手術後に病理組織検査でリンパ節転移が確認された場合は「ⅢCp期」と表記されるようになりました。

Ⅲ期あるいはⅣA期の多くは、がんを手術で完全に切除するのが難しいため、同時化学放射線療法あるいは放射線治療単独での治療が行われます。がんの広がりの程度が軽い場合や、がんがそれほど大きくないけれども、治療前の検査でⅢC期と診断された患者さんに対しては、手術療法を行う場合もあります。手術後にⅢC期と診断された場合（リンパ節に転移があった場合）には、再発する危険が高いため、追加治療（術後補助療法）が必要となります（Q13参照）。

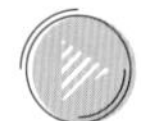

放射線治療単独よりも同時化学放射線療法

同時化学放射線療法は、放射線治療単独よりも治療成績が良いことが科学的に証明され、欧米では、この治療法がⅢ期とⅣA期の標準治療とされています。

日本でも婦人科悪性腫瘍研究機構（JGOG）によって、同時化学放射線療法の効果を検証する臨床試験が行われ、2年生存率が90％、2年骨盤内制御率（治療後2年の間に、骨盤内に再発が認められない割合）が73％と良好な成績が報告されました。これにより、日本人に対してもこの治療法が安全かつ有効であることが確認され、同時化学放射線療法は日本でも標準治療となっています。

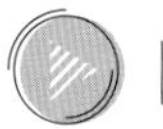

同時化学放射線療法

Ⅲ期あるいはⅣA期に対する標準治療は、同時化学放射線療法です。これは、完全に治すこと（根治）を目的として、放射線治療と並行して化学療法（抗がん剤治療）を行うものです。化学療法で放射線治療の効果を高めて骨盤内の再発率を低下させ、さらに全身に広がっている可能性のあるがん細胞を抗がん剤でたたくことで、治療効果の向上が期待できます。

治療の方法

放射線治療には、体外から皮膚を通して放射線を照射する「外部照射」と、子宮や腟に特殊な器具（アプリケータ）を挿入して密封小線源（放射線を発生するラジオアイソトープを封入した金属カプセル）を送り込む「腔内照射」があります（**図1**）。痛みが強い場合は、鎮痛薬などを用いて行います。根治を目的とした場合は、この両方を行うことが標準です。放射線治療は、できるだけ治療を休むことなく予定治療を終了することが、とても重要になります。

外部照射は、子宮頸部の病変とともに骨盤全体の比較的広い範囲を照射します。通常、1日1回ずつ週5日、合計25～30回（約5～6週間）行います。

腔内照射は、膀胱や直腸など周囲の正常な臓器への影響を抑えながら、子宮頸部の病変に集中的に高い線量を投与します。週1～2回、合計3～4回行います。

化学療法は、シスプラチンという注射薬を週に1回、点滴で静脈内に投与するのが一般的です。放射線治療中に5～6回行いますが、副作用の強い場合は、抗がん剤の投与をいったん休むなどで対応します。

図1 放射線治療

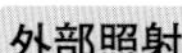

外部照射

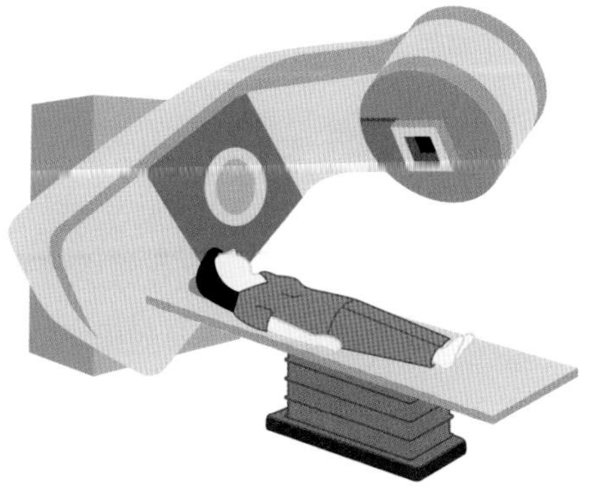

腔内照射

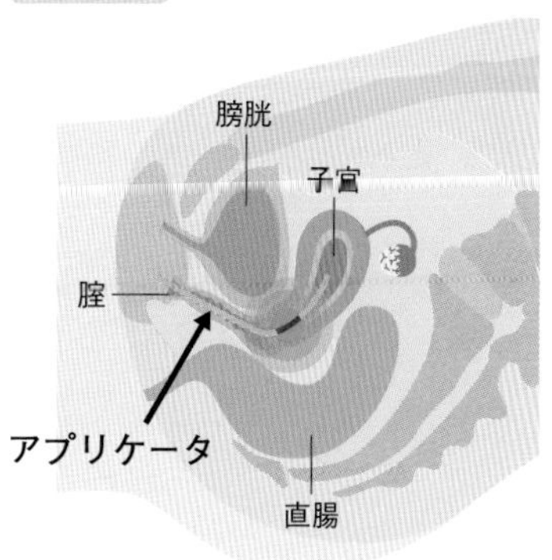

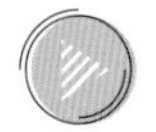

その他の治療法

放射線治療単独の治療

子宮頸がんは、放射線治療が非常に効きやすいがんのひとつで、これまでⅢ期およびⅣ期では単独の根治的放射線治療が治療の中心でした。放射線治療単独での有効性も報告されており、手術で完全に摘出できない場合であっても、一定の割合で完治することが期待されます。しかし、同時化学放射線療法が登場し、放射線治療単独よりも治療効果が高いことが証明されたため、現在では、高齢者や合併症（重い心臓病、腎機能障害など）があり化学療法併用に耐えられない、あるいは効果が期待できない場合や、化学療法を望まない患者さんに対してのみ、放射線治療単独が行われます。

化学療法後の放射線治療

化学療法に引き続いて、根治的放射線治療を行う治療法の有用性を検討したいくつかの臨床試験が、1980年代から1990年代前半に欧米で行われました。しかし、放射線治療の前に化学療法を加えても治療成績は改善しないことが明らかになり、現在では放射線治療の前に行う化学療法は勧められていません。同時化学放射線療法の前後に化学療法を行う治療法の有効性を検証するために、いくつかの臨床試験が進行中です。

化学療法後の手術

化学療法によってがんを縮小させ、切除可能な状態にした後に手術を行う治療法の研究が、1990年代から2000年代にかけてヨーロッパや南米を中心に行われてきました。いくつかの臨床試験の結果、術前化学療法の後に手術を行う治療方法は、放射線治療単独群と比較して治療成績を改善しませんでした。

さらに、化学療法の効果が不十分で切除可能にならなかった場合、引き続き放射線治療が行われますが、このような状況では、最初から放射線治療を選択した場合と比較して、かえって治療効果が低くなることが報告されています。以上より、Ⅲ期あるいはⅣA期に対しては、化学療法後に手術を行う治療法は勧められていません。

重粒子線治療

重粒子線治療は、通常の放射線と比べて病変に照射を集中できるため、放射線治療よりも強い効果を与えることができ、治療期間も短縮されます。2022年4月から、手術で切除不能の子宮頸部腺がんの方に対して、重粒子線治療が保険診療で可能となりました。放射線が効きにくい大きな病変に対する効果が期待されますが、実施できる施設が限られています。

ⅣB期と言われました。どのような治療法がありますか？

化学療法（抗がん剤治療）による全身治療が主に行われます。QOL（生活の質）を落とすような症状があれば、その症状を改善させる治療（緩和ケア）も重要になります。病気の広がりや症状の程度に応じて、放射線治療や手術療法を行うこともあります。

ⅣB期とは、遠隔転移している段階

ⅣB期とは、がん細胞が原発部位である子宮頸部の周囲にとどまらず、遠く離れた臓器やリンパ節などに広がっている（遠隔転移）段階です（Q04参照）。通常は、鎖骨上や鼠径（太ももの付け根の内側部分）のリンパ節を触ると明らかに腫れている場合や、CTやMRI、PET-CTなどの画像検査で遠隔転移がはっきりとわかった場合をⅣB期とすることが国際的に決められています。

ⅣB期の患者さんでは、詳細な検査をすると複数の臓器・部位に転移が及んでいることがほとんどで、手術で完全に切除することや放射線治療でがんを根絶することは不可能です。したがって、治療は全身化学療法（抗がん剤治療）が主体となります。

なお、子宮頸がんは、大別して扁平上皮がんと腺がん（Q15参照）に分けられますが、ⅣB期ではどちらも治療法は同じです。

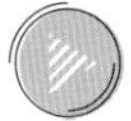

化学療法（抗がん剤治療）

化学療法は、抗がん剤によってがんを縮小させた結果、がんに伴う症状を緩和し、QOLを向上させ、延命にも結びつく可能性があります。

しかし、抗がん剤は、がん細胞だけでなく正常細胞にも影響を与えるために、吐き気、脱毛、白血球減少などの副作用が生じます。化学療法を行うには、肝臓・腎臓・骨髄などの臓器の機能に大きな問題がないことが前提になります。化学療法を開始してからも、効果と副作用の程度をみながら治療を進めていきます。化学療法を行うかどうかは、担当医とよく相談して決めることが大切です。

抗がん剤の種類としては、シスプラチンという注射薬が最も効果が高いとされています。加えて2000年代に入ってからは、シスプラチンと作用のしかたが異なる新たな抗がん剤を同時に使用すると効果が高まることがわかり、一般的になりました。

ⅣB期の患者さんでは、がんの広がりの影響で腎機能が低下していることも多く、腎臓に負担をかけるシスプラチンが使えない場合があります。その場合は、シスプラチンの類似薬で腎臓への負担が少ないカルボプラチンを用いることがあります。

近年、ベバシズマブ（商品名アバスチン®）やペムブロリズマブ（商品名キイトルーダ®）という薬を同時に使用すると、抗がん剤の効果が高まることがわかりました。ベバシズマブを使用するときは、高血圧、尿タンパク、傷が治りにくいなどの副作用の出現に注意します。また、数％という頻度ではありますが、消化管穿孔（小腸や大腸に穴があくこと）や出血、血栓塞栓症などの重篤な副作用が起こる可能性があります。ペムブロリズマブを使用するときは、間質性肺炎や腸炎、甲状腺や副腎の機能低下などの副作用が起こる可能性があります。化学療法を行うとき、ベバシズマブやペムブロリズマブを同時に使用するかどうかは、担当医とよく相談して決めることが大切です。

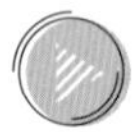

放射線治療、手術療法

ⅣB期の患者さんに対しては、原則として放射線治療や手術は行いません。しかし、CTやPET-CTなどの画像検査の結果、遠隔転移が肺のごく一部にとどまっている、もしくは鎖骨上や鼠径などのリンパ節にとどまっている場合には、放射線治療や切除術によって生存期間が延長する可能性があります。

ただし、放射線治療や手術によって治療できる場合でも、画像検査では見えない大きさの転移が全身に散在している可能性が高いため、化学療法を追加することがあります。それでも再発することも多く、体にかかる負担も大きいため、放射線治療や手術を行うかどうかは、担当医とよく相談して決めることが大切です。

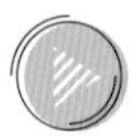

緩和的治療

ⅣB期の患者さんに限らず、すべてのがん患者さんにとって、「がん」と診断された時点から、様々な症状を緩和する「緩和ケア」は非常に重要となります。緩和ケアでは、痛みを和らげる「オピオイド」と呼ばれる医療用麻薬（一般名モルヒネ、オキシコドン、フェンタニルなど）を用いたり、様々な症状を和らげることを目的とした放射線治療（緩和的放射線治療）を行ったりします。これらの治療は、化学療法と同時に行うこともできます。特に、ⅣB期の患者さんにとっては、がんによる体のつらさを和らげ、QOLを保ちながら、がんと共存できる可能性があります。緩和的放射線治療は、がんを根絶することはできませんが、体力が低下していたり、肝臓・腎臓・骨髄などの臓器機能が低下している場合でも行えます。それによって体の状態が良くなってから、化学療法を行うこともあります。

骨に転移している場合は、進行すると骨折や神経の麻痺を起こしてQOLの著しい低下を招くため、多くの場合に緩和的放射線治療が選択されます。また、脳への転移には抗がん剤が効く可能性がとても低く、ほとんどの場合に緩和的放射線治療が選択されます。

子宮からの出血を止める目的で、放射線治療が行われることもあります。

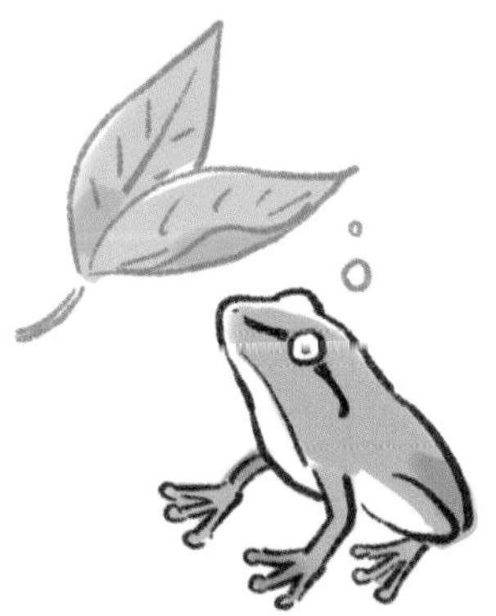

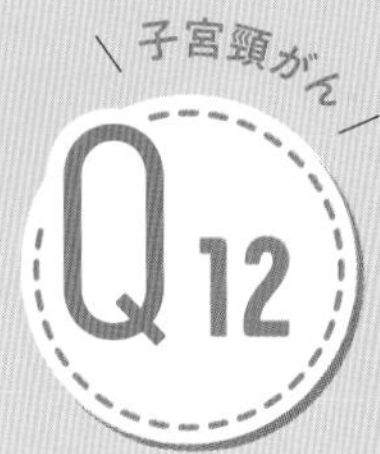

治療前の検査の結果、ⅠB期あるいはⅡ期と言われました。子宮や卵巣を残すことはできますか？妊娠することはできますか？

手術で治療する場合には卵巣を残すことが可能であり、女性ホルモンの分泌を維持できます。また、広汎子宮頸部摘出術を行えば子宮と卵巣の両方を残すことができ、妊娠することが可能です。ただし、これらの手術を安全に受けるには、「一定の条件」が必要です。

閉経前の女性では、卵巣を摘出すると体内の女性ホルモンが急激に減少し、心身に様々な悪影響を及ぼすことがあります。たとえば、卵巣欠落症状（顔のほてり、のぼせ、倦怠感、疲労感、頭痛、関節痛、睡眠障害、イライラ感、ゆううつ感など）、骨塩量の低下（骨粗鬆症）、心血管系への悪影響（動脈硬化、高血圧、脂質異常症）などが出現します。卵巣を残すことができれば女性ホルモンの分泌が保たれ、これらの症状を避けることができます。

妊娠のためには卵巣のみではなく、胎児を育てる場である子宮も同時に残す必要があります。子宮頸がんが発生する子宮頸部は妊娠の過程において、大きくなった子宮を支える役割をしています。子宮頸部の長さが不十分だと、流産や早産が起こりやすくなってしまいます。妊娠を維持するためには、子宮体部と一定の長さの子宮頸部を残しておく必要があります。

では、順を追って卵巣の温存、子宮の温存について説明していきます。

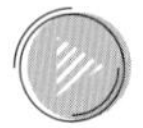

卵巣の温存

若年女性において、ⅠB期からⅡ期の子宮頸がんの標準的治療は広汎子宮全摘出術です。広汎子宮全摘出術の際に卵巣を温存することは、技術的には難しいことではありません。しかし、注意しておかなければならないポイントがあります。それは、卵巣への転移の可能性と、術後の補助療法として放射線治療が必要となった場合への配慮、の2点です。

卵巣転移のリスク

卵巣転移のリスクは、組織のタイプや病気の進行度によって異なります。全体でみると、ⅠB期の扁平上皮がんでは卵巣への転移は約0.5％と稀ですが、腺がんでは0.8～4.0％との報告があります。またⅡB期では、扁平上皮がんであっても

0.6～4.0％とも言われます。したがって、ⅠB期の扁平上皮がんの場合には卵巣転移のリスクはほとんどありませんが、それ以外の場合には卵巣転移のリスクを考慮し、卵巣を温存するかどうかを慎重に判断する必要があります。卵巣転移のリスク因子として、組織のタイプや病気の進行度以外に、腫瘍の大きさ、広がり、脈管侵襲（がんが血管やリンパ管などの中に入り込んでいる状態）なども知られており、卵巣を温存するかどうかの判断の参考にできます。ただし、これらの因子について、手術前に評価するのが難しい場合もあります。

これまでの報告では、卵巣を温存することで子宮頸がんの患者さんの生存率を悪化させることはないとされていますが、一部には温存した卵巣への再発や転移の報告もあります。これらの危険性を十分に理解したうえで慎重に適応を検討し、卵巣を温存した場合には術後の管理をしっかりと受けることが大切です。

卵巣を残せない場合でも、術後に女性ホルモンを補うこと（ホルモン補充療法）で、卵巣の摘出による悪影響を避けることができます。ホルモン補充療法によって、子宮頸がんの再発は増えないとされています。

放射線治療と卵巣の温存

再発のリスクが高いと判断された場合には、広汎子宮全摘出術の後に放射線治療あるいは同時化学放射線療法を追加することがあります。ところが、卵巣は放射線に非常に弱く、わずかの照射で卵巣機能がほとんど失われてしまいます。そこで、卵巣を温存する場合は、術後に放射線治療が行われる可能性を想定して、卵巣を放射線が届かないところ（上腹部の大腸の外側、**図1**）にあらかじめ固定する処置をします（この処置は広汎子宮全摘出術と同時に行います）。移動後の卵巣機能はお

図1 卵巣を残した場合の移動部位

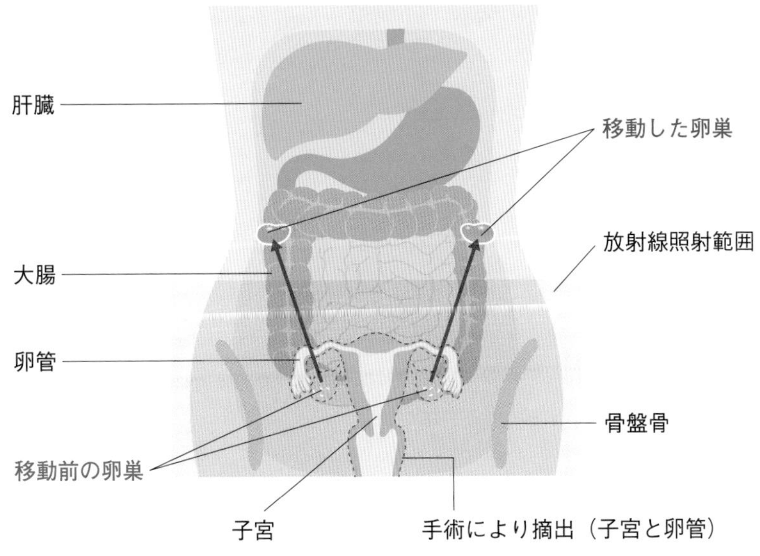

おおむね良好に維持されますが、機能が低下した場合には、ホルモン補充療法を行うことがあります。

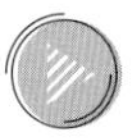 子宮の温存（広汎子宮頸部摘出術について）

将来の妊娠を希望する子宮頸がんの患者さんに対し、広汎子宮頸部摘出術（**図2**）を行う施設が国内でも増えてきました。広汎子宮頸部摘出術は、がんのある子宮頸部を周りの組織も含めて大きく切除し、残った子宮体部と腟とをつなぎ合わせる手術で、子宮体部と子宮頸部の一部を温存することができます。通常は、将来の妊娠に備えて子宮頸部の縫縮（子宮頸部を太い糸で輪状にしばること）を同時に行って子宮頸部を補強します。広汎子宮頸部摘出術は、開腹して行う方法、腟の側から行う方法、腹腔鏡を用いて行う方法の3つの方法があります。特に前二者は既に世界中で広く行われており、安全性や妊娠に関する多くの報告があります。

広汎子宮頸部摘出術の対象となる患者さん

広汎子宮頸部摘出術の対象となる患者さんの条件として、がんのサイズが小さなⅠB期でリンパ節転移がないこと、扁平上皮がんまたは腺がんであること（再発のリスクが高い特殊な組織型ではない）などがあります。施設によっては、腫瘍のサ

図2 広汎子宮頸部摘出術

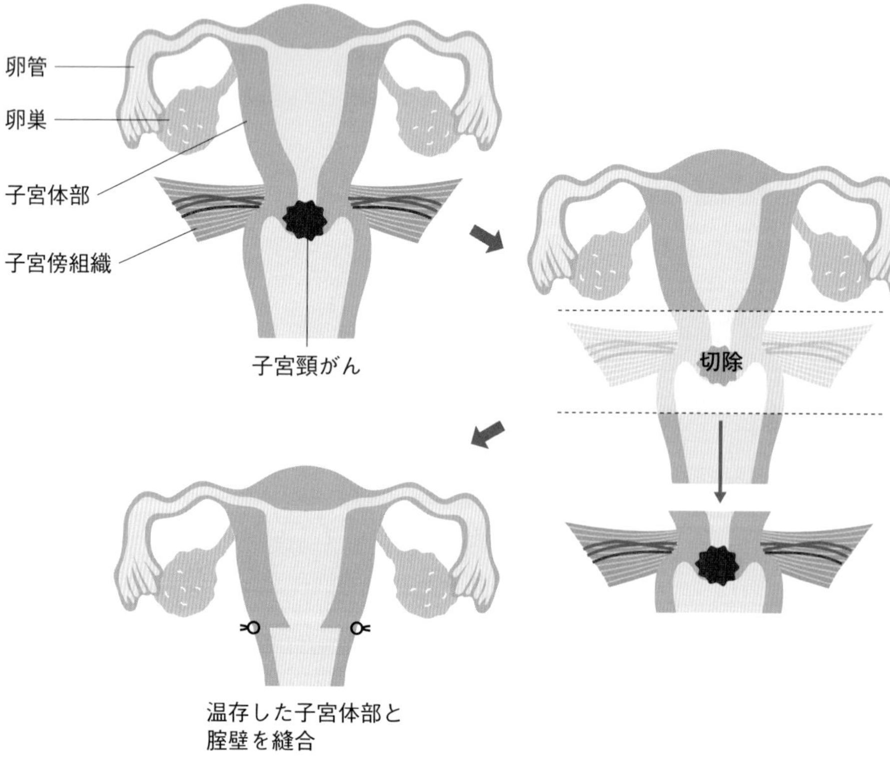

卵管
卵巣
子宮体部
子宮傍組織
子宮頸がん
切除
温存した子宮体部と
腟壁を縫合

イズが2cm以下のⅠB期、扁平上皮がんに限定するなど、条件を少し厳しく設定している場合もあります。

手術の安全性

広汎子宮頸部摘出術において発生しやすい合併症(がっぺいしょう)は、出血、膀胱(ぼうこう)や尿管の損傷、感染、リンパ浮腫(ふしゅ)、リンパ嚢胞(のうほう)、腹腔内の癒着(ゆちゃく)などで広汎子宮全摘出術とほぼ同じですが、この手術の特徴的な合併症として、子宮頸管の狭窄(きょうさく)があげられます。これは手術によって子宮口が狭(せば)まってしまうもので、約10%の患者さんに発生します。症状としては、月経痛が強まったり、月経血が子宮内にたまってしまったりします。広汎子宮頸部摘出術の術後には、手術による腹腔内の癒着や子宮頸管の狭窄が原因で自然に妊娠することが難しくなる場合も少なくありません。そのため、妊娠を目指すにあたって生殖補助医療(せいしょくほじょいりょう)(いわゆる不妊治療)を必要とすることがあります。

子宮頸がんの再発について、手術の適応をきちんと守っている限りは、広汎子宮頸部摘出術が広汎子宮全摘出術よりも起こりやすいとの報告はありません。しかし、腫瘍のサイズが大きい場合や子宮頸部の切除端(せつじょたん)から腫瘍までの距離が十分に確保できない場合などには再発しやすいことが報告されており、手術の適応について担当医としっかり話し合うことが大切です。

術後の妊娠について

広汎子宮頸部摘出術後の妊娠の可能性は決して高くなく、妊娠した場合でも流産や早産のリスクが高いことが知られています。妊娠に関する報告をまとめた論文によると、広汎子宮頸部摘出術により子宮と卵巣を温存できた患者さんのうち、術後に妊娠された方は20.5～23.9%と報告されています。ただし、欧米での報告の多くは腟の側から行われた腟式手術の術後妊娠の成績であることに注意する必要があります。日本では、開腹でこの手術を行うことが多いため、術後の妊娠・出産の可能性は、さらに低くなると考えるべきかもしれません。手術が成功したとしても、妊娠に至るまでに生殖補助医療（不妊治療）が必要になる場合も多くありますし、妊娠できた場合でも、切迫流早産(せっぱくりゅうそうざん)のために長期にわたる入院が必要になる可能性が考えられます。手術後の妊娠には生殖補助医療（不妊治療）や産科、新生児科の専門の医師の手助けが必要になると考えておいたほうがよいでしょう。これらの連携体制が整った施設で広汎子宮頸部摘出術を受けることが望まれます。

最初に手術や放射線治療を受けたのですが、さらに治療を行うことがあると言われました。どのような場合ですか？どのような治療法がありますか？

手術によって摘出した組織の病理組織診断の結果、再発のリスク因子が認められる場合には、再発防止を目的として放射線治療、同時化学放射線療法などの術後補助療法が行われることがあります。また、放射線治療あるいは同時化学放射線療法の後にがんが残ってしまった場合には、子宮摘出術を行う場合があります。

最初に手術を行った場合

手術で摘出された組織に対して病理組織検査が実施され、がんの広がり、転移の有無を評価し進行期を決定します。その結果から再発のリスク因子を判断し、再発リスクが高いと判断された場合には、放射線治療あるいは同時化学放射線療法を追加することをお勧めします。

再発のリスク因子（表1）

再発のリスク因子は、リスクの高さによって「中リスク因子」と「高リスク因子」に分けられます。通常、これらのリスク因子が認められない場合には、術後の追加治療は行われません。中リスク因子のいずれかに該当し、かつ、高リスク因子を認めない場合には、「再発中リスク」として放射線治療や同時化学放射線療法が行われます。一方、高リスク因子のいずれかに該当する場合には、中リスク因子の有無にかかわらず「再発高リスク」として同時化学放射線療法が行われます。再発

表1 子宮頸がんの術後再発リスク分類

中リスク因子
- がんのサイズが大きい（最大径が4cm以上）（子宮頸部腫大）
- がんが子宮頸部組織に深く浸潤（しんじゅん）している（間質浸潤）
- がんが子宮頸部組織内の血管やリンパ管に入り込んでいる（脈管侵襲（みゃっかんしんしゅう））

高リスク因子
- 手術でがんを取りきれなかった（手術断端陽性）
- がんが子宮頸部周囲組織に浸潤している（子宮傍組織（ぼうそしき）浸潤）
- がんが骨盤リンパ節に転移している（骨盤リンパ節転移）

日本婦人科腫瘍学会編『子宮頸癌治療ガイドライン2022年版』金原出版、2022より作成

中リスクと判断された場合に、追加治療として放射線治療単独を選択するか、同時化学放射線療法を選択するかは、施設間で差があります。複数の中リスク因子を有する患者さんに対しては、同時化学放射線療法が有効だとする報告もありますので、担当医としっかり話し合って治療方針を決めることが必要です。

術後補助療法

再発を抑えるために、術後に追加される治療のことを「術後補助療法」と呼びます。子宮頸がんでは前述のように、再発リスクによって放射線治療、あるいは同時化学放射線療法が選択されます。

放射線治療には、体の外から骨盤の比較的広い範囲に放射線を照射する「外部照射(がいぶしょうしゃ)」と、腟と子宮に特殊な器具を挿入して照射する「腔内照射(くうないしょうしゃ)」がありますが、術後補助療法では通常、外部照射のみが用いられます。外部照射は、1日1回、週5回のペースで25～30回行われるのが一般的です。手術時に卵巣を放射線照射範囲外に移動させておけば、卵巣機能を温存した状態で実施することも可能です（Q12参照）。骨盤部に十分量の放射線を照射しようとすると、腸管や膀胱(ぼうこう)、骨などの正常組織への一定量の照射を避けることができません。そのため、放射線治療に伴って、長期にわたる腸管や膀胱の炎症、骨盤骨折などの毒性が発生する可能性がありました。

近年、正常組織への照射量を抑える方法として「強度変調放射線治療」（intensity modulated radiation therapy：IMRT）という照射法が普及してきており、有効性を損なわずに、放射線治療による副作用を抑えられることが報告されています。しかし、通常の照射よりもさらに高度な治療精度を確保する必要があり、現時点ではどの施設でも行える照射法ではありません。今後、さらに広く普及していくことが期待されています。

再発高リスクと判断された患者さんには、同時化学放射線療法が勧められます。化学療法の併用によって、放射線の治療効果が高まると同時に、全身に広がっている可能性のある目に見えないがん細胞を抑制することが期待できます。通常は、シスプラチンを週1回の計5～6回、あるいは月1回の計2～3回投与します。シスプラチンの併用により、放射線治療による毒性に加えて血液毒性（白血球、赤血球、血小板が減少し、感染しやすい状態や出血しやすい状態、または貧血になること）、腎毒性、消化器毒性（嘔吐、吐き気など）などのリスクが増加することがあります。

一部の施設では術後に化学療法を追加して、良好な成績を収めたことが報告されています。しかし、その有効性に関する検証が十分ではなく、現時点では試験的治療法です。現在、国内で大規模な臨床試験（76ページMemo参照）が実施されています。

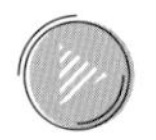

最初に放射線治療あるいは同時化学放射線療法を行った場合

放射線治療あるいは同時化学放射線療法後の効果判定は、通常、治療終了1～2カ月後に行いますが、この時点でがんがまだ残っていることがあります。この場合、子宮に限局したがんの残存であれば、子宮摘出によって予後を改善できる可能性があります。治療開始前に子宮外にがんが進展していた場合には手術で取りきるのは難しいため、どのような患者さんに手術のメリットがあるかを慎重に検討します。現時点では、手術によるメリットが大きい患者さんの選択基準が定まっていないため、一般的な治療の選択肢にはなっていません。実施する際には、メリットとデメリットについて担当医としっかり話し合う必要があります。

放射線治療あるいは同時化学放射線療法後に化学療法を追加することで治療成績が良くなるかどうか、という点については、現在のところ明らかな有効性は確認されていません。放射線治療あるいは同時化学放射線療法でがんが消失した場合には、化学療法の追加はお勧めできません。一方、放射線が照射された範囲にがんが残ってしまった場合、手術での切除が難しいときには化学療法が実施される場合があります。

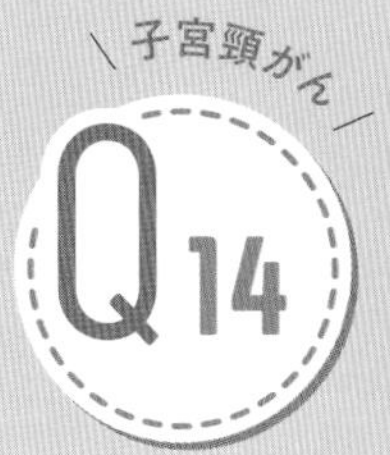

上皮内腺がんと言われました。どのような治療法がありますか？

上皮内腺がんは、扁平上皮がんに比べて子宮頸部円錐切除術後の再発の危険性が高いので、単純子宮全摘出術が推奨されます。妊娠・出産の希望がある場合には、厳密な管理のもとで子宮を残す子宮頸部円錐切除術を検討します。

上皮内腺がんは、最も初期の腺がん

子宮頸部の表面をおおっている上皮細胞には2種類あります。14ページに示すように、子宮頸部の入口近くに存在する重層構造の扁平上皮細胞と、それに続いて子宮体部寄りに存在する1層の腺細胞（円柱上皮細胞）で、腺細胞は粘液を分泌しています。この扁平上皮細胞から発生するがんが「扁平上皮がん」、腺細胞から発生するがんが「腺がん」です。

子宮頸がんの多くは扁平上皮がんですが、最近では腺がんが増えてきて、子宮頸がんの約20％を占めるようになりました。

子宮頸部の細胞は、前述の上皮細胞と、その下にある間質細胞に大別され、上皮細胞と間質細胞は基底膜によって隔てられています（14ページ・**図1**参照）。上皮細胞から発生したがんは、最初は上皮内にとどまっており、これを「上皮内がん」と呼びます。上皮内腺がんとは、腺細胞から発生した最も初期のがんです。

発見が難しい腺がん

上皮内腺がんの段階で発見され、がんが完全に取りきれればほぼ100％治るのは扁平上皮がんと同じです。しかし、腺がんは扁平上皮がんに比べて、早期発見・診断が難しいがんです。その理由として、

- 腺がんは、子宮体部側（奥側）にある頸管腺から発生するため、がん検診などで行う細胞診（子宮の入口部分の表面を小さなヘラや綿棒などでこすり、細胞を採取して調べる検査）では発見されにくいこと
- 精密検査のために行うコルポスコープという拡大鏡で子宮頸部を見るときに、病変が奥にあることが多いため扁平上皮がんと異なり見えにくいこと、また、見えていても特有の所見を示さない場合もあるため、病変の広がりを正確に評価するのが難しいこと

などがあげられます。

また、上皮内腺がんは、同時に扁平上皮系の病変を伴うことも少なくありません。診断のために行った子宮頸部円錐切除術（33ページ参照）の切除標本で、上皮内腺がんが発見されることがあります。

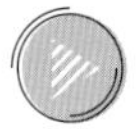

治療法

上皮内腺がんの治療法には、子宮頸部円錐切除術と単純子宮全摘出術があります。最初に子宮頸部円錐切除術を行って、切除した標本の断端部にがんがあるかないか（断端陽性・断端陰性）を診断します。陰性の場合は、子宮頸部円錐切除術で治療を終了してもよいとの意見もありますが、断端が陰性であっても約20％の患者さんにおいて、残した子宮にがんが発見されています。また、断端が陽性の場合は、約5％で浸潤がんに進行するという報告もあります。したがって、子宮の温存が必要ない場合は、続けて単純子宮全摘出術を行うのが原則で、この手術を行えば、ほぼ100％治ります。近年では、創（きず）が小さく手術侵襲の低い鏡視下手術（腹腔鏡手術やロボット手術）が行われることも増えてきました。

妊娠・出産について

問題は、将来の妊娠・出産を希望する場合です。

子宮頸部円錐切除術は、子宮頸部を1～2cmの奥行きで円錐状に切除します。子宮を残すことができるので、もちろん月経はありますし、妊娠することもできます。一方、単純子宮全摘出術は子宮を取ってしまうので、妊娠することができなくなります。したがって、再発の危険性が高い上皮内腺がんの場合は単純子宮全摘出術が推奨されますが、将来の妊娠を希望する患者さんには、子宮頸部円錐切除術で治療を終了し、経過観察を行うことがあります。子宮の温存を選択した場合には、きちんと通院して定期的な検査を受けることが何より大切です（**Q17**参照）。なお、レーザー蒸散術は、子宮頸部を摘出しないため妊娠や出産への影響が少ない治療法ですが、上皮内腺がんでは病変の広がりを腟から確認しにくく、病変部分が表面にあるとは限らないため、レーザー蒸散術は適応とはなりません。

また、子宮頸部円錐切除術後の妊娠では、流産や早産のリスクが少し高くなり、新生児の周産期死亡に関連することがあります。最近の大規模な調査では、子宮頸部円錐切除術によって早産のリスクが約1.7倍に増加することが報告されていますので、出産するまでの母体の管理を、よりいっそう注意深く行う必要があります。

腺がんと言われました。腺がんは、扁平上皮がんとどう違うのでしょうか？また、治療法は異なるのでしょうか？

腺がんは扁平上皮がんに比べて、リンパ節転移が多いなどの特徴があるため、治りにくいがんとされています。しかし、腺がんに特化した特別な治療法は明らかでなく、現在のところは扁平上皮がんと同様の治療法を行っています。

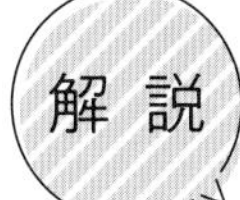

扁平上皮がんに比べて治りにくい腺がん

子宮頸がんには、子宮頸部の入口近くに存在する扁平上皮細胞から発生する「扁平上皮がん」と、それに続いて少し奥の子宮体部寄りに存在する腺細胞から発生する「腺がん」があります（14ページ参照）。

腺がんは扁平上皮がんに比べて、リンパ節への転移が多い、放射線治療や化学療法（抗がん剤治療）が効きにくい、卵巣転移なども高頻度である、などの特徴をもつため、治りにくいがんとされています。

従来、腺がんと扁平上皮がんの違いに関する研究が数多く報告されてきましたが、腺がんに対してどのような治療法が効くのか、扁平上皮がんに対する治療法とは別の治療を行うことで腺がんをより治りやすくすることができるのか、といった点はまだ明らかになっていません。したがって、現在のところは扁平上皮がんと同様の方法で治療を行っています。

近年、ハイリスク型ヒトパピローマウイルス（ハイリスク型HPV）感染と関連のない胃型腺がんが注目されています。胃型腺がんは子宮頸部腺がん全体の20～25％を占めており、日本に多く予後は不良です。胃型腺がんは通常の腺がんに比べて腫瘍が大きく、抗がん剤治療や放射線治療が効きにくいタイプです。その他にも、日本では子宮頸がん全体の1.0％を占めている子宮頸部小細胞がんも注目されています。小細胞がんは早期に全身へ転移を起こす極めて予後不良ながんのため、手術や放射線治療による局所治療と、全身治療である抗がん剤による化学療法を組み合わせた治療を行います。子宮頸部小細胞がんに対する化学療法は、肺の小細胞がんの治療を参考にして行われています。しかしながら、胃型腺がんや小細胞がんの治療法は十分には確立されておらず、がん遺伝子に基づいた新しい治療戦略の開発が求められています。

なお、胃型腺がん・小細胞がんへの広汎子宮頸部摘出術（妊娠可能な子宮体部温存術）は、安全性が証明されておらず、一般的には行われていません。

では、進行期分類（30～31ページ参照）に従ってみていきましょう。上皮内腺がんについては**Q14**をご覧ください。

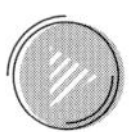

ⅠA期の治療法

ⅠA期は、がんが子宮頸部にとどまっていますが、頸管腺組織をこえてその周りの間質（14ページ参照）にまで腺がん細胞が浸潤して（入り込んで）いる段階です。間質浸潤が浅い（ⅠA1期に相当する）か深い（ⅠA2期に相当する）かによって治療法を分けていますが、ⅠA期の腺がんは扁平上皮がんと同様に扱われ、手術療法を中心とした治療が行われます。

間質浸潤が浅い場合は、子宮頸部円錐切除術（33ページ参照）で診断した後、状態に応じて単純子宮全摘出術または準広汎子宮全摘出術（39ページ参照）のどちらかが選択されます。また脈管侵襲（リンパ管や血管の中にがん細胞が入り込むこと）が認められる場合、骨盤リンパ節への転移率が高くなるため、骨盤リンパ節郭清（系統的にすべて摘出すること）の追加を検討します。

間質浸潤が深い場合は、骨盤リンパ節の郭清を含めた準広汎子宮全摘出術（39ページ参照）が望ましいとされています。骨盤リンパ節は最も転移しやすいところで、浸潤が深いとその危険性が高いため、リンパ節郭清が必要になります（156ページ・**図2**参照）。

ⅠA期で妊娠を強く希望する場合には、円錐切除術で子宮頸管を含めて十分に切除でき、病巣が完全に取りきれていると確認できれば、この時点で治療を終了して子宮を残すことも選択肢のひとつです。ただし、腺がんの場合は、残した子宮にかなりの高率でがんが残っているため、再発の危険性を考えて治療後の管理を厳密に行う必要があります（**Q17**参照）。

また、浸潤の深さや脈管侵襲の程度によっては、術後の妊娠が可能な「広汎子宮頸部摘出術」という手術が限られた病院で行われています（**Q12**参照）。対象となる患者さんには一定の条件が必要になりますので、この手術を希望される場合は、事前に担当医と十分にご相談ください。

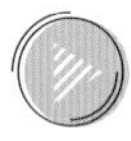

ⅠB期～Ⅳ期の治療法

ⅠB期以上でも、進行期分類および治療法は扁平上皮がんとほぼ同様です。詳しくはそれぞれの項目をご覧いただき、ここでは若干の相違点を中心に述べます。

ⅠB期からⅡ期

腺がんは、扁平上皮がんに比べて放射線治療や化学療法が効きにくいがんと言われています。特に、腫瘍が大きな腺がんでは、手術施行群のほうが根治的放射線治療群よりも治療成績が良かったという報告もあり、日本では、骨盤リンパ節郭清を含めた広汎子宮全摘出術が検討されることが多いです。腺がんはⅠB期でも卵巣転移が比較的高率であるため、卵巣温存を希望する場合は、慎重に適応を検討する必要があります。

一方、手術は行わずに、がんの根絶を目的とした根治的放射線治療を行うことも選択肢のひとつで、加えて放射線治療と化学療法を一緒に行う「同時化学放射線療法」も考慮されます。また、この根治的放射線治療は、高齢者や、何らかの別の病気のために手術が難しい場合にも行います。

Ⅲ期・ⅣA期

Ⅲ期以上では、がんを完全に切除することが難しいため、根治的放射線治療が推奨され、同時化学放射線療法も選択肢のひとつになります。また、実施できる施設は限られますが、手術で切除不能の子宮頸部腺がんの方に対して、重粒子線治療も保険適用となっています。放射線治療の方法は、**Q10** を参考にしてください。

ⅣB期

ⅣB期は、がん細胞が遠く離れた臓器などに転移している段階で、手術で完全に取りきることや、根治的放射線治療でがんを根絶することは不可能です。したがって、治療は全身治療である化学療法（抗がん剤の点滴静脈内投与）が主体となります。

しかし、化学療法を行って延命に結びつく可能性はありますが、現在のところ、がんを完全になくすことは困難です。また、抗がん剤の副作用によるQOL（生活の質）の低下も大きな問題です。

そこで、抗がん剤ではない他の薬剤を用いるなどにより症状を緩和（かんわ）する「緩和ケア」も重要になります。緩和ケアで使う薬は副作用が少ないため、抗がん剤を用いるよりもQOLを低下させずに、生活することができます。

そのほか、放射線治療や手術療法も、場合によっては選択肢のひとつになります。放射線治療は、ⅣB期の場合は根治的放射線治療ではなく、様々な症状を和（やわ）らげることを目的とした緩和的放射線治療が行われ、患者さんのQOLの向上には有効です。

なお、腺がんが再発した場合の治療法については、**Q18**・**Q19** をご覧ください。

妊娠中に子宮頸がんが見つかりました。出産は可能でしょうか？また、どのように治療が行われますか？

ほとんどの場合は出産することが可能です。ただし、子宮頸がんの組織型や進行期、発見された妊娠週数によって管理方法が異なってきます。さらに妊娠という特別な状況のため、胎児および母体に対する厳密な経過観察が必要です。

妊娠中に見つかる子宮頸がんの増加

近年、子宮頸がんが若い人に増えており、また晩婚化に伴う妊娠年齢の上昇で、妊娠中に発見される機会が多くなっています。子宮頸がん全体のおよそ3%が妊娠中に発見されると言われています。それは妊娠時の検査の一環として子宮頸がん検診が行われるためであり、多くは無症状で、CIN 3（高度異形成～上皮内がん）（17ページ参照）や、初期がんであるⅠA期（ⅠA1期、ⅠA2期）の状態で発見されます。妊娠中にがんが発見されても、妊娠中でない場合の子宮頸がんと、その診断法、治療法、治療成績には大きな差はなく、ほとんどの場合で出産することが可能です。ただし、妊娠という特別な状況ですので、以下の判断が必要になります。進行期別の詳しい診断法や治療法はそれぞれの項目をご覧いただき、ここではポイントをまとめておきます。なお、子宮頸がんには大別して扁平上皮がんと腺がんがあり、組織型（がんの顔つき）によってその取り扱いが異なります。妊娠中に子宮頸がんと診断された場合は、経験豊富な婦人科腫瘍専門医と周産期専門医がそろった施設への受診が勧められます。

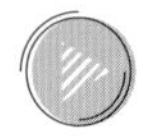

CIN 3（高度異形成～上皮内がん）の場合

一次検診である子宮頸部細胞診に加え、二次検診（精密検査）であるコルポスコピー（腟拡大鏡診）と生検（組織診）でこの診断となった場合、出産まで経過観察を行います。その理由として、妊娠初期に診断されたCIN 3が浸潤がんに進展する可能性は1%未満と言われていること、妊娠中の円錐切除術は出血や流産・早産のリスクを増大させること、妊娠初期に診断されたCINは自然退縮することが多い（特に経腟分娩において）ことがあげられます。一般的に妊娠中は数カ月ごとに細胞診を行い、必要に応じてコルポスコープ（腟拡大鏡）で観察します。そして、産後6～12週（3カ月以内）に再評価を行います。分娩方法は産科的適応により決まり、経腟分娩が基本です。ただし、CIN 3の診断が確定しない場合や上皮内腺がん（AIS）の場合は、妊娠中であっても子宮頸部円錐切除術が勧められます。

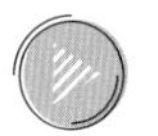

ⅠA期（微小浸潤がん）の場合

一次検診である子宮頸部細胞診に加え、二次検診（精密検査）であるコルポスコピーと生検（組織診）でこの診断となった場合、子宮頸部円錐切除術を行う必要があります。その結果、微小浸潤（びしょうしんじゅん）がんの中でも、間質（かんしつ）への浸潤（広がり）が浅い、扁平上皮がんである、脈管侵襲（みゃっかんしんしゅう）がない、切除断端（せつじょだんたん）に微小浸潤がんを認めない、などの条件を満たす場合は予後が良好であるため、妊娠継続が可能と判断し、厳密に経過観察を行います。円錐切除後は流産や早産のリスクが高いので十分な注意が必要です。分娩方法は産科的適応により決まり、経腟分娩も可能です。それ以外の場合は、後に述べる「浸潤がん」に準じて取り扱われますが、妊娠継続の希望が強い場合、組織型、妊娠週数および胎児の成熟度、施設の周産期医療体制などを考慮し、個別に方針を決めます。

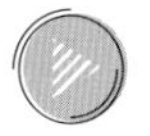

ⅠB期（浸潤がん）以上の場合

ⅠB期以上の浸潤がんが発見された場合、❶がんに対する治療開始のタイミング、❷その方法、❸出産するかどうか、をご夫婦と担当医で十分に話し合って決めることになります。できるだけ予定日に近い週数で分娩を行うのが理想的ですが、治療を急ぐ必要がある場合は、妊娠34週を目標に管理を行います。それは、妊娠34週以降であれば胎児の肺は成熟していると考えられ、多くの場合、生後は元気に成長することが可能だからです。分娩方法は原則として帝王切開（ていおうせっかい）が勧められ、同時にがんに対する根治（こんち）手術を行う場合が多いです。治療を優先しなければならない場合は34週未満でも分娩を行い（通常は帝王切開）、同時にがんの治療を開始します。ただし、出産した週数が早いほど、生まれてからのお子さんの経過は悪くなる可能性があります。

妊娠初期に浸潤がんが発見された場合、分娩終了までがんに対する治療を待つと、その間にがんが進行してしまう危険性があります。治療まで待てる期間がどれくらいであれば安全かに関して意見の一致はなく、極めて慎重な判断が必要になります。がんの治療を優先するために人工妊娠中絶を行うこともひとつの選択肢ですし、妊娠したままの状態で治療を行うという選択肢もあります。たとえば、化学療法（抗がん剤治療）を行い妊娠期間を延長させる方法がありますが、抗がん剤は胎盤（たいばん）を通して胎児の体内にも入ります。妊娠初期であれば、催奇形性（さいきけいせい）や胎児死亡のリスクが上昇します。妊娠中期以降では骨髄抑制（こつずいよくせい）（白血球や血小板などが減少すること）、発育遅延、胎児機能への影響が出る危険性があります。いずれにしても、担当医と納得いくまで話し合い、ご家族内で合意を形成することが非常に重要です。

治療が終わってから、どのくらい病院に通わないといけませんか？また、治療後にはどのような検査がありますか？

通院の間隔は、治療終了から２年目までは３～６カ月ごと、その後５年目までは６～12カ月ごと、６年目以降は１年ごとくらいが目安です。経過観察中の検査としては、触診や内診、直腸診、細胞診、胸部X線検査、腫瘍マーカー、CT、MRIなどが状態に応じて行われます。

初回の治療後の経過観察は、再発や転移、術後の合併症・後遺症の早期発見による早期治療と予後（治癒の見込み）の改善が目的です。しかし、エビデンス（根拠）に基づいて、最も適切な間隔や検査項目の基準を作成するだけの研究は、まだなされていないのが現状です。そこで現在、一般的に行われている経過観察の間隔と検査項目を紹介します。

一般的に、子宮頸がんの再発例の約75％は、初回治療から２～３年以内の再発であると言われています。また、初回治療に伴う合併症のためQOL（生活の質）が損なわれている場合があり、定期的に通院して経過をみてもらうことは、とても重要です。

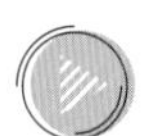

経過観察の期間と間隔

米国のNCCNガイドラインでは、治療終了後の経過観察の間隔として、２年目までは３～６カ月ごと、３～５年目は６カ月ごと、その後は年１回を勧めています。同じく米国の産科婦人科学会（ACOG）は、再発の危険度は２年目が最も高いとして、最初の３年間は３～４カ月ごと、その後は６カ月ごとの経過観察を勧めています。

再発の時期は治療後５年以内が89～99％であるものの、それ以降にも再発は認められるので、５年をこえる長期間の経過観察が必要です。

このような定期的な経過観察により、予後を改善できるかどうかはまだ明らかではありませんが、患者さんはそのつど異常のないことを確認することが可能となるので、患者さんの心理的安心感につながる利点は大きいと考えられます。したがって、日本において経過観察の間隔は治療後、

- 1～2年目 → 3～6カ月ごとに1回
- 3～5年目 → 6～12カ月ごとに1回
- 6年目以降 → 1年ごとに1回 または 進行期などに応じて経過観察終了

くらいを目安として行います。

経過観察中に行われる検査項目

経過観察中の検査として、触診、内診、直腸診、細胞診、胸部X線検査、腫瘍マーカー、CT、MRIなどが状態に応じて行われます。

子宮頸がんの再発の大半は骨盤内に生じることから、腟内あるいは直腸から骨盤内の状態を調べる内診・直腸診は、最も有用な再発検出方法です。

CTやMRIといった画像検査は、本来は再発が強く疑われたときの精密検査として実施されるものですが、再発の早期発見を目指した定期検査の一環として実施されることもあります。最近は、PET(ペット)-CTと呼ばれる検査が再発検出に有用であるというデータもあります。一方で、CTやPET-CT検査による医療被曝(ひばく)の発がんリスクについて関心が高まっています。CTやPET-CT検査を受ける場合には、早期発見のメリットだけではなく、長期的なリスクも考えていく必要があります。

腫瘍マーカーとは、がん細胞がつくる特定の物質のことです。体内にがん細胞ができると、健康なときにはほとんどみられない、がんに特有な物質が大量につくられて血液中に出現してきます。子宮頸がんではSCCやCA125、CEAなどの物質が腫瘍マーカーとして用いられています。

子宮頸がんには大別して扁平上皮(へんぺいじょうひ)がんと腺がんがありますが、このうち、扁平上皮がんの再発の早期発見には、SCC値は特に重要であるとされています。また、腺がんではCA125やCEAの測定が再発の発見に役立つとの意見があります。しかし、腫瘍マーカーが上昇したから再発したというわけではなく、画像検査などとあわせて、再発したかどうかを総合的に判断します。

経過観察の間隔や検査項目は、再発の危険度の程度によって、ある程度の幅をもたせて個別に決められますので、一律に定められているわけではありません。また、腫瘍マーカーの測定などについても、術後の病理組織検査での組織型などをもとに、患者さんごとに考えていきます。

過去に放射線治療を行った部分に再発が見つかりました。どのような治療法がありますか？

過去に放射線治療を行っている場合は、緩和ケアに専念することや、症状の緩和を目的とした化学療法（抗がん剤治療）が勧められます。その他、骨盤除臓術や子宮全摘出術などの手術療法、あるいは再び放射線治療が行われることもあります。

過去に放射線照射歴のある部分に再発した場合、がんの根絶はなかなか困難ですので、難治性であることを十分に考えたうえで治療方法を検討する必要があります。緩和ケアや、症状の緩和を目的とした化学療法（**Q11**参照）が行われる場合が多いです。また、再発したがんのサイズが小さく、腟断端や子宮本体などの骨盤中央部に再発した場合には、骨盤除臓術や子宮全摘出術といった手術療法により、比較的良い治療成績が報告されています。しかし合併症の問題があり、QOL（生活の質）を著しく低下させることもあるため、慎重な判断が必要です。手術が難しい場合に、放射線治療を再び行うこともありますが、現状では第一選択にはなりません。

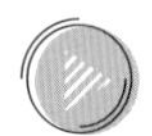

化学療法と緩和ケア

全身状態が良好で、各臓器の機能が保たれている場合は、化学療法が行われます。ただし、化学療法は一般に、放射線治療が行われた場所の再発病巣には効果が低く、奏効率は30％程度と報告されています。海外の臨床試験であるGOG240試験では、パクリタキセル・シスプラチン療法（TP療法）、あるいはパクリタキセル・トポテカン療法に血管新生阻害薬であるベバシズマブを追加した治療が比べられていますが、この臨床試験には放射線治療を既に受けられていた患者さんが75％含まれていました。化学療法にベバシズマブを加えることで生存率は3.6カ月延長し、死亡リスクも23％低下、無再発期間も有意に延長しましたが、ベバシズマブを加えた治療を受けられた方の約15％に腸管穿孔（小腸や大腸に穴があくこと）や腸管瘻孔（腸管、膀胱・尿管や腟などの臓器が穴でつながってしまうこと）を発症しました。このように、放射線治療を受けられた後の化学療法は、ある程度の副作用がありますので、緩和ケアによりQOLの維持・向上を最優先する考え方も選択肢に入れる必要があります。

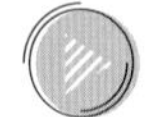

手術療法（骨盤除臓術）

骨盤内の再発のなかでも、特に腟断端の中央部の再発例に対しては、手術療法も選択されます。再発病巣が周囲の臓器に及んでいる場合には、それらの臓器をあわせて摘出します。これを骨盤除臓術といいます。骨盤除臓術では、がんが膀胱へ及んでいる場合は膀胱もあわせて摘出して人工膀胱を造設、直腸へ及んでいる場合は直腸もあわせて摘出して人工肛門を造設します。多くの場合、膀胱と直腸の両方の摘出が必要となります。

骨盤除臓術の成績を見てみると、5年生存率が約37～66％と報告されており、比較的長期の生存が期待できる治療法です。しかし、心臓血管系、呼吸器系、尿路系、消化器系などの合併症が51～65％の患者さんに現れ、術中・術後の死亡率も2～5％と比較的高いことが報告されています。それでも手術前後の患者管理の改良・向上、さらには人工肛門や人工膀胱に関するリハビリテーションの充実化などによって、合併症の発生率や死亡率は近年かなり低下してきました。

ただし、手術の決定には、慎重な手術前の評価と、泌尿器科や消化器外科との連携、社会心理学的あるいは精神心理学的なカウンセリングなどが不可欠です。骨盤除臓術は、高度の医療技術を有し、様々なケアが実践できる施設にのみ可能な治療法といえます。

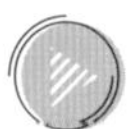

手術療法（子宮全摘出術）

初回治療として放射線治療あるいは同時化学放射線療法を行った後に、子宮頸部の中央部に再発した場合は、子宮全摘出術も治療手段のひとつではあります。骨盤壁への浸潤がない再発例に広汎子宮全摘出術を行った場合の5年生存率は49～72％で、比較的良好とされています。しかし、重篤な術後合併症が40％以上に認められます。また、広汎子宮全摘出術よりも限定的な術式である単純子宮全摘出術のみでも、このタイプの再発には有用であるという報告もありますが、やはり重篤な術後合併症が14％に認められています。

以上より、放射線治療後の手術療法は、限られた再発や再燃（止まっていた再発がんが、再び進行し始めること）の状態の方に対しては有効であるものの、術後合併症の多い治療法であり、現状では一般的な治療の選択肢とはなっていません（Q13参照）。

放射線治療

放射線治療が行われた場所の再発病巣に対して、再び放射線治療を行うことは一般的ではありません。現在までの報告では、再発病巣の消失あるいは縮小率はおよそ64～92％、5年生存率が4～40％とされていますが、尿路系や消化器系の合併症の頻度も38～66％と高いことに注意が必要です。

再発病巣のサイズが比較的小さく、腟壁のみや腟断端の中央部に再発した場合、あるいは再発までの期間が5年以上の場合には、組織内照射などの治療が用いられることがありますが、放射線による膀胱や直腸の合併症に十分な注意が必要です。また、技術的にも施行可能な施設は限られるため、担当医から十分に説明を受けてください。

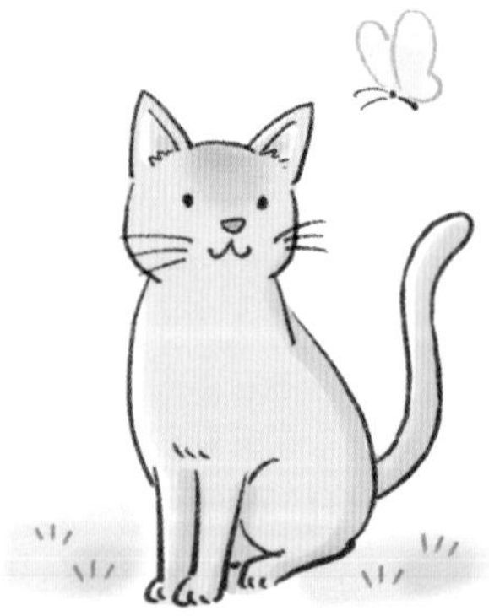

まだ放射線治療を受けていない部分に再発が見つかりました。どのような治療法がありますか？

再発病変が「骨盤の中か、外か」、また「1カ所か、数カ所か」、「全身に多発した再発か」によって治療法は異なります。複数の再発病巣の場合で、手術療法や放射線治療が難しい場合は、化学療法（抗がん剤治療）や分子標的治療薬（ベバシズマブ）あるいは免疫チェックポイント阻害薬（ペムブロリズマブ）の併用療法を行います。

一般に、患者さんの年齢や全身状態、再発・転移の部位、再発したがんのサイズや個数、初回の治療法、特に放射線治療を行っているかどうかなどの情報に基づいて、個々の患者さんにあわせた治療法が選択されます。状況に応じて放射線治療、手術療法、化学療法（抗がん剤治療）が、単独あるいは組み合わせて行われますが、すべての病巣をなくすことは必ずしも容易ではありませんので、**Q18**の場合と同様に、緩和ケア（52ページ参照）も重要な選択肢です。

骨盤内の再発

骨盤の中に再発したときは、放射線治療が第一に推奨されます。放射線治療には、体外から照射する「外部照射」と、体内に密封小線源を入れて照射する「腔内照射」がありますが（49ページ・**図1**参照）、外部照射単独あるいは両方の併用により、およそ33～74％の5年生存率が得られています。なかでも、腟壁のみに再発している場合、腟断端の中央部に再発している場合、がんのサイズが比較的小さな再発（3cm以下）の場合では良い治療成績が得られています。また、密封小線源を用いた組織内照射も選択肢になりますが、治療可能な施設が限られています。

放射線治療に化学療法（抗がん剤治療）を併用する同時化学放射線療法（49ページ参照）も選択肢のひとつになります。この治療法は、放射線治療のみでの治療と比較して、同等もしくはやや良い治療成績が報告されています。この場合の化学療法は、シスプラチン単独での治療、あるいはシスプラチンとは作用のしかたが異なる抗がん剤を加えた併用療法が行われます。また近年では、再発病変に対する強度変調放射線治療（IMRT）の有効性も示されています。

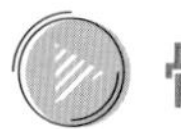

骨盤外の再発

骨盤外の再発の代表的なものとして、傍大動脈リンパ節、鎖骨上窩リンパ節転移、肺などへの転移の場合があげられます。傍大動脈リンパ節とは、骨盤より上方の大動脈周囲のリンパ節を指します（94ページ・**図1**参照）。傍大動脈リンパ節転移のみの再発例に対しては、放射線治療単独または同時化学放射線療法で31％の5年生存率が得られています。

傍大動脈リンパ節や鎖骨上窩リンパ節だけの再発例に対しても、放射線治療や同時化学放射線療法で長期生存が得られたと報告されています。

遠隔転移はあるが、それが数カ所の場合は「オリゴ転移」と呼ばれます。肺のみへの転移で、転移病巣が3個以下、最大のがんのサイズが3cm、扁平上皮がんの場合などでは、肺転移病巣に対する手術療法が行われ、5年生存率が30～50％との報告があります。また、定位放射線治療（定位手術的照射と同様の治療を脳、肺、肝臓などの内臓、骨に行う治療）により比較的良好な治療成績も報告されており、肺や骨にあるオリゴ転移に対して、病変の進行を抑えるだけでなく、痛みなどの症状緩和も期待できます。この2つの治療法（手術療法と定位放射線治療）のどちらが効果的かという目安はまだはっきりとしていません。多発の肺転移や肺以外の部位にも転移がある場合には、全身治療として化学療法が行われますが、その有用性（生存期間の延長）に関しては、まだはっきりとしていません。

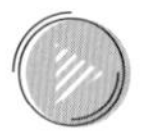

脳転移

脳転移に対しては、以前から脳全体に照射を行う全脳照射が行われています。また、脳転移の病巣が1つの場合には、手術での摘出後に全脳照射を行ったほうが、全脳照射のみで治療するよりも生存期間が延長するという報告もありますが、差がないという報告もあります。近年、手術に替わる負担の少ない治療法として、「手術的照射」という治療法が取り入れられています。これは、患者さんの姿勢を固定し、脳の腫瘍に対して手術のように狙いを定めて1回で大量の放射線を正確に照射する治療法で、「定位手術的照射」とも呼ばれています。1個から4個までの転移病巣がある患者さんに対し、定位手術的照射のみの治療と、定位手術的照射に全脳照射を追加する治療を比較したところ、定位手術的照射に全脳照射を追加する治療のほうが脳転移をコントロールするという結果が出ましたが、生存率には差を認めませんでした。したがって、4個以下の転移病巣に対しては、「定位手術的照射単独」が治療の選択肢になります。4個以上の多発の転移病巣の場合でも、全脳照射の副作用の面から、定位手術的照射が優先されます。

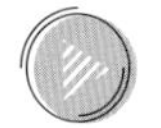

骨転移

痛みを伴う骨転移に対しては、緩和的放射線治療（52ページ参照）の除痛（じょつう）効果が期待できますので、緩和ケアの一環として行われます。また、症状緩和（骨痛、病的骨折や脊髄圧迫（せきずいあっぱく）による神経障害などを抑える）のために、ビスホスホネート製剤（注射）を用いることもあります。

手術や放射線治療が適応とならない、全身に多発した再発の場合は、化学療法（抗がん剤治療）や分子標的治療薬（ベバシズマブ）あるいは免疫チェックポイント阻害薬（ペムブロリズマブ）の併用療法が適応となります。しかし、目的は症状緩和やQOL（生活の質）の改善となります。緩和ケアも重要な選択肢となり、十分な検討が必要です。

また、期待した効果がみられなかった場合などには、がん細胞の遺伝子検査を行って、遺伝子異常に合った治療薬を見つける方法があります（がんパネル検査、Q67を参照）。手術や診断目的で採取したがん組織から遺伝子異常を調べる方法や、血液中のがん細胞から遺伝子異常を調べる方法があります。がんの特徴に合った治療法が見つかる可能性はありますが、検査を行っても、適した治療法が見つからない場合も多くあります。がんパネル検査は、申し込むことができる施設が決まっていますので、担当医に相談する必要があります。

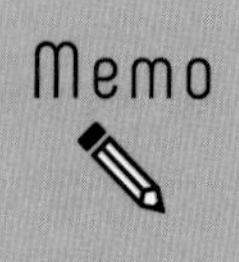

臨床試験と治験

臨床試験とは、くすりや手術などの治療法の効果や安全性を調べることを目的として、実際のヒトを対象に行われる試験のことをいいます。ここでは抗がん剤の開発を例に説明します。臨床試験の前には、培養した腫瘍細胞の増殖を抑えたり、マウスなどの実験動物に移植した腫瘍組織の発育を抑えるといった効果を確認する非臨床試験が行われます。正常な細胞や動物自体に有害な反応がないかを観察し、安全性についても検討されます。ただし、基礎研究や動物実験のみでは、ヒトへの有効性や安全性を十分に吟味することはできないため、適切な治療になりうるか、臨床試験により確認することが必要になります。臨床試験には、毒性を確認する「第Ⅰ相臨床試験」、有効性と安全性を確認する「第Ⅱ相臨床試験」、これまでの治療法と新しい治療を比較する「第Ⅲ相臨床試験」があります。

このような臨床試験は、ヒトに対して行って良いかの倫理的な審査、基礎研究などのデータから科学的に妥当かどうかを、第三者による倫理委員会で審査されたうえで実施されます。新しい抗がん剤を、通常の治療として患者さんが利用するには、国の承認を得る必要があります。このような薬の製造販売の承認を目的に行われる臨床試験を「治験」といいます。

臨床試験の参加について提案があった場合は、試験の内容について患者さん向けの説明文書をもとに十分な説明を受け、内容をよく理解したうえで、参加するかどうかを患者さん自身で決定していただく必要があります。これまでの抗がん剤と新規の抗がん剤の効果を比較するとします。一方の治療に具合の悪い患者さんが偏ってしまうと、そちらのグループでの治療効果が悪いという結果が出るかもしれません。どちらのグループにも患者さんごとの個人差が偏らないような配慮が必要になります。「ランダム化」といって、医師や患者さんの判断や希望で治療を選択せず、くじ引きのような方法で治療法を決定します(前方視的ランダム化試験)。

臨床試験は研究的な側面をもちますが、治療の選択肢のひとつであり、参加することについてよく考えたうえで決定してください。

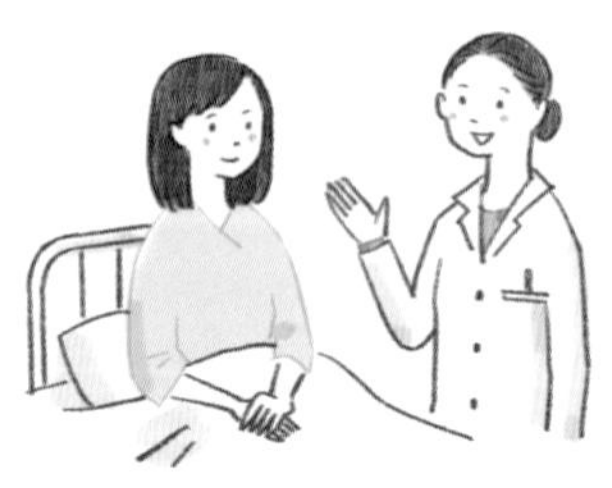

\ 子宮体がん /

Q20～38

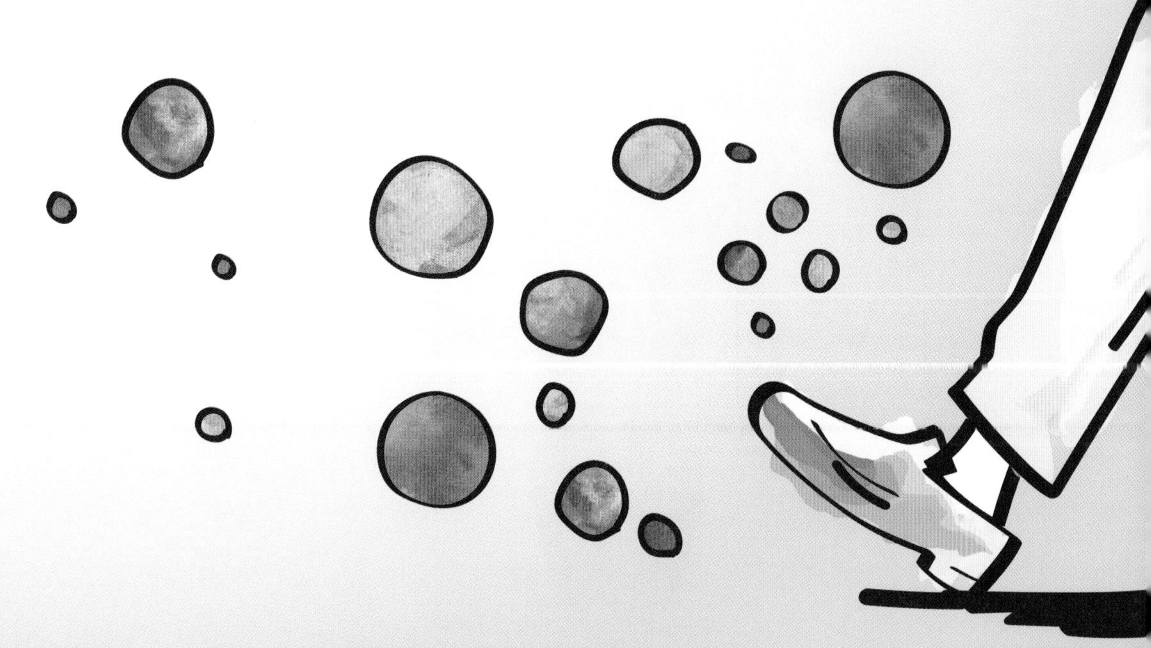

どのような病気ですか？その原因や症状について教えてください。

子宮体がんは子宮内膜から発生するがんで、子宮体がん全体の約80%が類内膜(るいないまく)がんです。子宮体がんの多くは、女性ホルモンのエストロゲンが関与して発生します。自覚症状としては不正性器出血が代表的です。

解説

子宮体がんとは

子宮は、入口部分の「子宮頸部」とその奥にある袋状の「子宮体部」に分けられ、それぞれから異なるがんが発生します（**図1**）。「子宮頸がん」と「子宮体がん」ではその原因や性質がまったく異なるため、診断方法や治療法も異なってきます。

子宮体がんは子宮腔（子宮内の部屋）の内張りとなる子宮内膜から発生するため「子宮内膜がん」とも呼ばれています。若い人に発生することは比較的少なく、閉経前後の40代後半から増加して50～60代にピークを迎え、その後減少していきます。ここ10年間で患者数は倍増しており、国立がん研究センターがん情報サービスの「がん統計」によれば、2019年の罹患(りかん)数（かかった人の数）は17,880人でした。このデータをもとに計算すると、48人に1人が子宮体がんにかかることになります。

図1 子宮体がんの発生部位

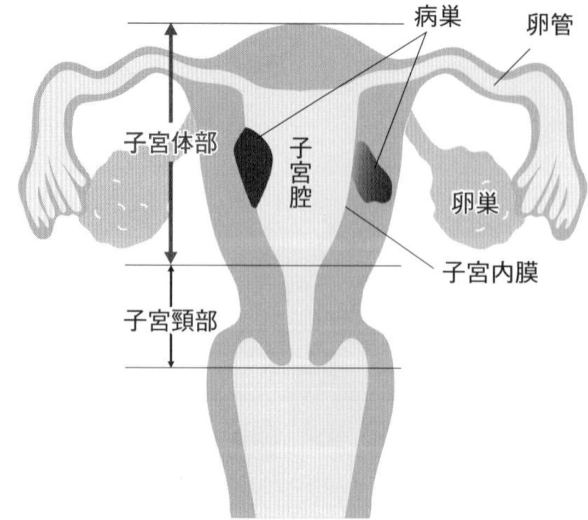

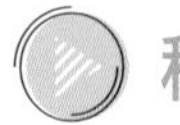

種類

がん細胞の特徴(組織型)からみた種類

子宮体がんは、腟側から子宮内に器具を入れて子宮内膜から組織を採取し、顕微鏡で調べることで診断します（病理組織検査）。この際に採取された組織の特徴によって、類内膜がん、漿液性がん、明細胞がんなどに分けられます。このうち類内膜がんが最も多く、子宮体がんの約80％を占めています。漿液性がんと明細胞がんは頻度は少ないですが、悪性度が高いとされています。

これらのがんとは別に、子宮内膜異型増殖症という病気があります。これは子宮体がんの前がん病変（がんになる前の状態）であり、約20％が子宮体がんに進行し、また診断された時点でがんが潜んでいる可能性があるため、治療の対象となります。

がんの分化度(悪性度)からみた分類

子宮体がんで最も多い類内膜がんは、がん細胞の分化度（悪性度：タチの悪さ）から高分化型、中分化型、低分化型に分けられます。分化とは、細胞が分裂して成熟していくことで、最初はまったく未熟な細胞（未分化）が、特定の機能をもった細胞に変化します。

最も成熟した細胞の形態を保っているがんが高分化型であり、正常子宮内膜細胞の形態を残していることから、一般に悪性度は低く、予後は良好です。その反対に、成熟度の低い細胞の形態をとる低分化型のがんは、正常子宮内膜細胞からかけ離れた状態であり、増殖や転移といったがんの特性が強く、予後は悪くなります。中分化型はその中間です。

この分化度はグレード（G）と呼ばれ、予後の良い順に、高分化型：グレード１（G1）、中分化型：グレード２（G2）、低分化型：グレード３（G3）となります。

前述のがんの組織型（顔つき）とこの分化型（悪性度）、**Q21**で紹介するがんの広がり方の分類（進行期分類）によって治療法を決めていきます。

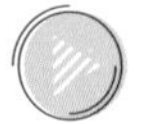

発生原因

子宮体がんの発生原因は、女性ホルモンのエストロゲンが関与するグループと、関与しないグループに大きく分けられ、前者は類内膜がんのG1およびG2が当てはまり、エストロゲンが関与しないグループよりも予後が良好とされています。それぞれの特徴を**表１**に示します。

エストロゲン（卵胞ホルモン）は主に卵巣で産生され、受精卵の着床に備えて子宮内膜を増殖させます。妊娠が成立しなければ増殖し厚くなった子宮内膜は剝がれ落ちて（月経）、通常４週間ごとにリニューアルされます。しかし、何らかの原因でエストロゲンが長期的・持続的に過剰に産生されると、子宮内膜が刺激を受け続

表1 子宮体がんのタイプ別特徴

特徴		エストロゲンが関与するタイプ	エストロゲンが関与しないタイプ
年齢		閉経前後に多く若年層にもみられる	閉経後に多い
腫瘍像	組織型	類内膜がんが多い	漿液性がん、明細胞がんなどが多い
	分化度	高分化が多い	低分化が多い
	浸潤	浅い・少ない	深い・多い
	転移	少ない	多い
	進行度	緩やか	速い
前がん病変		子宮内膜異型増殖症	不明
予後		良好	不良

表2 子宮体がんの主なリスク因子

- 閉経が遅い
- 前がん病変(子宮内膜異型増殖症)がある
- 女性ホルモンの異常(月経不順、不妊症など)
- 妊娠や出産経験がない、または少ない
- 肥満
- 高血圧
- 糖尿病

けて必要以上に増殖を促されることで前がん病変の子宮内膜異型増殖症が発症し、その一部が子宮体がんになると考えられています。

表2にエストロゲンが関与する子宮体がんのリスク因子を示しました。これらが複雑に絡み合って子宮体がんが発生していきます。その他、エストロゲンは脂肪細胞でも産生されるため（特に閉経期以降)、食生活の欧米化、高カロリー・高脂肪食の増加も子宮体がん増加の要因となっています。

これまで子宮体がんは、類内膜がんに代表されるエストロゲンが関与するタイプと、漿液性がんや明細胞がんなどの特殊型に代表されるエストロゲンが関与しないタイプの2つに大別されてきました。近年、それぞれのタイプにおける遺伝子（ゲノム）異常についても詳細に報告され、それらのゲノム異常の特徴から、❶*POLE* (ultramutated)、❷MSI (hypermutated)、❸高コピー数異常、❹低コピー数異常、の4つのタイプに分類されることがわかりました。これらのゲノム異常と組織型や予後との関連について、タイプごとの特徴が明らかにされてきています。また、それぞれのタイプに合った治療の選択についても報告がなされてきています。

自覚症状

自覚症状としては、不正性器出血が代表的です。月経ではない時期に出血があったり、閉経したのに出血がある場合は特に注意が必要です。

がんが進行してくると、膿(うみ)や血液の混じった帯下(たいげ)（おりもの）や下腹部痛、性交痛、腰痛、下肢(かし)のむくみなどの症状が出ることもあります。

予後（治癒の見込み）について

子宮体がんは、がんの広がり方からⅠ期・Ⅱ期・Ⅲ期・Ⅳ期に分類されます。このうち、がんが発生した子宮体部にとどまっているⅠ期が最も多く、予後が良好です。

2022年の日本産科婦人科学会婦人科腫瘍委員会の報告では、各期の5年生存率は、Ⅰ期93.9％、Ⅱ期87.6％、Ⅲ期71.4％、Ⅳ期29.3％とされています。がんが子宮内にとどまっているⅠ期、Ⅱ期では比較的予後が良好ですが、がんが子宮の外に広がったⅢ期、Ⅳ期ではまだ治療成績は十分とは言えないのが現状です。

表2に示すような「子宮体がんの主なリスク因子」に心当たりがある女性は、定期的な婦人科検診を受けること、その際に子宮頸がんの検診のみならず、子宮体がんの検診や子宮内膜の状態をみてもらうための超音波断層法検査（エコー検査）を検討すること、さらに不正性器出血などがみられたら、すぐに産婦人科を受診してできるだけ早期に発見することが大切です。

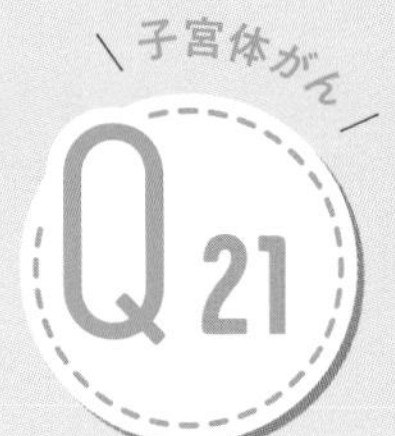

進行すると、どのように広がるのですか？広がり方の分類（進行期分類）についても教えてください。

がんが進行すると、子宮体部をこえて子宮頸部や腟、卵巣や卵管、リンパ節、直腸や膀胱、肝臓や肺などに広がっていきます。手術の前にMRIやCTなどの画像検査によって進行期を推定して手術を行います。術後に、摘出したものを顕微鏡で調べて進行期を決定し、追加治療の有無を判断します。

解説

子宮体がんの広がり方

子宮体部（子宮壁）は、子宮内膜、子宮筋層、漿膜（腹膜）の三層構造でつくられています。子宮体がんは子宮内膜から発生し、しだいに周囲の子宮筋層の中に入り込んでいきます。これを筋層浸潤と呼んでおり、子宮体がんで最も多く観察される進行の状態です。

筋層浸潤が深くなると、リンパ管や血管を介して子宮外に転移する確率が高くなりますが、この場合には、リンパ節や遠隔臓器である肝臓や肺などに転移（遠隔転移）することになります。

また、子宮体部から子宮頸部（子宮の入口）あるいは腟の方向に広がって、周囲の臓器である直腸や膀胱にがんが浸潤する場合もあります。

子宮に隣接している付属器（卵巣・卵管）にがんが進展すると、そこからさらに、お腹の中にがんが漏れ出てしまうこともあります。この場合には「腹腔」というお腹の隙間に水がたまったり（腹水）、大網（胃と横行結腸をつなぎ垂れ下がっていて、お腹の臓器をおおっている脂肪組織）に転移したりして、お腹の中全体にがんが散らばること（腹膜播種）になります。

また、稀ですが、骨や脳・脊髄へ転移することもあります。

がんの広がりが大きいほど、治癒することが難しくなります。手術後に、がんの広がり方を調べて進行期を決定し、治療方針を決めていきます。

進行期分類

子宮体がんの場合、がんの広がりを評価する進行期の分類には、「手術進行期分類」（**表1**、**図1**）が使われています。

病理組織検査（子宮内膜から採取した標本を顕微鏡で調べる検査）を行って子宮体がんとわかったら、触診や内診（腟内から触診で骨盤内の状態を調べること）、

表1 子宮体がんの進行期分類（日本産科婦人科学会2011年、FIGO2008年）

Ⅰ期			がんが子宮体部に限局している（とどまっている）もの
	ⅠA期		がんの浸潤が子宮筋層の1/2未満のもの
	ⅠB期		がんの浸潤が子宮筋層の1/2以上のもの
Ⅱ期			がんが頸部間質に浸潤するが、子宮をこえていないもの
Ⅲ期			がんが子宮外に広がるが、小骨盤腔（恥骨と仙骨の間の空間）をこえていないもの、または領域リンパ節へ広がるもの
	ⅢA期		子宮漿膜ならびに・あるいは付属器に浸潤しているもの
	ⅢB期		腟ならびに・あるいは子宮傍組織へ広がるもの
	ⅢC期		骨盤リンパ節ならびに・あるいは傍大動脈リンパ節に転移のあるもの
		ⅢC1期	骨盤リンパ節転移陽性のもの
		ⅢC2期	骨盤リンパ節への転移の有無にかかわらず、傍大動脈リンパ節転移陽性のもの
Ⅳ期			がんが小骨盤腔をこえているか、明らかに膀胱ならびに・あるいは腸粘膜に浸潤しているもの、ならびに・あるいは遠隔転移のあるもの
	ⅣA期		膀胱ならびに・あるいは腸粘膜浸潤のあるもの
	ⅣB期		腹腔内ならびに・あるいは鼠径リンパ節転移を含む遠隔転移のあるもの

日本産科婦人科学会・日本病理学会編『子宮体癌取扱い規約 病理編 第5版』金原出版、2022より作成

超音波断層法検査（エコー検査）・CT・MRIなどの画像検査を行って進行期を推定します。この手術前に推定される進行期に基づいて、患者さんやご家族と十分に話し合って治療法を決定します。

子宮体がんでは、手術前のいずれの推定進行期でも、初回の治療は原則として手術が第一選択となります。子宮の奥に発生する子宮体がんは、手術の前に正確な進行期を判断することが難しいため、手術で摘出した標本を改めて検査して、がんがどこまで広がっているのかを確認して進行期を決定します。これを「手術進行期分類」といいます。

この病理検査では、術後に再発する可能性が高いか低いかも調べて、「術後再発リスク」の評価を行います（100ページ参照）。この手術進行期分類と術後再発リスクに基づいて、術後に追加治療が必要かどうかを決定します。

現在の進行期分類は、2008年に改訂された国際産科婦人科連合（FIGO）による手術進行期分類を参考に、日本産科婦人科学会が2011年に採用したものです。

図1 子宮体がんの進行期別の広がり方

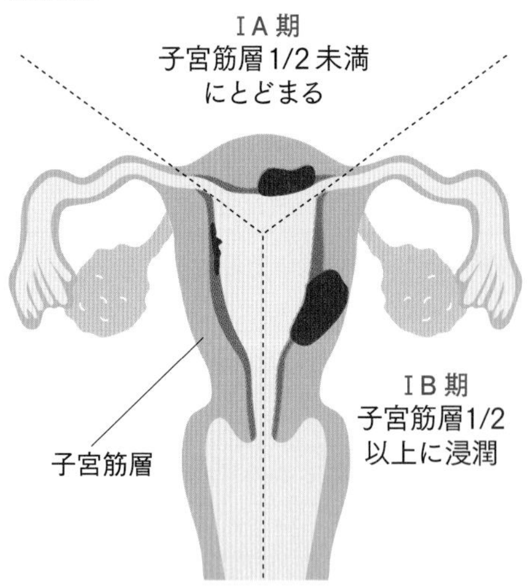

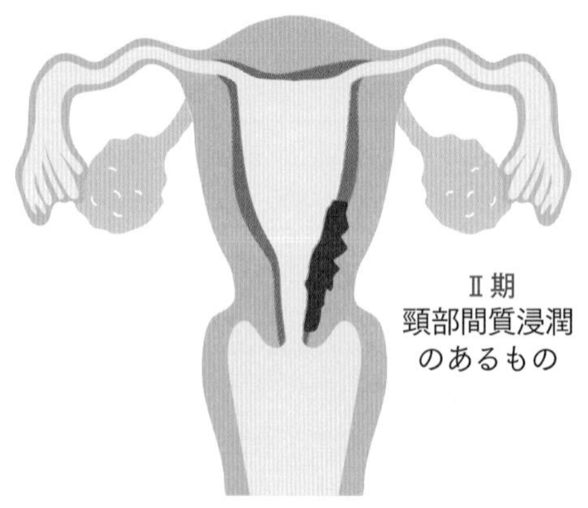

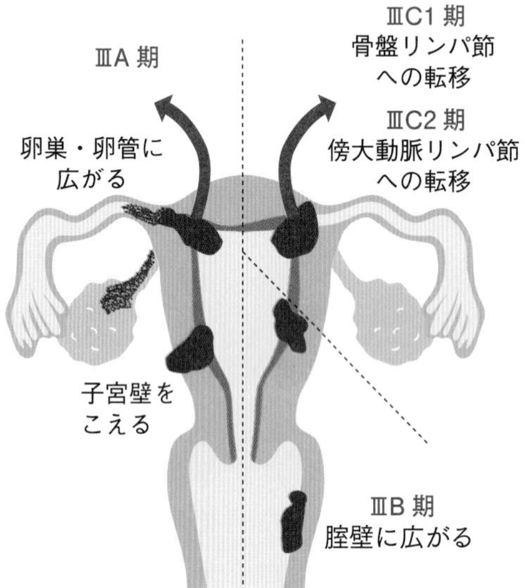

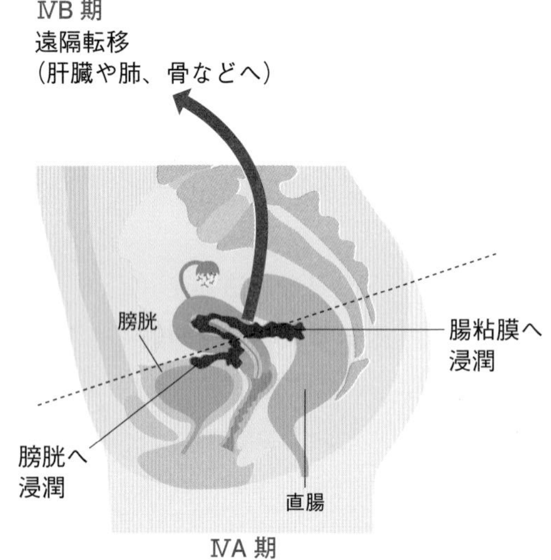

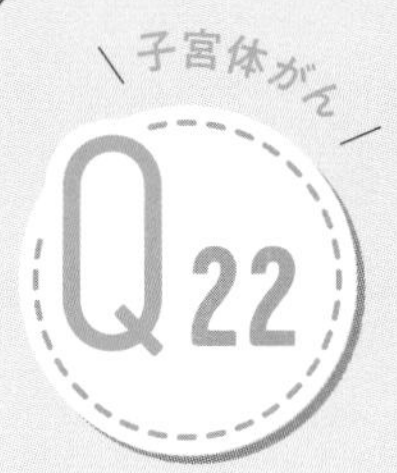

がんが子宮体部にとどまっているようだとのことで手術を勧められました。どのような手術になりますか？手術以外の治療法はありますか？

手術を受けることをまずお勧めします。がんが子宮体部にとどまっているのであれば、術式としては「単純子宮全摘出術＋両側付属器摘出術」が基本です。がんが子宮頸部の間質にまで及んでいる場合は、準広汎子宮全摘出術あるいは広汎子宮全摘出術が行われることもあります。手術以外では、高齢者や内科的疾患があって手術ができない人に放射線治療、妊娠を強く希望する人には黄体ホルモン療法が行われることがあります。

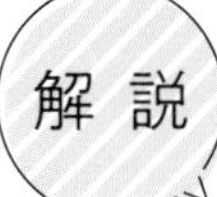

子宮体がんの進行期は、手術による所見をもとに「手術進行期分類」で決定されるのが基本です（Q21参照）。しかし、実際には手術前にある程度、進行期を想定する必要があります。このため、“手術前の諸検査で手術進行期がX期と推定される病状”を“術前推定X期”と表現して説明します。

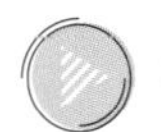

術前推定Ⅰ期、Ⅱ期の治療の現状

「がんが子宮体部にとどまっているようだ」という状態は術前の推定進行期でⅠ期にあたり、「がんが子宮頸部の間質にまで及んでいるようだ」という状態はⅡ期にあたります。子宮体がんに対する治療法としては手術療法、放射線治療、化学療法（抗がん剤治療）、黄体ホルモン療法などが行われます。しかし、子宮体がんは放射線への感受性が低い（効きにくい）と考えられていること、放射線の腔内照射（子宮の中から照射する方法）が子宮体がんでは標準化されていないこと、さらに抗がん剤の標準治療の確立が遅れていることから、どの進行期であっても手術が基本的な治療とされています。

2019年の日本産科婦人科学会婦人科腫瘍委員会の報告では、Ⅰ期では98.5％、Ⅱ期で99％、Ⅲ期で99％と、ほぼすべての患者さんが手術療法を受けています。遠隔転移（84ページ参照）や腸管などへの浸潤（入り込むこと）があるⅣ期でさえ、約98％の患者さんが手術を受けています。特別な理由もなく、子宮体がんの患者さんに放射線治療を勧めることはありません。高齢や合併症のために手術を受けられない患者さんや、全身転移などで手術による完治が見込めない患者さんを除いて、ほとんどの子宮体がん患者さんは手術による治療を受けているのが現状です。

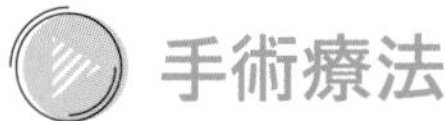

手術療法

手術療法を行う場合の大きなポイントとして以下の４点が考えられます。

❶子宮摘出の術式（単純子宮全摘出術、準広汎子宮全摘出術、広汎子宮全摘出術）
❷リンパ節の郭清（系統的にすべて摘出すること）の範囲
❸卵巣の摘出
❹上記❶～❸の摘出方法（開腹手術、腹腔鏡手術、ロボット手術など）

❷については**Q24**で、❸については**Q25**で、❹については**Q23**で詳しく解説されますので、ここでは❶の子宮摘出の術式を中心にみていきます。

各術式の方法

単純子宮全摘出術（図1）

最も狭い範囲を切除する（最も子宮に近いところで切除する）術式です。子宮を支える靭帯や組織を、できるだけ子宮と付着する部位の近くで切断して子宮を摘出します。

なお、子宮体がんでは卵巣への転移率が高いこと、卵巣がんが同時に発生しているリスクが高いことなどから、子宮と同時に卵巣も摘出することが原則です。卵巣の温存については**Q25**をご覧ください。

準広汎子宮全摘出術（図2）

単純子宮全摘出術と広汎子宮全摘出術の中間的術式で、広汎子宮全摘出術よりも腟壁や基靭帯などの切除範囲は狭くなります。リンパ節郭清を同時に行うのが一般的です。

広汎子宮全摘出術（図3）

最も広い範囲を切除する術式です。子宮を支える靭帯（基靭帯など）組織を骨盤壁近くで切断し、腟壁の一部も十分に摘出し、さらに骨盤内のリンパ節郭清を行います。靭帯にはいくつか種類がありますが、そのうち基靭帯は子宮頸部の外側から骨盤壁に向かって広がる強靭な結合組織で、子宮を支える役割を担っています。

手術療法による合併症・後遺症

手術療法による合併症・後遺症には、感染症、尿管・膀胱損傷、排尿障害、排便障害、腸閉塞（イレウス）、リンパ嚢胞、下肢リンパ浮腫、深部静脈血栓症（下肢の静脈のうっ滞から起こる血栓）、性交障害などがあげられます（詳しくは**Q57**～**Q61**を参照してください）。単純子宮全摘出術に比べて広汎子宮全摘出術ではこれらの頻度が高くなります。また、月経がある患者さんの場合、卵巣摘出によって術後に卵巣欠落症状（更年期のような症状）が現れる場合があります（**Q25**参照）。

図1 単純子宮全摘出術

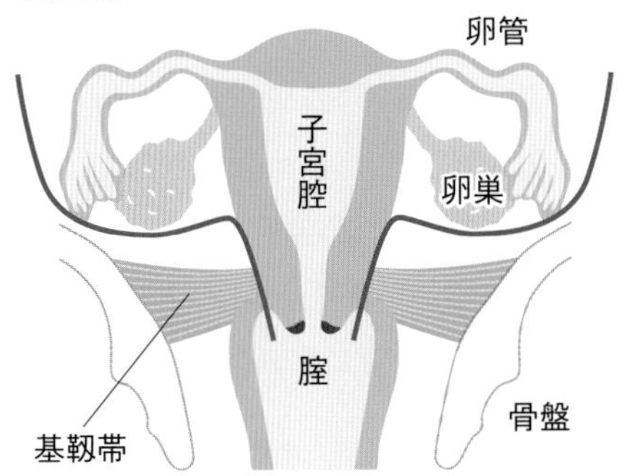

図2 準広汎子宮全摘出術

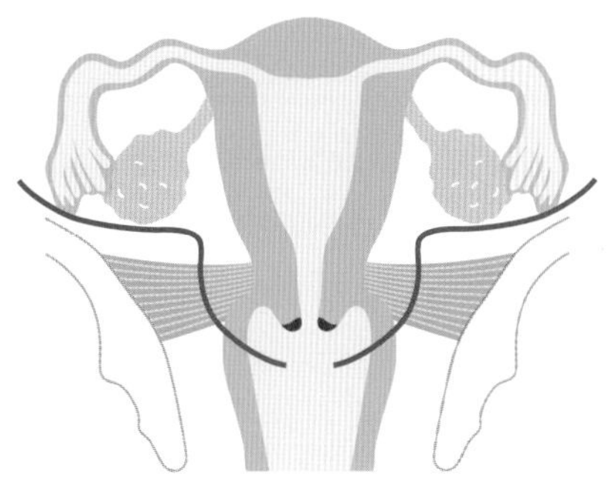

図3 広汎子宮全摘出術

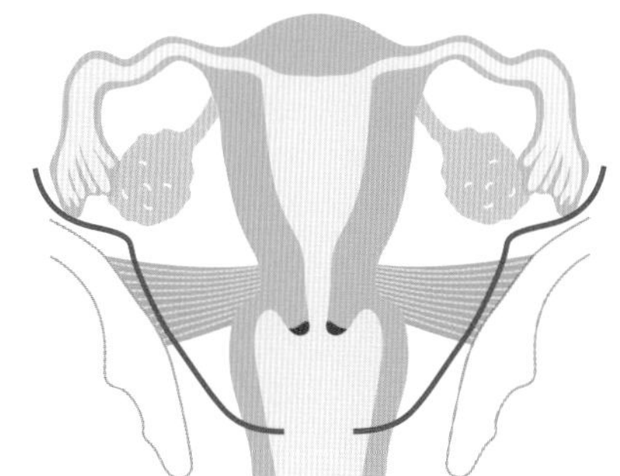

—— 基本的な切除範囲

術前推定ＩA期なら、「単純子宮全摘出術＋両側付属器摘出術」が基本術式

単純子宮全摘出術は子宮全体を摘出する手術で、子宮筋腫に対する子宮摘出術と基本的に同じ手技です（**図1**）。この術式の最大の利点は、排尿障害に代表される術後の合併症が少ないことや、輸血が必要になるような大出血が起こることが稀であることです。

この単純子宮全摘出術に加えて両側付属器（卵巣・卵管）摘出術を行うのが、術前推定ＩA期の基本術式となっています。この基本術式を行うことによって、術前推定ＩA期と予想されていた患者さんの5年生存率は90％をこえることが、多くの論文で報告されています。

ただし、「単純子宮全摘出術＋両側付属器摘出術」が基本術式といっても、がんの組織型（顔つき）や分化度（悪性度、79ページ参照）、子宮筋層（子宮内膜の外側の層）への浸潤（がん細胞が周囲の組織に入り込んでいくこと）の深さなどによって予後（治癒の見込み）が大きく変化するため、術式の選択には細心の注意が払われます。

筋層浸潤のない、あるいは、あっても軽度の筋層浸潤で高分化型（タチの良いがん）の類内膜がん（79ページ参照）ではまず再発することはないと考えられるので、多くは基本術式のみが選択されます。それ以外のがんでは、基本術式に加えてリンパ節の郭清（**Q24**参照）を行うことが少なくありません。骨盤リンパ節は、特にがんが転移する可能性の高い部位のひとつだからです。

術前推定Ｉ期に対して、基本術式以外では準広汎子宮全摘出術が勧められることもあります。それは、準広汎子宮全摘出術では腟壁や子宮傍組織の一部を切除するため、腟の断端（切り口）からの再発を減少させる可能性があると指摘されているからです。ただし、この点についてはまだ明確な結論は出ておらず、術前推定Ｉ期の子宮体がんに対して準広汎子宮全摘出術を行うことは、子宮摘出法の選択肢のひとつと考えられているにすぎません。なお、術前推定Ｉ期に対して広汎子宮全摘出術が選択される可能性は、非常に低いと考えられます。

また、術前推定Ｉ期（特にＩA期）の一部の患者さんに対して2014年から腹腔鏡を用いた手術、2018年からロボット手術を保険診療で行うことが可能となりました。この手術を行うには病院や術者として満たさなければならない基準があり、すべての病院で行われているわけではありません。詳しいことはQ23を参照してください。

術前推定Ⅱ期の手術法の選択

術前推定Ｉ期と同じく、術前推定Ⅱ期も手術での治療を行いますが、Ⅱ期の場合はＩ期のような基本術式が現在のところ確立されていません。国内では各施設が個々に術式を選択しているのが実情です。その理由として、

❶術式を選択する基準が統一されていないこと
❷手術前には子宮頸部への浸潤を正確に診断する方法が確立されていないこと
❸術前推定Ⅱ期と手術進行期Ⅱ期の不一致率が高いこと
❹子宮頸部腺がんとの区別が難しい場合があること

などがあげられます。

❷の子宮頸部浸潤は、子宮頸部組織診や画像検査・超音波断層法検査（エコー検査）・子宮鏡などで調べますが、これらを用いても術前に正確に診断することが難しいのです。また、❸の不一致とは、術前にⅡ期と推定していても、術後にＩ期またはⅢ期に変更されることです。特にⅡ期では術前に推定されていた進行期と手術進行期の不一致率が高く、これらのことが手術術式の選択を困難にしています。

手術で摘出した標本を検査して「手術進行期Ⅱ期」と診断された患者さんで、広汎子宮全摘出術と単純子宮全摘出術の治療成績を比較したところ、広汎子宮全摘出術のほうが腟断端などの局所再発率が低く、5年生存率・10年生存率ともに良好であったという報告があります。一方で、大きな差はないという報告もあります。

こうした現状の中で、術前にⅡ期と推定される場合は、準広汎子宮全摘出術あるいは広汎子宮全摘出術が考慮されるとしています。今後さらなる治療成績の集約により、統一された診断法・治療法の確立が望まれています。

術後再発リスク

手術中の腹腔内の十分な観察や摘出した標本の詳しい検索の結果により、手術進行期が決められます。術前にⅠ期やⅡ期と推定し手術を行っても、実際には術前の診断より進行した状態とわかり、進行期が変更されることも少なくありません。

たとえば、

- 術前推定Ⅰ期
  ➡ 摘出標本では子宮頸部へ浸潤していた ➡ 手術進行期Ⅱ期
- 術前推定Ⅰ期またはⅡ期
  ➡ 摘出標本では卵巣に転移があった ➡ 手術進行期ⅢA期
- 術前推定Ⅰ期またはⅡ期
  ➡ リンパ節転移があった ➡ 手術進行期ⅢC期

などです。これらは再発する可能性と関係があるため、「術後再発リスク」と呼ばれています。これらの再発リスクの評価に基づいて、術後に追加治療が必要か否かが決められます。術後再発リスクと術後治療についてはQ27をご覧ください。

妊娠を希望する患者さんの治療法

画像検査でがんが子宮体部にとどまっていて、筋層浸潤がなく、かつ高分化型類内膜がんであれば、黄体ホルモン療法という妊孕性（にんようせい）（妊娠できる機能）温存療法を受けることも可能です。黄体ホルモン療法についてはQ31をご覧ください。

腹腔鏡手術(ロボット手術)を勧められました。どのような手術でしょうか？

腹腔鏡手術やロボット手術では、お腹に小さな穴を4～5カ所あけ、そこから細長い手術用のカメラや器械を入れて手術を行います。腹腔鏡手術は手術器械を術者が持って操作しますが、ロボット手術では、カメラや手術器械はロボットアームにつながっていて、そのロボットを術者が操作します。腹腔鏡手術やロボット手術は開腹手術に比べて創（きず）が小さく、術後合併症が少ないなど多くのメリットがありますが、対象となる進行期や手術を受けられる施設に制限があります。

解説

腹腔鏡手術やロボット手術の適応

腹腔鏡手術とロボット手術のどちらも、病変が子宮体部に限局した早期の子宮体がんが適応になります。子宮以外の臓器に病変がある場合やリンパ節転移が疑われる場合は、腹腔鏡手術やロボット手術は勧められていません。

腹腔鏡手術の方法

腹腔鏡手術は、おへその周囲から下腹部に数カ所穴をあけて、そこにトロカーという筒を入れます（**図1**）。そこからCO_2（炭酸ガス）を送り込みお腹を膨らませた（気腹）後に、カメラでお腹の中の情報をモニターに映します。手術を行う医師は、このモニターを見ながらトロカーから入れた鉗子（組織などを挟む細長い手術器具）などを操作して手術を行います。

図1 トロカーの挿入位置例

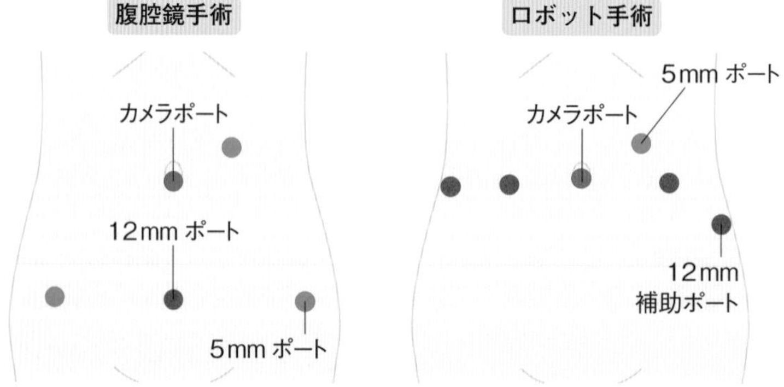

腹腔鏡手術のメリット

創（きず）が小さいことによる美容上のメリットがあるほか、術後の痛みが軽減され、離床が円滑に進み、開腹手術よりも早い体力の回復が図られるという最大のメリットがあります。このおかげで、入院日数が短縮できることが期待されています。

開腹手術と腹腔鏡手術を比較した海外の研究でも、手術時間は開腹手術と比較して長くなるというデメリットはありますが、術中の出血量、入院期間、術後早期（4～6週）のQOL（生活の質）は腹腔鏡手術が優れているとされています。また、開腹手術に比べて腹腔鏡手術は、腸閉塞などの術後合併症が少ないという結果も報告されています。

手術を行う医師、看護師、麻酔科医などが同じ映像を共有しながら手術を行うことができることもメリットのひとつと言えます。

腹腔鏡手術のデメリット

腹腔鏡手術はカメラを通して拡大した視野を得ることができますが、開腹手術のときのように術者が直接手で触れて病巣の有無を調べたり、お腹全体の広い範囲を一目で観察することができません。また、お腹を膨らませた炭酸ガスは、手術中にトロカーの挿入部分の隙間からも多少漏れますので、そのガスの流れにがん細胞がのってトロカーを挿入した創の部分にがんが転移したり（トロカー挿入部転移）、手術中に子宮を保持したり動かしたりする装置（子宮マニピュレーター）を使用することによってお腹の中にがん細胞が散布されてしまう危険性があります。腹腔鏡手術と開腹手術での比較では、子宮体がんの再発率や死亡率に差はないとされていますが、手術方法の違いによる合併症やその対策について十分な説明を受けてから手術方法を決定しましょう。

腹腔鏡手術を行うことができる施設基準

子宮体がんの腹腔鏡手術に関しては、厚生労働省により施設基準が設けられています。子宮体がんの治療や腹腔鏡手術に十分な経験のある常勤の医師が必要なことは言うまでもなく、緊急手術に対応できる施設や人員が配備されていることなども必要とされています。

また、手術は「手術手技に十分に習熟した婦人科腫瘍専門医により、あるいは内視鏡技術認定医と婦人科腫瘍専門医の協力体制の下で、保険適用および関係学会の指針に基づいて実施すべき」とされています。

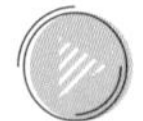

腹腔鏡手術から開腹手術に移行する可能性

腹腔鏡手術は限られた鉗子操作で手術を行うため、手術中の出血の量や部位によっては、出血を制御できずに開腹手術に移行する可能性があります。手術中に術前の予想以上に進行している状態であることが明らかになった場合や、癒着（ゆちゃく）により腹腔鏡での手術が困難な場合は、開腹手術に移行することがあります。ただし、途中から開腹手術に移行したとしても、最初から開腹手術を行った場合に比べて特別な不利益はないと言われています。

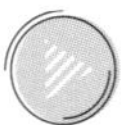 ロボット手術とは

婦人科領域のロボット手術は、2000年にインテュイティブ・サージカル社の「ダ・ヴィンチ®」という手術用ロボットを用いた手術が米国で認可されました。日本においては、2012年に前立腺がんに対しロボット手術が保険適用となり、婦人科領域では、子宮体がんに対して2018年4月に保険適用となりました。現在は、子宮体がんⅠA期相当のがんにおいて、子宮および両側付属器の摘出術、骨盤リンパ節郭清（かくせい）までが保険適用となっています。

ロボット手術は腹腔鏡手術と同様に、腹部にロボット用と補助鉗子用のトロカーを数カ所挿入し（**図1**）、CO_2（炭酸ガス）でお腹を膨らませて（気腹）行います。術者は同じ手術室内にあるサージョンコンソールを操作することで（**図2**）、ロボット機器（ペイシェントカート）を動かして手術を行います（**図3**）。

ロボット手術のメリットとして、腹腔鏡手術と同様に、開腹手術と比べて創部が小さく美容上優れていることや、手術中の出血量が少なく、術後の回復が早いこと、入院日数が短いこと、周術期合併症が少ないことがあげられます。腹腔鏡手術と比べた場合でも、❶手術器械の先端が手首のように自由に曲がる機能があるため、より繊細な操作ができる、❷手振れが補正され、より安定した操作ができる、といったメリットがあります。このため今後、ロボット手術で子宮体がんの手術を行

図2 サージョンコンソール

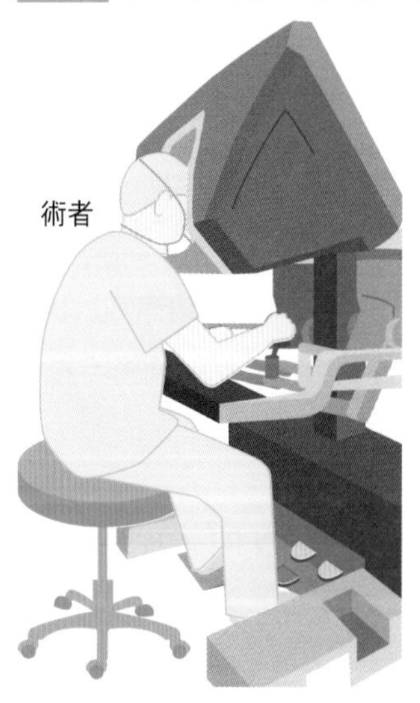

図3 ペイシェントカート

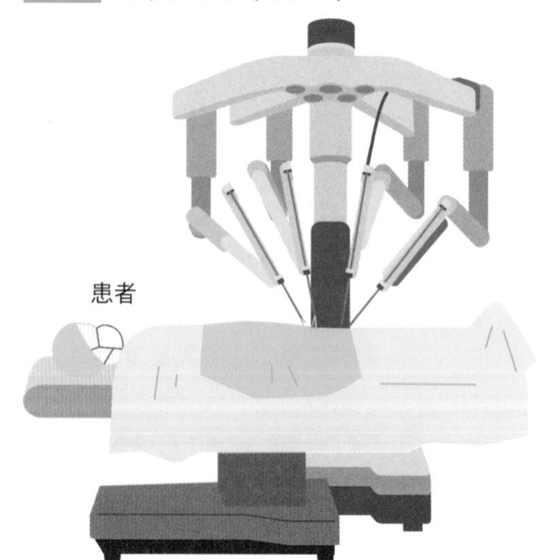

う機会が増加してくることが予想されます。

ロボット手術を行うには、厚生労働省により施設基準が設けられています。また、実施にあたっては、ロボット手術に習熟した日本婦人科腫瘍学会婦人科腫瘍専門医を加えたチームまたは指導体制により術式の決定および手術を行うのが望ましい、とされています。

子宮体がん

Q24 手術をするときは、リンパ節を取り除くのでしょうか？

手術後に行う正確な進行期の決定（手術進行期分類）のために、リンパ節を取り除いて（郭清（かくせい）して）います。ただし、一部のがんでは、リンパ節郭清が省略されることもあります。

解説 正確な進行期の決定のために

子宮体がんの手術では、骨盤内や腹部大動脈周囲（傍大動脈（ぼうだいどうみゃく））のリンパ節を取り除く（郭清する）場合があります。リンパ節は小さな豆のような形で、全身に存在しています（図1）。リンパ節は感染に対して戦う細胞を増やし、貯蔵しますが、そのリンパ節の中にがん細胞が入り込むことがあります（リンパ節転移）。そのた

図1 子宮体がん治療に関係するリンパ節と名称
（このリンパ節と名称は、子宮頸がん、卵巣がんにも概ね共通です）

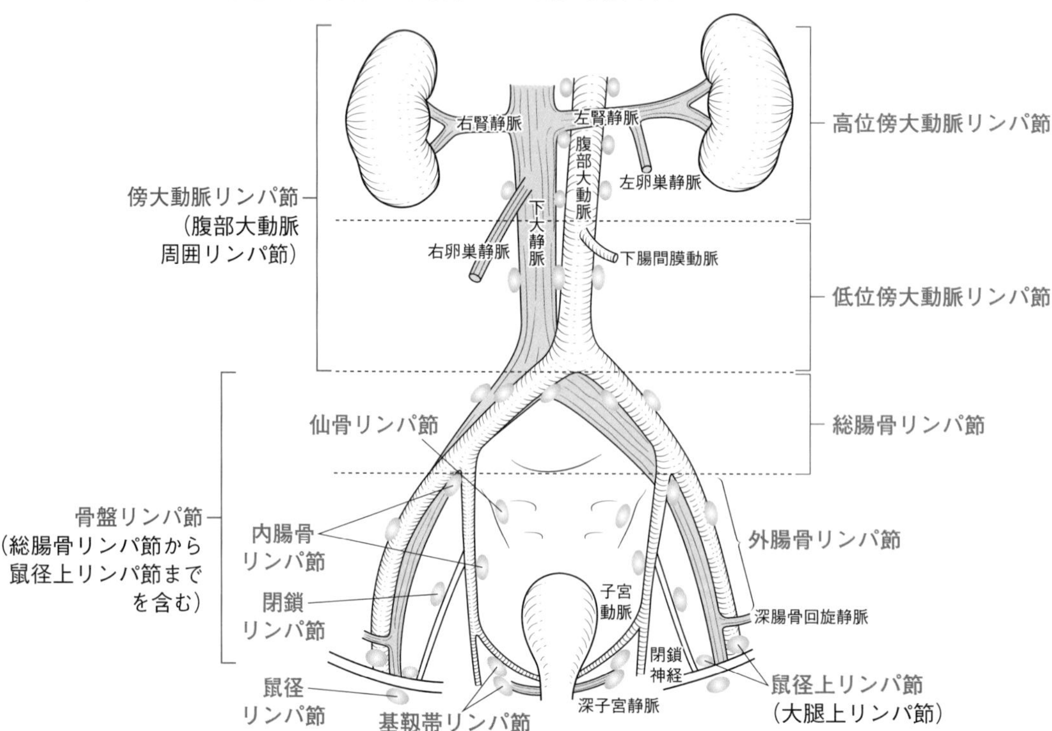

め、骨盤内や傍大動脈のリンパ節を郭清し、リンパ節転移の有無を確認する必要があります。子宮体がんでは術後に進行期を決定する手術進行期（**Q21**参照）が採用されています。リンパ節転移があった場合となかった場合で手術進行期が異なるため、正確な進行期の決定にはリンパ節郭清が必要です。

しかし、リンパ節を郭清することにより患者さんの予後（治癒の見込み）が改善するか否かについては賛否両論があり、まだはっきりとはわかっていないのが現状です。そこで、現時点でのリンパ節郭清は、手術後に行う正確な進行期の決定を主な目的としています。そして、その結果によって適切な術後の治療法を選択することが可能となります。

リンパ節郭清の省略が可能かもしれない子宮体がん

子宮体がんの約80%は、類内膜がんというタイプです。類内膜がんは高分化型（G1）、中分化型（G2）、低分化型（G3）に分類されます。以下をすべて満たす場合には再発リスクが低いことが示されており、リンパ節郭清を省略できる可能性があります。

- 類内膜がんの高分化型（G1）または中分化型（G2）
- 腫瘍が子宮筋層の1/2まで達していない
- 腫瘍が子宮頸部間質に達していない
- 子宮以外に病変を認めない

リンパ節郭清の合併症と後遺症

リンパ節郭清の術中の合併症として出血、深部静脈血栓症（下肢の静脈のうっ滞から起こる血栓）、稀に肺塞栓症などが起こることがあり、輸血が必要になることもあります。術後の後遺症としては一般に、下肢のリンパ浮腫（5～15%に発症）やリンパ管炎、リンパ嚢胞があります。また、傍大動脈リンパ節の郭清を行った場合は腸閉塞（イレウス）などが起こりやすいとされています。リンパ浮腫と腸閉塞は、それぞれ正しい知識に基づいた患者さんの日常的なセルフケアと、食事などの生活上の注意で軽減することができます（**Q58**、**Q60**参照）。

手術で卵巣を残したいのですが、可能でしょうか？

手術後に正確な進行期（手術進行期）を決定するために、両側付属器（卵巣および卵管）を摘出することが原則です。ある条件を満たした患者さんでは、卵巣を残せる可能性がありますが、その危険性を十分に理解したうえで慎重に考えてください。

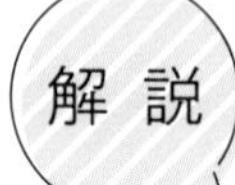

子宮体がんは、術後に進行期を決定する手術進行期分類（Q21参照）が採用されています。卵巣や卵管に転移があった場合と、なかった場合で手術進行期が異なるため、正確な進行期の決定には両側付属器（卵巣および卵管）を摘出する必要があります。

しかし、卵巣は女性ホルモンを分泌しており、閉経前に卵巣を摘出すると女性ホルモンが欠落し、心身に様々な悪影響を及ぼします（Q59参照）。若い人にも子宮体がんが増加しているため、卵巣を残せるかどうかは大切な問題です。

子宮体がんの手術において卵巣を残す場合に問題となることは、

- 子宮体がんが卵巣へ転移している可能性
- 子宮体がんとは別に卵巣がんが発生している可能性（子宮体がんと卵巣がんの重複）

の2点です。

いずれの場合も手術前の画像検査〔超音波断層法検査（エコー検査）、CT検査、MRI検査など〕では卵巣の異常を見つけられない場合が多いのです。また、手術中に卵巣の一部を切除して卵巣に転移があるかないかを確認する診断法（卵巣楔状（けつじょう）切除）も、その診断精度は十分ではなく、有用性は証明されていません。

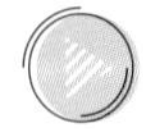

子宮体がんの卵巣への転移について

子宮体がんの卵巣への転移に関して以下のような報告があります。

- 手術前の画像検査で子宮体がんⅠ期、Ⅱ期（Q21参照）と推定された場合、卵巣への転移を認める割合はそれぞれ5%、17～20%でした。
- 年齢が45歳以下と46歳以上で、卵巣への転移を認める割合に明らかな差はありませんでした。

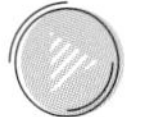

子宮体がんと卵巣がんの重複がんについて

子宮体がんと卵巣がんの重複の頻度については、以下のような報告があります。

- 40歳以下の類内膜(るいないまく)がんでは、非常に高い頻度で卵巣がんを合併していました。
- 45歳以下の子宮体がんでは29%、閉経前の子宮体がんでは22%に卵巣がんの合併を認めました。
- 日本では子宮体がんと卵巣がんとの重複の頻度は2～10%でした（年齢別の調査は行われていません）。
- 最近の報告では、子宮体がんと卵巣がんとの重複の頻度は、40歳未満では4.5%、40歳以上では3.7%でした。

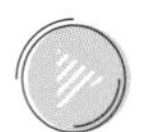

子宮体がんで卵巣を温存した場合の影響について

子宮体がんで卵巣を温存した場合の影響については、以下のような報告があります。

- 45歳以下の子宮体がんⅠ期（**Q21**参照）では、卵巣を温存した場合と卵巣を摘出した場合で、生存率に明らかな差がありませんでした。
- 40歳以下の筋層浸潤(しんじゅん)のない類内膜がんグレード1（G1）（**Q20**参照）では、卵巣を温存した場合でも、がんに関連する死亡例はありませんでした。

以上を踏まえて、『子宮体がん治療ガイドライン』（2023年版）では「類内膜がんグレード1（G1）で術前にⅠA期と推定される若年患者で卵巣温存の強い希望がある場合には、危険性を十分に説明したうえで温存を提案する」としています。すなわち、悪性度が低く早期の若い子宮体がんでは、卵巣を温存した場合でも生存率に影響を与える可能性は低いと考えられますが、子宮体がんの卵巣への転移や子宮体がんと卵巣がんの重複の危険性を十分に理解したうえで、慎重に考える必要があります。

がんが子宮体部にとどまっているようだということです。手術ではなく、放射線治療ではだめでしょうか？

子宮体がんでは、日本でも海外でも手術が治療法の第一選択です。手術が可能である限りは、手術を受けることが第一に推奨されます。何らかの理由で手術ができない場合には、代替治療として放射線治療が検討されることがあります。

子宮体がんの進行期は、手術による所見をもとに「手術進行期分類」で決定されるのが基本です（**Q21**参照）。しかし、実際には手術前にある程度、進行期を想定する必要があります。このため、“手術前の諸検査で手術進行期がX期と推定される病状”を“術前推定X期”と表現して説明します。

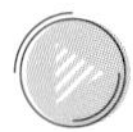 放射線治療が行われる場合

子宮体がんは、子宮頸部の扁平上皮（へんぺいじょうひ）がんに比べると、放射線に対する感受性が低い（効きにくい）とされています。手術が可能であれば、どの進行期であっても、治療法の第一選択は手術療法になります。治療技術の進歩により、様々ながんに対して精度の高い放射線治療が少ない侵襲（しんしゅう）（体への悪い影響）で行えるようになりましたが、手術が可能な子宮体がんに対する初回の治療として放射線治療を第一選択にすることはありません。

「がんが子宮体部にとどまっているようだ」という状態は、術前推定Ⅰ期に相当します。子宮の奥に発生する子宮体がんは正確な進行期を決めるのが難しいため、まず相当する進行期を推定し、それに基づいて術式を選択し、手術後に最終的な分類（手術進行期分類）を行い、その後の治療方針を決めていきます。

しかし何らかの理由で手術を受けられない場合には、代替治療として放射線治療が検討されることがあります。最初の治療で、手術をしないで放射線治療が行われる場合としては、

❶がんが子宮外の広い範囲に進展している患者さん
❷重篤（じゅうとく）な合併症（がっぺいしょう）、高齢、肥満などのため手術ができない患者さん
❸手術を拒否した患者さん

などが考えられます。

しかし実際には、❶の手術で治すことが難しいような進行したがんでも、可能な

限り手術をして腫瘍の減量（腫瘍減量術）を行う傾向にあります。それでも手術が不可能な場合には、症状緩和を目的とした放射線治療が検討されます。がんが子宮体部にとどまっている状況であれば、標準的な手術（86ページ参照）により90%以上の5年生存率を得ることができるため、❷の高齢や合併症などで手術ができない患者さんのみが、放射線治療の対象となります。

なお、放射線治療は初回治療以外でも、手術後の再発予防あるいは再発した患者さんに対して行われる場合があります（102ページ参照）。

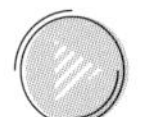

術前推定Ⅰ期に対する放射線治療

子宮体がんに対する治癒を目的とした放射線治療（根治的放射線治療）は通常、体の外から放射線を照射する「外部照射」と、子宮の中から直接がんに放射線を照射する「腔内照射」の組み合わせで行われます。必ずしも入院する必要はなく、通院して治療を受けられます。

術前推定Ⅰ期の早期がんでは腔内照射が主体となり、それ以上に進行したがんでは外部照射が主体となります。術前推定Ⅰ期を対象とした従来の研究によれば、放射線治療の治療成績は手術の治療成績を下回るとされてきました。しかし、放射線治療を受けた患者さんには、高齢や重い合併症のため手術を受けられなかった方が多く、手術の治療成績と比較するのは難しいです。最近では放射線治療、特に腔内照射の進歩によって、90%を上回る局所制御率（治療後に子宮からがんの再発がない割合）が報告されています。

子宮体がんに対する放射線治療の方法について、米国の放射線腫瘍医によるガイドラインが示されており、通常、外部照射と腔内照射の組み合わせで行われます。子宮筋層浸潤が1/2未満で腫瘍の大きさが2cm以下の術前推定ⅠA期であれば、外部照射を省略し腔内照射単独での治療を行うこともあります。

外部照射

外部照射は、主として「リニアック」という治療装置を用いて骨盤全体への照射が行われます。1日1回1.8～2グレイ（放射線の量）を約10分、週5回法で総線量45～50グレイを5週間程度で照射します。

腔内照射

子宮腔内に放射線治療器具を留置して照射する方法が一般的です。外部照射に続いて計3回程度の腔内照射を行います。外部照射を併用しない場合には、腔内照射の回数あるいは線量を増やします。腔内照射では、新たな治療技術として、CTやMRIの画像検査情報を用いて病変部に適切な線量を投与し、がんの消失を図る「画像誘導小線源治療」（image-guided brachytherapy：IGBT）が急速に普及してきています。

手術でがんは取りきれたのに、追加治療が必要と言われました。どういうことなのでしょうか？

手術の後に病理組織検査を行い、術後にがんが再発しやすいかどうかの再発リスクを調べます。「低リスク群」なら追加の治療は必要ありません。手術で完全にがんが取り除かれた場合でも、「中リスク群」や「高リスク群」では、再発の危険度を下げるために、化学療法（抗がん剤治療）や放射線治療が、患者さんの状態にあわせて選択されます。

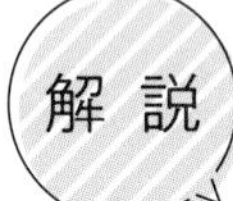

術後再発リスクの評価

子宮体がんで最も大切な治療は手術療法です。手術前の検査で進行期を推定して手術を行い、術後病理組織検査に基づいて手術進行期を決定します。**表1**、**図1**にある基準に基づいて評価し、再発リスクの程度を「低リスク群」、「中リスク群」、「高リスク群」に分類します。これらの再発リスクに応じて術後の治療方法が分けられます。リスク分類に出てくる単語は専門用語が多いため、解説します。

- 組織型…がんの顔つきを示します。全体の約80％が類内膜がんです。その他、漿液性がん、明細胞がん、未分化がんなどがあり、これらは再発しやすく、この組織型であるだけで「中リスク群」以上に入ります。
- 分化度…がんの悪性度を示します。高分化型（グレード1：G1）、中分化型（G2）、低分化型（G3）に分けられ、低分化型が最も悪性度が高く「中リスク群」以上に入ります。
- 浸潤…周囲の組織にがんが広がり増殖していくことです。子宮内膜より発生したがんが子宮筋層、子宮頸部、子宮付属器（卵巣、卵管）、子宮漿膜（子宮の外側をおおう膜）・基靭帯、腟壁、膀胱・直腸へと浸潤していきます。浸潤が広がるほど再発リスクは高くなります（84ページ・**図1**参照）。
- 脈管侵襲…血管やリンパ管内にがんが入り込むことです。脈管侵襲があれば（脈管侵襲陽性）、「中リスク群」となります。
- 腹腔洗浄細胞診…腹腔は胃や腸などの内臓や子宮が入っている空間で、ここにがん細胞がある（陽性）か否かを調べる検査です。陽性ならば、再発リスクが高くなるという意見もあります。
- 腹腔内播種…肉眼でがんの塊が確認できる大きさになり、種がばらまかれたように散らばっていることです。この状態は「高リスク群」に入ります。

表1 子宮体がんの術後再発リスク分類

低リスク群	• 組織型が類内膜がんで、分化度がG1（高分化型）あるいはG2（中分化型）で、筋層浸潤が1/2未満 • 子宮頸部への浸潤なし • 脈管侵襲なし • 遠隔転移なし
中リスク群	• 組織型が類内膜がんで、分化度がG1（高分化型）あるいはG2（中分化型）で、筋層浸潤が1/2以上 • 組織型が類内膜がんで、分化度がG3（低分化型）で、筋層浸潤が1/2未満 • 組織型が漿液性がん、明細胞がんで筋層浸潤なし • 子宮頸部への浸潤なし • 脈管侵襲あり • 遠隔転移なし
高リスク群	• 組織型が類内膜がんで、分化度がG3（低分化型）で、筋層浸潤が1/2以上 • 組織型が漿液性がん、明細胞がんで筋層浸潤あり • 子宮付属器・漿膜・基靭帯への進展あり • 子宮頸部への浸潤あり • 腟壁への浸潤あり • 骨盤内あるいは傍大動脈リンパ節への転移あり • 膀胱・直腸への浸潤あり • 腹腔内播種あり • 遠隔転移あり

注）腹水細胞診/腹腔洗浄細胞診の陽性例については予後不良因子との意見もあります。
日本婦人科腫瘍学会編『子宮体がん治療ガイドライン2023年版』金原出版、2023より作成

図1 子宮体がんの術後再発リスク分類

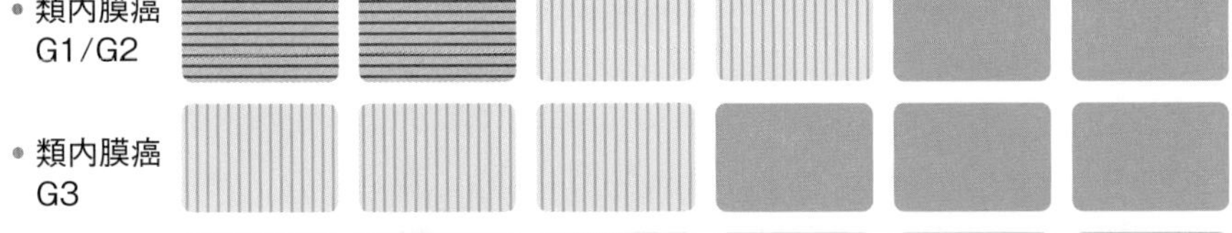

*付属器、腟壁、基靭帯、リンパ節、膀胱、直腸、腹腔内・遠隔転移（子宮漿膜進展含む）
注）腹水細胞診/腹腔洗浄細胞診陽性については予後不良因子との意見もあります。
日本婦人科腫瘍学会編『子宮体がん治療ガイドライン2023年版』金原出版、2023より

- 転移…がんが発生した場所から血液やリンパ液の流れにのって遠く離れた場所に移動し、生着・増殖すること。骨盤リンパ節転移や傍大動脈リンパ節転移、肝臓や肺への遠隔転移は「高リスク群」となります。

術後の治療法

術後の治療では、化学療法（抗がん剤治療）や放射線治療が単独あるいは併用で行われます。術後治療は、どこに再発しやすいのか、再発リスクがどの項目に当てはまるのか、また、患者さんの状態は追加治療に耐えられるか、などを十分に評価したうえで選択されます。

一般に「低リスク群」の場合は、追加治療は行わずに外来で各種の検査を行いながら慎重に経過観察し、早期発見を目指します。再発すると完全に治すことは容易ではありませんが、腫瘍が小さいうちに発見できれば良い治療成績が得られる可能性があります。定期的に通院することが必要です。

化学療法

「中リスク群」「高リスク群」の場合に、化学療法（抗がん剤）が選択されます。化学療法は増殖が盛んながん細胞に対して治療効果を発揮しますが、正常な細胞（特に血液を構成する細胞）にも影響を及ぼすため、副作用が出現します。吐き気、嘔吐、脱毛、全身倦怠感、しびれなどの神経症状のほか、骨髄抑制（白血球、赤血球などが減少し、感染しやすい状態や出血しやすい状態、または貧血になること）があります。副作用を少なくし、安全に化学療法を行うために制吐薬（吐き気止め）を併用したり、必要に応じて白血球減少を抑える注射薬を投与することがあります。

抗がん剤には様々な種類があります。子宮体がんの術後治療に効果があるとされている薬剤の組み合わせは、AP療法（アドリアマイシン＋シスプラチン）またはTC療法（パクリタキセル＋カルボプラチン）があります。どちらかを3週間ごと、3～6回投与します。

放射線治療

術後の放射線治療も「中リスク群」「高リスク群」の選択肢となります。

放射線治療は高エネルギーX線やガンマ線、粒子線を用いて、がん細胞のDNAにダメージを与え死滅させる治療法です。放射線を照射する方法としては、体外から放射線をあてる「外部照射」と、体内もしくは体腔内に装置を置いて照射する「腔内照射」があります。

この「外部照射」と「腔内照射」を組み合わせた術後放射線治療は、欧米では広く一般的に行われる治療ですが、骨盤内再発などの局所再発を抑える効果はあるものの、生存期間を延長させる効果はないとされています。欧米とは異なり日本では、腟壁を十分に切除し、骨盤リンパ郭清（対象となる範囲内のリンパ節をすべて摘出すること）を行う割合が高いため、局所治療を目的とした放射線治療が行われる頻度は多くありません。

通常、放射線治療は術後1～2カ月後から開始され、通院で行うことも可能です。全骨盤照射が単独で行われることが多く、総治療期間は通常5週間程度です。

放射線治療を受けた場合、治療終了後しばらく経ってから副作用が出ることがあるので注意が必要です。骨盤リンパ節郭清後に全骨盤外部照射を行った場合には、腸閉塞（イレウス）、慢性の下痢、直腸炎、瘻孔（腸管、膀胱・尿管や腟などの臓器が穴でつながってしまうこと）の形成、腟の狭窄（狭くなること）、リンパ浮腫（お腹周りや足のむくみ）などの副作用が、化学療法を行った場合よりも多く出現します。これらの症状を自覚したら、その対処方法について担当医に相談しましょう。

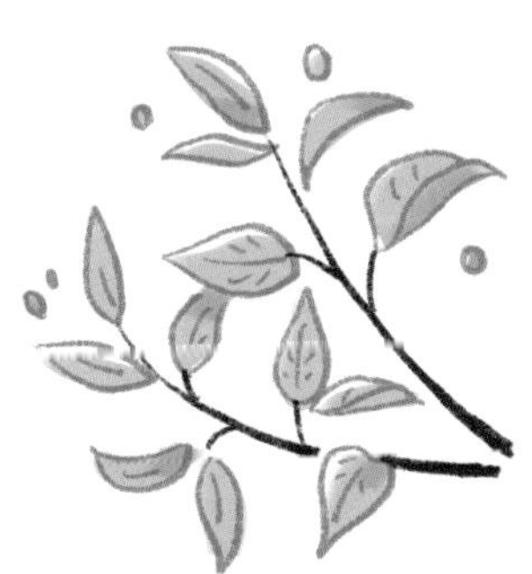

治療が終わってから、どのくらい病院に通わないといけませんか？また、治療後にはどのような検査がありますか？

治療終了後5年間程度の通院を行うのが一般的です。病状によっては6年目以降の通院が必要なことがあります。通常の検査として、内診、直腸診、腟断端（ちつだんたん）細胞診、経腟（けいちつ）超音波断層法検査（エコー検査）、血液検査での腫瘍マーカー測定、胸部X（エックス）線などを組み合わせて行われます。再発を疑う時や再発リスクが高い人には、CT、MRI、PET（ペット）-CTを追加することがあります。

解説

治療後の経過観察の目的は再発の早期発見、早期治療ですが、十分な根拠（エビデンス）に基づいた通院の期間や間隔、検査項目についての基準はいまだ確立されていません。そこで現在、一般的に行われている経過観察の期間、間隔と検査項目について紹介します。がんが再発すると治癒することが難しくなりますが、再発がんが小さいうちに発見できれば治療成績が良くなりますので、定期的な通院にて経過観察することが重要です。

経過観察の期間と間隔

経過観察の期間としては、わが国では再発の約90％が2年以内に発生しているとの報告がありますので、治療後2～3年は比較的短い間隔で慎重な観察が必要です。5年を経過しても再発することがありますので、5年以上の経過観察が勧められる場合もあります。

長期間の経過観察により予後を改善できるかどうかはまだ明らかではありませんが、患者さん側はそのつど異常のないことを確認することができるので、患者さんの心理的安心感につながる利点は大きいと考えられます。

したがって、経過観察の間隔は治療後、

- 1～3年目 → 3～6カ月ごとに1回
- 4～5年目 → 6カ月ごとに1回

くらいを目安として行います。

表1 子宮体がん治療後の再発・転移を早期に発見するための検査

診察		内診、直腸診、表在リンパ節の触診
病理学的検査		腟断端細胞診
血液検査	血算	白血球数、赤血球数、血小板数、ヘモグロビン
	生化学	CRP、尿素窒素、クレアチニン、AST、ALT、LDHなど
	腫瘍マーカー	CA125、CA19-9など
画像検査		胸部 X 線、経腟超音波断層法検査、CT、MRI、PET-CT

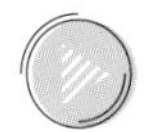

経過観察中に行われる検査項目

経過観察中の診察は、内診、直腸診、腟断端細胞診、経腟超音波断層法検査、腫瘍マーカー測定、胸部X線、CTなどを組み合わせて行われます（**表1**）。

欧米では、定期的な経過観察による再発の診断率よりも、患者さんが自覚症状を主訴に病院を受診して再発と診断された割合のほうが高く、経済的な側面から定期的な経過観察の必要性を問題視する論文が多くみられます。その一方、最近では定期的な経過観察は有用であるとの論文もみられ、経過観察の意義については意見が一致していないのが現状です。

こうした現状のなかで、手術後の病理組織学的な検索結果が集められ、術後の様々な再発の危険因子（リスク）が明確になってきました。『子宮体がん治療ガイドライン』（2023年版）では、これらを「低リスク群」「中リスク群」「高リスク群」に分類し、術後治療の必要性の有無や治療法の選択の基準としています（**Q27**参照）。また、術後に再発しやすい場所も明らかになっており、腟断端、骨盤内、腹腔内、遠隔転移などがあります。

したがって、このような再発のリスクと再発部位を考慮に入れた経過観察を進めていくことが必要となります。たとえば、術後治療を行わずに経過観察だけで済む低リスク群の患者さんは、再発のリスクは小さいと考えられ、術後治療を行った中リスク群・高リスク群の患者さんに比べて、検査方法や通院回数も負担の少ないものでよいと考えられます。先に述べたように、現状ではどの検査法がよいかについてはまだ確立されていないため、担当医とよく相談して、どのように経過観察を進めていくかを決めていくのがよいでしょう。

婦人科的診察

経過観察の基本となるのは、丁寧な問診と内診です。内診では腟内から骨盤内の状態を調べます。欧米の文献を含めた検討では、再発した患者さんのうち30～65％が骨盤内に再発しており、内診を定期的に行うことは有用であると考えられ、『子宮体がん治療ガイドライン』（2023年版）でも、行うように勧められています。

また直腸診は、骨盤内、特に腟断端周囲の再発の診断には有効で、内診と同様に行われることが少なくありません。

病理学的検査

腟断端細胞診は腟断端再発の早期補助診断として有用な場合が多く、適宜行われています。腟断端細胞診で異常を指摘されたときには、コルポスコープ（腟拡大鏡）などを併用して病変の検索を行い、生検（組織診：生検用具やメスで採取する）が必要となります。

血液検査

腫瘍マーカーとは、腫瘍細胞がつくる物質のことです。体内にがん細胞ができると、健康なときにはほとんどみられない、その腫瘍に特有な物質が大量につくられて血液中に出現してきます。子宮体がんの代表的な腫瘍マーカーにはCA125とCA19-9があります。

これらの腫瘍マーカーの数値が術前に高ければ、術後の経過観察において再上昇を認めたときに再発を疑う根拠となります。また、術前に腫瘍マーカーの上昇がみられない場合でも、CA125を定期的に測定することにより、再発および転移の早期発見につながるとの報告もあります。しかし、CA125値の上昇を認め再発と判断し、早めに治療を開始した場合と、明らかな再発を認めてから治療を始めた場合とでは、現在の治療法では治療効果にあまり差がないとする報告もあります。

その他の血液検査としては、白血球や赤血球を測定する血算や、肝酵素や腎機能を確認する生化学検査も行われます。貧血の進行やCRP（C反応性タンパク）の上昇は、再発・転移の徴候として現れることがあります。また、転移が腎障害や肝障害を起こし、生化学検査に反映されることもあります。

画像検査

胸部X線検査については、文献的には胸部の再発は5～23％であり、再発のスクリーニング検査（ふるい分け検査）として有用であると考えられています。しかし、症状のない再発病変が定期的な胸部X線検査で発見される確率にはばらつきがあり、その有効性が確立されているわけではありません。年に1回程度の検査が望ましいと考えられています。

画像診断は近年急速に進歩しています。その中でも経腟または経腹超音波断層法検査は、外来診療で診察時に簡便に行うことができるため汎用されています。

そのほかにCT、MRI、PET-CTなどがあります。これらは主に、再発が強く疑われるときや、再発の危険性が高い患者さんに対して行われます。CTは短時間に比較的広い範囲の撮影が可能であるため、骨盤リンパ節や傍大動脈リンパ節をはじめとする転移巣の検出、再発の有無を検索するには有用であると考えられています。PET-CTは糖代謝(とうたいしゃ)の状態を画像として捉える診断法であり、がん細胞は糖の取り込みが活発な性質があるため、再発が疑われた場合には有用な検査方法です。しかし、これらの画像検査は、微小な遠隔転移巣についての診断精度には問題があります。画像による転移や再発の診断は、それだけで絶対的なものではなく、そのほかの検査結果や臨床症状などを考え合わせて総合的に判断していくべきでしょう。

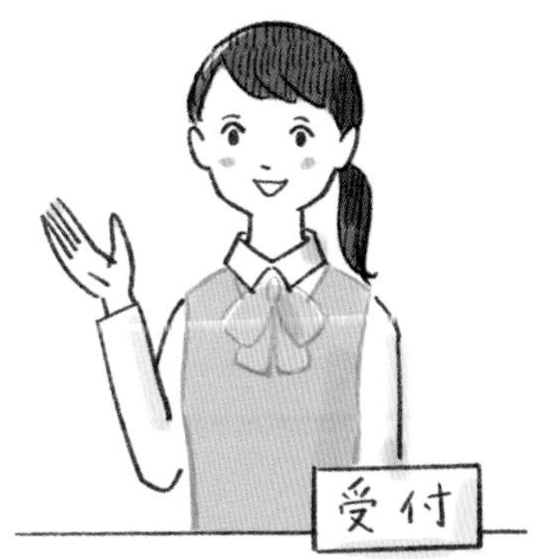

がんが子宮の外まで広がっているようだということです。どのような治療法がありますか？

がんが子宮の外に広がっている場合でも、手術療法が基本です。手術が不可能な場合には、放射線治療や化学療法（抗がん剤治療）、黄体ホルモン療法が、患者さんの状態に応じて単独、あるいは併用して行われることになります。

子宮体がんの進行期は、手術による所見をもとに「手術進行期分類」で決定されるのが基本です（Q21参照）。しかし、実際には手術前にある程度、進行期を想定する必要があります。このため、“手術前の諸検査で手術進行期がX期と推定される病状”を“術前推定X期”と表現して説明します。

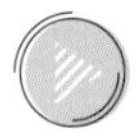

がんの広がり方と進行度

「がんが子宮の外に広がっているようだ」という状態は、術前の推定進行期でⅢ期あるいはⅣ期にあたります。術前推定Ⅲ期の診断は難しく、手術で初めて子宮の外にまで広がっているか否かがわかることも少なくありません。体がん組織が子宮の筋層の壁を全部貫（つらぬ）いて子宮の外側まで達していたり卵巣に転移していれば手術進行期ⅢA期、腟または子宮の周辺の組織へ浸潤（しんじゅん）（入り込むこと）していればⅢB期、子宮周囲の骨盤リンパ節に転移していればⅢC1期、骨盤リンパ節の頭側に位置する傍大動脈（ぼうだいどうみゃく）リンパ節に転移していればⅢC2期に分類されます（83～84ページ参照）。一方、術前推定Ⅳ期は、開腹しなくても手術前の検査で子宮外への広がりが診断できます。術前に膀胱（ぼうこう）や直腸への浸潤がみられる場合はⅣA期、画像所見で肝臓や肺などに転移がみられればⅣB期となります。

表1に、術前推定Ⅲ期とⅣ期の治療法を示します。それぞれの進行期を推定する所見により、手術療法をはじめ、様々な治療法が患者さんの状態に応じて選択されます。

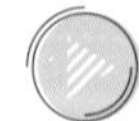

術前推定Ⅲ期の治療法

前述したように、実際に見てみないとがんの広がりが正確にわからないため、術前推定Ⅲ期に対しても、まずは手術を行うことになります。手術の術式は子宮全摘出術（しきゅうぜんてきしゅつじゅつ）（単純（たんじゅん）子宮全摘出術、準広汎（じゅんこうはん）子宮全摘出術、広汎（こうはん）子宮全摘出術）（86ペー

表1 子宮体がんの術前推定Ⅲ期とⅣ期の治療法

<table>
<tr><th>病変（対応する進行期）</th><th colspan="2">初回治療</th><th>追加治療</th></tr>
<tr><td rowspan="2">〈腹腔内病巣〉
• 大網転移（ⅣB）
• 腹膜転移（ⅣB）
〈子宮外骨盤内病巣〉
• 付属器転移（ⅢA）
• 腟浸潤（ⅢB）
• 膀胱浸潤（ⅣA）
• 腸管粘膜までの浸潤（ⅣA）
〈リンパ節病巣〉
• 骨盤リンパ節転移（ⅢC1）
• 傍大動脈リンパ節転移（ⅢC2）</td><td>手術可能</td><td>〈病巣に応じて以下を組み合わせる〉
• 子宮全摘出術＋両側付属器摘出術＋リンパ節郭清
• 腫瘍減量術
• 大網切除術</td><td>化学療法
放射線治療</td></tr>
<tr><td>手術不可能</td><td colspan="2">〈病巣に応じて以下を組み合わせる〉
• 化学療法
• 放射線治療
• 黄体ホルモン療法
• ベストサポーティブケア</td></tr>
<tr><td>〈腹腔外遠隔転移〉
• 他臓器（肝・肺など）転移（ⅣB）
• 鼠径リンパ節転移（ⅣB）</td><td colspan="3">〈病巣に応じて以下を組み合わせる〉
• 化学療法
• 放射線治療
• 黄体ホルモン療法
• 単純子宮全摘出術＋両側付属器摘出術＋転移病巣の摘出術（子宮からの出血を回避するために行うことがある）</td></tr>
</table>

日本婦人科腫瘍学会編『子宮体がん治療ガイドライン2023年版』金原出版、2023より作成

ジ参照）が状況に応じて行われます。さらに両側付属器（卵巣・卵管）摘出術やリンパ節の郭清（対象となる範囲内のリンパ節を系統的にすべて摘出すること）あるいは生検（転移が疑われるリンパ節を病理組織検査用に切除すること）などを行います。リンパ節には目に見えない小さながんの転移があることが多いため、一緒に切除して手術進行期の診断に役立てます（83ページ参照）。

2021年の日本産科婦人科学会婦人科腫瘍委員会の報告では、Ⅲ期と診断された患者さんの70.2％が、Ⅳ期と診断された患者さんの26.5％が、5年後も生存しています。

手術としては、腫瘍減量術が行われることがあります。開腹してみて、お腹の中に広がっているがんを完全に取りきれないと判断された場合の方法で、子宮を含め、可能な限りがんを取り除きます。また手術を限られた範囲にとどめて抗がん剤による治療をしばらく行い、がんを小さくしてから再度手術を行う場合もあります。

以上の手術を行った後、摘出した標本を詳しく調べて再発のリスクを評価します。術前推定Ⅲ期と想定される子宮体がんでは、通常は中リスク群以上と判定されるリスク因子が見つかります。中リスク群・高リスク群では術後に追加治療（化学療法、放射線治療）が行われます。術後治療については**Q27**をご覧ください。

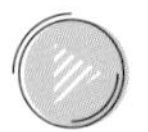

術前推定Ⅳ期の治療法

術前推定Ⅳ期では、手術療法、放射線治療、化学療法（抗がん剤治療）、黄体ホルモン療法が、患者さんの病状や状態、合併症（がっぺいしょう）などに応じて、単独あるいは組み合わせて選択されます。

手術療法

膀胱や腸の粘膜に達する浸潤がみられる術前推定ⅣA期に対しても、日本ではⅢ期と同様に子宮の摘出と、がんを減らすことが可能な場合では腫瘍減量術を行うことが推奨されています。またⅢ期と同様に、手術による切除を限られた範囲にとどめて抗がん剤による治療をしばらく行ってから、改めて再手術を行う場合もあります。

肝臓や肺などへの遠隔転移があるⅣB期でも、子宮の摘出と腫瘍減量術によって残ったがんを1cm未満にすることができれば、予後（治癒の見込み）の改善につながることが知られています。また、腫瘍減量術ができない場合には、出血などの症状を取り除く目的で単純子宮全摘出術が行われることがあります。

しかし、すべての患者さんにおいて手術が可能であるわけではなく、全身状態や年齢などを十分に考慮する必要があります。

放射線治療

欧米では、術前推定ⅣA期に対しては、手術の代わりに放射線治療が広く行われています。一方、日本ではⅣ期でも手術が基本ですが、❶手術が不可能と考えられるほど進行しているがん、❷高齢や合併症などのため手術ができない患者さん、❸手術を望まない患者さんに対しては、初回の治療として放射線治療が行われています。

子宮体がんに対する治癒を目的とした放射線治療（根治的（こんちてき）放射線治療）は通常、体の外から放射線を照射する「外部照射（がいぶしょうしゃ）」と、子宮腔内および腟内にタンデムと呼ばれるアプリケータを留置して照射する「腔内照射（くうないしょうしゃ）」を単独あるいは併用して行います。

Ⅳ期のように進行したがんでは外部照射が主体となり、骨盤全体に照射します。1日1回1.8～2グレイ、週5回法で総線量45～50グレイを5週間程度で照射します。

ただし、子宮体がんの場合は子宮頸がんとは異なり、放射線治療の標準的な治療指針は確立しておらず、どのような患者さんに対して外部照射と腔内照射をどのように組み合わせて治療するかについては、明確な基準がないのが現状です。

また、放射線治療は、症状を和らげることを目的として行われることがあります（緩和的（かんわてき）放射線治療）。この治療は一般に、根治を目的とした患者さんより低い総線量（30～40グレイ程度）を照射します。がんを根絶することはできませんが、患者さんのQOL（生活の質）の向上には有効な方法で、子宮体がんでは、主として骨盤内のがんの進展による出血や痛み、骨転移による痛みなどの緩和を目的として行われます。

化学療法

化学療法（抗がん剤治療）は「全身的治療」とも呼ばれます。薬剤が血流に入って全身をめぐり、子宮外のがん細胞をたたくことができるからです。肝臓や肺などに遠隔転移していて手術を行える状況でないⅣB期の初回治療として行われることがあります。また、腹膜播種（ふくまくはしゅ）（お腹の中にがんが散らばっていること）のあるⅣB期の場合に、あらかじめ病巣を小さくすることによって手術の完遂度を高めるため、手術前に化学療法を行うこともあります。Ⅳ期の場合、手術後にも化学療法が追加されます。

化学療法は、がんを小さくしたり、なくしたりできますが、がん以外の細胞にも薬が影響して副作用が出てしまいます。主な副作用には、吐き気、嘔吐（おうと）、脱毛、手足のしびれなどの感覚障害や運動障害、味覚障害、聴力障害などの神経症状、さらには骨髄抑制（こつずいよくせい）といって、白血球が減少して感染抵抗力（かんせんていこうりょく）が落ちることなどがあります。

よく用いられる抗がん剤として、シスプラチンとアドリアマイシン、最近ではカルボプラチンやパクリタキセル、ドセタキセルも使用されます。アドリアマイシンは別名ドキソルビシンともいいます。実際には、これらの薬剤の併用化学療法が行われています。併用化学療法については、112ページもご覧ください。

黄体ホルモン療法

子宮体がんは、ホルモンに影響を受けるがんです。そこで、がん細胞をたたくはたらきのある黄体ホルモン剤を使った「黄体ホルモン療法」が、手術が不可能なⅣB期の初回治療として行われることがあります。

黄体ホルモン剤は内服できるので便利ですが、黄体ホルモンに感受性のある（黄体ホルモン受容体をもつ）患者さんに対してのみ有効です。また、黄体ホルモン療法による重大な副作用として、血栓症（けっせんしょう）があります。脳梗塞（こうそく）、心筋梗塞、肺塞栓症（そくせん）などを起こすことがあるため、過去に血栓症になったことがある人、ほかのホルモン剤を服用している人など、血栓症を起こすリスクが高い人は黄体ホルモン療法を行うことができません。

黄体ホルモン療法については113ページもご覧ください。

手術で完全に摘出できなかったと言われました。どのような治療法がありますか？

がんの性質や残った場所、大きさ、患者さんの状態などに応じて、通常は化学療法（抗がん剤治療）が行われます。がんが残ってしまった場所によっては放射線治療、がんの性質によっては黄体（おうたい）ホルモン療法も選択肢となります。

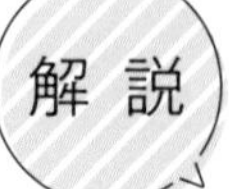

進行がんの治療法の特徴

進行子宮体がんに対して行った手術で「がんを完全に摘出することができなった」場合の治療方針としては、化学療法（抗がん剤治療）や放射線治療、黄体ホルモン療法が選択肢としてあげられます。

残ったがんの場所が骨盤だけにとどまらず広範囲にわたる場合、通常は化学療法が適応となります。一方で、がんが局所にとどまり、放射線照射によりがんのコントロールをしたほうがよいと考えられる場合には放射線治療が適応となります。がんの性質としてホルモン受容体を認める場合や高分化の（タチのよい）がんの場合には、黄体ホルモン療法を行うことがあります。

化学療法

化学療法は、手術で完全に摘出できなかった進行子宮体がんの患者さんや、再発した方に点滴で行われ、一定の効果が期待できます。

子宮体がんに単独投与で効果がある（腫瘍を小さくすることができる：奏効率）と言われている薬剤は、シスプラチン（奏効率20～42％）やカルボプラチン（24～33％）といったプラチナ製剤、アドリアマイシン（17～37％）やエピルビシン（27～36％）といったアントラサイクリン系製剤、さらにパクリタキセル（27～36％）やドセタキセル（21～31％）といったタキサン製剤があります。

これらの薬剤を組み合わせた様々な併用療法について、これまで臨床試験でその効果検証が行われてきました。現在よく行われている主な併用療法は、AP療法（アドリアマイシン＋シスプラチン、3週間ごと）、TC療法（パクリタキセル＋カルボプラチン、3週間ごと）があります。この2つの併用療法に、DP療法（ドセタキセル＋シスプラチン）を加えた臨床試験が日本から報告されました。結果は、3つの併用療法の比較で無増悪生存期間と全生存期間に差を認めませんでした。さらに、いずれの併用療法の副作用も同じ程度であったことから、TC療法とDP療法はAP療法と同程度の治療効果と副作用であることがわかりました。

このことから、手術で残存病変（取りきれなかった腫瘍）のある患者さんに対しては、患者さんの状態を十分に評価したうえで、標準治療であるAP療法や他のがんでも広く使用されているTC療法、あるいはDP療法が有効であるとされています。

放射線治療

進行あるいは再発した子宮体がんに対する放射線治療は、根治（完全に治すこと）を目的とした治療というよりも、がんの進行や症状を一時的に抑える緩和的な目的で行われます。この緩和的放射線治療は主に、腟再発、脳や骨転移など、限られた部位へ転移した場合に行われます。具体的には、腟再発に対しては「腔内照射」といって、子宮内や腟内にアプリケータを留置し照射する「局所照射」、骨盤全域に外部から照射する「全骨盤照射」などがあります。

脳転移（子宮体がん全体の0.3％）に対しては、脳全体に照射する「全脳照射」が行われますが、直径3～4cm以下で転移個数が少ない場合には、「定位放射線照射」などの部分照射が行われることがあります。こうした症状緩和目的の放射線照射は照射回数が少なくて済み、比較的短期間で症状を和らげることができるため、治療の選択肢のひとつとなります。ただし、転移の直径が大きく、脳の圧迫症状がある場合には、摘出術も考慮されます（74ページ参照）。

施設はかなり限られますが、近年、新しい放射線治療のひとつとして重粒子線治療が行われるようになりました。しかし、現時点では手術した後の子宮体がんに対して保険適用はなく、先進医療としても認められてはいません。

黄体ホルモン療法

子宮体がんは、その発生や増殖に女性ホルモンが関連していると考えられていることから、がんの性質として黄体ホルモン受容体検査が陽性である場合、または高分化型の場合に適応となります。

黄体ホルモン療法は、一般的にはMPA（メドロキシプロゲステロン酢酸エステル）という黄体ホルモン剤（内服薬）が用いられます。投与量としては、200mg/日と1,000mg/日とを比較した研究で、1,000mg/日が200mg/日に優る結果が示されなかったため、200mg/日が妥当とされています。

黄体ホルモン療法の注意すべき重大な副作用として、血栓症があります。頻度は決して高くありませんが、脳梗塞や心筋梗塞、肺塞栓症など重篤となる場合がありますので、投与前や投与中に定期的に血液凝固に関する検査を行います。また、過去に血栓症になったことがある人など、血栓症を起こすリスクの高い人は黄体ホルモン療法を行うことができません。

子どもを授かる可能性を残すことができたらと思います。何か方法があるでしょうか？

ごく早期の子宮体がんでは、妊娠できる状態を保持するために黄体ホルモン療法が行われることがあります。治療経験が十分にある施設で慎重に診断を行ったうえで、治療を行うことができるかどうかを検討する必要があります。

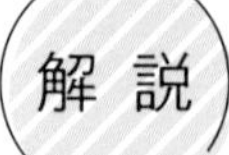

黄体ホルモン療法とは

子宮体がんに対する標準治療は子宮全摘出術ですが、子宮を摘出すると当然ながら妊娠することができなくなります。そのため妊娠を強く希望する「若年子宮体がん」の患者さんに対しては、「黄体ホルモン療法（MPA療法）」と呼ばれる、妊孕性（妊娠できる機能）を温存する治療法があります（図1）。

図1 妊孕性温存の治療指針

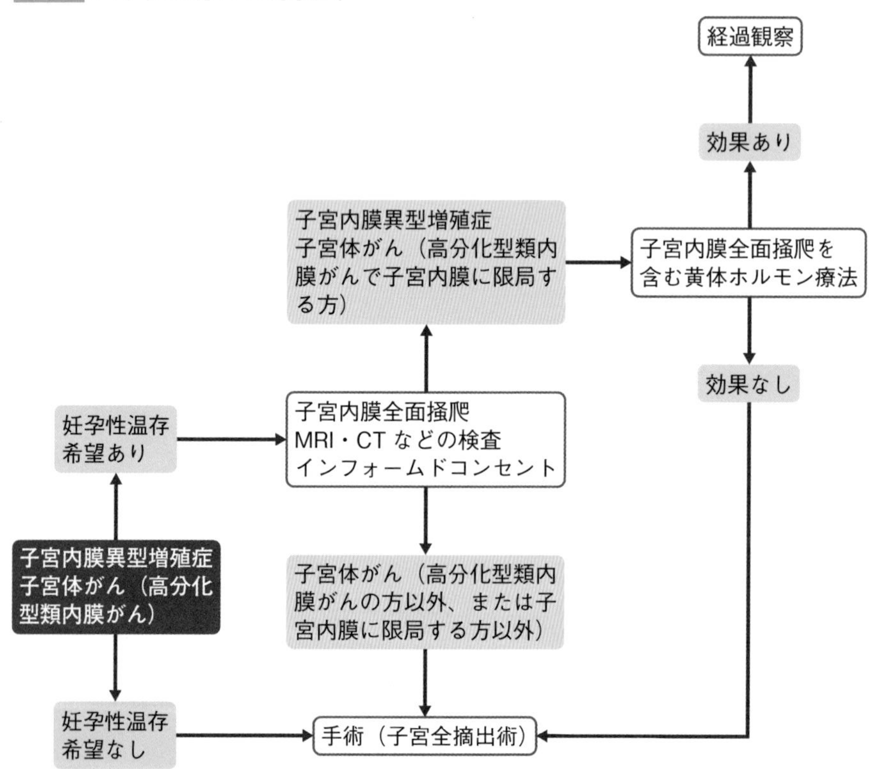

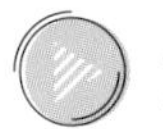

黄体ホルモン療法の対象

黄体ホルモン療法を受けられるのは、子宮内膜異型増殖症（Q32参照）とともに、子宮体がんのなかで、がんが子宮内膜にとどまっている（子宮の筋層へ入り込んでいない）と考えられる、腫瘍の顔つきが比較的おとなしいタイプ（高分化型）の類内膜がんの患者さんです。ホルモン療法を受けられるかどうかを判断するうえで必要なのは、病理組織検査（顕微鏡の検査）と画像検査（CTやMRI検査）です。

まず病理組織検査では、子宮内膜の全面搔爬（麻酔下で子宮内膜の組織全体を採取すること）と呼ばれる検査を行い、子宮内膜異型増殖症あるいは高分化型の類内膜がんであるかを確認することが必要です。また、画像検査では子宮外への進展（転移）がないか、および、がんが子宮内膜をこえて筋層へ浸潤（入り込むこと）していないかを確認します。これらの条件を満たした場合に、この治療を受けることができます。逆に、これらの条件を満たさない場合は子宮全摘出術を行う必要があります。

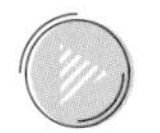

黄体ホルモン療法の治療内容と効果

日本で子宮体がんに対して保険適用となっている黄体ホルモン剤として、高用量（たくさんの量という意味）黄体ホルモンのMPA（メドロキシプロゲステロン酢酸エステル）があります。治療法に関しては今までに様々な報告がありましたが、日本で行われた多施設の共同研究の報告が症例数も多く信頼性の高いものなので、ここに記載します。この試験では、対象が40歳未満で妊孕性温存を希望する、子宮内膜異型増殖症および子宮体がん（がんが内膜に限局した高分化型の類内膜がんと推定）の患者さんで、黄体ホルモン（MPA 1回200mgの1日3回内服）を26週間投与（内服）し、治療効果を判定するために子宮内膜の病理組織検査（全面搔爬）を数回行いました。結果は、治療終了後の効果判定で子宮体がん22例中12例（55%）が、子宮内膜異型増殖症17例中14例（82%）がそれぞれ著効し、病変が消失しました。

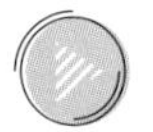

黄体ホルモン療法後の経過観察

黄体ホルモン療法で効果があり、治療を終了した後も、定期的な経過観察は必要です。

通常は外来で3カ月ごとに子宮内膜の検査（内膜組織診）や卵巣の観察を含めた経腟超音波断層法検査（エコー検査）を行います。今すぐに妊娠の希望がない場合には、再発を予防するために低用量ピルや、中用量の黄体ホルモン剤の周期的な内服などを行い、月経を整えるという選択肢があります。

子宮体がん

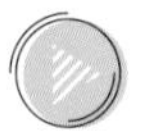

黄体ホルモン療法後の妊娠、不妊治療

先に紹介した（前ページ）日本の研究では、黄体ホルモン療法で効果があり、その後妊娠を希望した20人（子宮内膜異型増殖症および子宮体がん、両者の治療例を含む）のうち11人（55％）に12回の妊娠が成立し、そのうち7人（子宮内膜異型増殖症４人、子宮体がん３人）が出産しています。そして、妊娠した人のうち10人が排卵誘発などの治療を受けていました。また、26人の妊娠をまとめた他の報告で、少なくとも15人（58％）の妊娠が体外受精であったというものもあります。これは、若年子宮体がんの患者さんでは、もともと排卵障害を伴っている人が多いことも関係していると考えられています。また、そもそも無排卵が再発のリスクになる可能性があることや、黄体ホルモン療法後は再発率が高く、自然妊娠する前に再発してしまう可能性を考慮し、積極的に排卵誘発を含む不妊治療を行うべきだとする意見もあります。

ただし、排卵誘発が安全である可能性は高いものの、まだ十分な根拠（エビデンス）は得られていません。少なくとも中長期的には、排卵誘発という治療行為そのものによる再発リスクの上昇にも注意する必要があると考えられます。

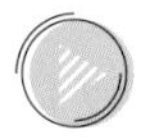

黄体ホルモン療法の無効例、再発例

黄体ホルモン療法の治療成績は、標準治療である子宮全摘出術を行う場合に比べて、明らかに劣ります。先に紹介した（前ページ）日本の研究では、黄体ホルモン療法で効果があり病変が消失した後の経過観察中に、子宮体がんで57％、子宮内膜異型増殖症で38％に子宮内再発しています。また、１人は初回治療を終了して２年４カ月後に、がんがお腹の中に広がった状態で死亡しています。子どもを授かりたいということではなく、手術を受けたくないといった理由で黄体ホルモン療法を選択することは、お勧めできません。

黄体ホルモン療法により病変が消失しなかった場合や、いったん消失しても再発した場合には、子宮全摘出術を行うのが望ましいと考えられています。しかしながら、再発した際に子宮全摘出術を希望せず、妊娠の可能性を保持したい方は、治療経験が十分にある施設で慎重に診断を行ったうえで、黄体ホルモン療法を再度行うか否かを判断する必要があります。

若年子宮体がんでは、卵巣に転移する、あるいは卵巣がんを合併するリスクが40歳以上の患者さんに比べて高いとされています。また、黄体ホルモン療法を長期間行う間に、これらのがん（卵巣に転移したがんや卵巣原発のがん）が進行する危険性もあります。黄体ホルモン療法を長期間行うことで、病気の進行や転移のリスクがあると理解することが大切です。

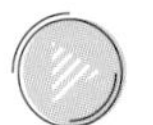

黄体ホルモン療法の副作用と禁忌

黄体ホルモン療法の副作用として肥満、肝機能障害、血栓症などがあります。特に、血栓症は重大な副作用で、脳梗塞や心筋梗塞、肺塞栓症を発症する場合があります。そのため、過去に血栓症になったことがある人、ほかのホルモン剤を服用している人など、血栓症を起こすリスクが高い人への黄体ホルモン療法は禁忌（行ってはいけない）とされており、この治療を受けることができません。また、血栓症のリスクがない人でも、血栓症の予防のため治療中は定期的な血液検査（血液の凝固機能を調べます）とともに、低用量のアスピリンを服用して血栓の予防を行うことがあります。

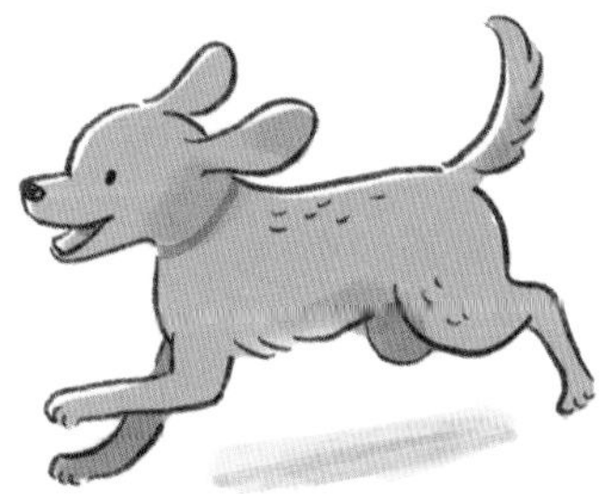

子宮内膜異型増殖症と言われました。放っておくとどのような心配がありますか？また、どのような治療法がありますか？

子宮内膜異型増殖症は、放置しておくと子宮体がんへと進んでしまう危険が高い病気です。治療の基本は単純子宮全摘出術です。そのほか、妊娠を強く希望する患者さんに対しては黄体ホルモン療法が行われることもあります。

子宮内膜異型増殖症の分類

子宮内膜は、妊娠しなければ毎月、増殖と剝離を繰り返しています。この子宮内膜が何らかの原因によって過剰に増殖し、通常より分厚くなってしまう病気を子宮内膜増殖症といいます。この増殖する細胞には、正常に近い部分と、正常とは形態の異なる細胞（異型細胞）があります。

子宮内膜増殖症は、この細胞異型の有無により「子宮内膜増殖症」と「子宮内膜異型増殖症」に分けられます。このうち、子宮内膜増殖症は自然に消失する場合が多く、子宮体がんへ進行する割合（進展率）は低いとされています。

子宮内膜異型増殖症の体がんへの進展率・併存率（**表1**）

一方、子宮内膜異型増殖症は子宮体がんへの進展率が高く、20％程度とされています。子宮内膜増殖症/子宮内膜異型増殖症を平均観察期間13年にわたって自然観察した報告では、子宮体がんへの進展率は、子宮内膜増殖症では2％であったのに対し、子宮内膜異型増殖症では23％と、大きな違いがありました。そのため、子宮内膜異型増殖症は子宮体がんの「前がん病変」（がんになる前の病変）とされています。

また、子宮内膜異型増殖症は、しばしば子宮体がんを伴っている（併存している）

表1 子宮内膜異型増殖症の注意点

❶20％程度は、子宮体がんへ進展するとされる。
❷子宮体がんが同時に存在している場合が多い。
外来での子宮内膜生検で子宮内膜異型増殖症と診断された患者さんでは、子宮全摘出後の最終診断でみると17～50％に子宮体がんが同時に存在していたとされる。
❸病理組織診断で、子宮体がんとの区別が難しい場合が多い。

場合があります。子宮内膜生検（内膜の組織を採取して顕微鏡で調べる検査）で子宮内膜異型増殖症と診断された場合は、子宮摘出後の最終診断で、子宮体がんが併存している割合は17～50％とされています。さらに、病理診断でも、子宮内膜異型増殖症と子宮体がんを区別することが困難なこともあります。

このように、子宮内膜生検で子宮内膜異型増殖症と診断された場合は、子宮体がんへの進展の可能性、および子宮体がん併存の可能性を常に考慮しなければなりません。治療方針を決定するにあたっては、子宮内膜全面掻爬（麻酔下で子宮内膜の組織全体を採取すること）を行って、慎重に対処する必要があります。

子宮内膜異型増殖症の治療法

基本的な治療法は単純子宮全摘出術です（87ページ・**図1**参照）。子宮内膜異型増殖症の段階で手術を行えば、ほとんど再発することはなく治癒します。近年では、低侵襲手術（腹腔鏡手術やロボット手術）が保険適用とされているため、小さな創（きず）での手術も可能になっています。詳しくは**Q23**をご覧ください。

手術以外の治療法では、黄体ホルモン療法が行われています。これは、妊娠を強く希望する若年の患者さんを対象としたものです。ただし、この治療法は標準治療である子宮全摘出術と比べて治療成績が劣りますので、行うにあたっては、その安全性と危険性に対する十分な説明を受けて理解することが必要です。

黄体ホルモン療法について、詳しくは**Q31**をご覧ください。

数カ所の再発が見つかり、手術は難しそうです。どのような治療になりますか？

手術が困難な再発がんに対しては、薬物療法（抗がん剤治療またはがん免疫療法）や放射線治療が推奨されます。根治療法として有効な場合もありますが、延命効果や症状緩和のための治療として期待されている場合が多いようです。同様な意味で、黄体ホルモン受容体陽性の再発がんには黄体ホルモン療法も試みられています。また、高頻度マイクロサテライト不安定性がんの場合、免疫チェックポイント阻害薬が使われることがあります。

解説

再発がんに対する手術療法

再発がんに対する手術療法が適切と考えられるのは、腟壁などの骨盤内への単発（1つだけ）の再発である場合や、片側の肺・肝臓・脾臓など他の臓器への単発の転移である場合です。しかし近年は、再発や転移が数カ所に及んでいても、完全摘出が可能である場合は手術療法を選択することがあり、良好な治療成績が得られたという報告も多くみられます。

初回の手術後に、化学療法（抗がん剤治療）が行われていた場合の再発がんは、再度の化学療法に抵抗性である（効きにくい）ことが考えられるため、再手術により完全摘出する必要があります。完全摘出のための骨盤除臓術（膀胱や直腸など骨盤内の臓器を摘出する手術）は、骨盤中央部の腟断端付近の再発には有効です。

しかし、数カ所の再発や転移を認める場合、骨盤内でも他臓器でも完全摘出は困難であることが多く、たとえ摘出できたとしても残った臓器に再度再発したり、他臓器に新たに転移したりする可能性が高いことも知っておく必要があります。

したがって、数カ所に再発が見つかった場合は、その再発場所や個数にもよりますが、骨盤除臓術の侵襲（体への悪い影響）の大きさや術後の合併症も考慮すると、手術以外の治療法をお勧めします。しかし、これから述べる手術以外の治療法では、その治療効果は完全ではなく、一時的あるいは部分的な効果しか得られない場合も多く、長期的にはがんの再燃（止まっていた再発がんが、再び進行し始めること）や遠隔転移が予測され、後々には緩和ケアが必要になる時期がくるであろうことも知っておく必要があります。

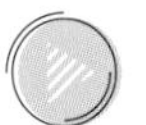

再発がんに対する化学療法

子宮体がんの再発に対して、化学療法は比較的有効であると考えられています。化学療法は、主に多発の肺転移や肝転移、腹膜播種（お腹の中にがんが散らばって再発している状態）などが対象となります。

勧められる化学療法はAP療法です。これはアドリアマイシンとシスプラチンの併用療法で、34～43％の患者さんで部分的以上（がんの断面積が半分以下になること）の効果が期待できます。

日本で行われた臨床試験から、パクリタキセルとカルボプラチンを併用したTC療法、パクリタキセルと同様のタキサン製剤であるドセタキセルとシスプラチンを併用したDP療法に、AP療法と同等の治療効果があることがわかりました。

以上のことから、AP療法、TC療法、DP療法が、再発子宮体がんに対する化学療法の候補と考えられます。前の治療でどのような薬剤が用いられたか、また患者さんの合併症などから、どの治療方法が適しているか選択されることになります。

しかし、化学療法の有効性はある程度期待できますが、長期的な効果には疑問があり、いずれ再発がんの再燃や他の部位への新たな転移が起こる危険性が高いことも考慮する必要があります。

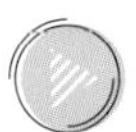

再発がんに対するがん免疫療法

体内にはT細胞などの免疫機能が備わっており、がん細胞を攻撃し体内からがん細胞を排除しています。一方、がん細胞はその表面にあるPD-L1というタンパク質がT細胞表面のPD-1と結合することで、免疫機能による攻撃に対してブレーキをかける信号を送り、T細胞ががん細胞への攻撃を中止してしまいます。がん免疫療法である「免疫チェックポイント阻害薬」は、T細胞表面のPD-1に結合することによって、がん細胞から攻撃中止の信号が発信されない状況をつくり、T細胞が攻撃を再開します。

高頻度マイクロサテライト不安定性がん（MSI-Highのがん）は、もともと免疫機能が活発でT細胞の認識を受けやすいがんと言われています。そのため、MSI-Highのがんは免疫チェックポイント阻害薬による抗がん作用が発揮されやすいと考えられます。子宮体がんのMSI-High陽性である頻度は約17％であり、固形がんのなかで最も多い頻度です。免疫チェックポイント阻害薬であるペムブロリズマブ（商品名キイトルーダ®）を再発子宮体がんに投与した臨床試験では、無増悪生存期間で良好な治療成績が得られたため、日本でも化学療法後に増悪したMSI-High陽性の子宮体がんに対して保険適用となっています。

また近年、ペムブロリズマブに加え、腫瘍血管新生あるいは腫瘍悪性化に関係する細胞内情報伝達回路をブロックするレンバチニブ（商品名レンビマ®）の経口投与（内服）を併用する治療法も効果が認められるようになり、治療の選択肢が増えつつあります。

がん免疫療法は、免疫機能が再活性化されることによる特有の副作用が現れる場合があるため、その使用の際には十分に説明を受けて、理解したうえで治療を受けることが大切です。

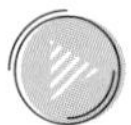

再発がんに対する放射線治療

手術後の腟断端再発に対する放射線治療では、約40～80％で骨盤内での新たな再発を防止でき、再発後の5年生存率も約30～50％と報告されています。このため手術後の腟断端のみの再発であれば、放射線治療によって治すことが十分に可能と考えられます。放射線治療には、体の外から照射する「外部照射」と、子宮腔内および腟内から照射する「腔内照射」があります。腟断端再発に対する放射線治療では、これらを単独あるいは併用して行われます。

脳や肝臓・肺・骨などの転移巣に対しても、その部位や個数により照射できる場合があります。しかし、数カ所に多発した再発がんを放射線治療で完全に治すのは困難で、切除不能な子宮体がんに対する放射線の治療効果に関する報告はありません。また、再発子宮体がんに対する化学療法と放射線治療の有効性を比較した報告も、まだありません。

現在のところ、数カ所に再発している子宮体がんに対しては、放射線治療によって多少の局所効果は期待できますが、完全治癒や生存期間の著しい延長を期待することはできないと考えられます。したがって、数カ所に再発が認められる場合の放射線治療は、一般的には腟断端再発からの出血や骨盤内再発・骨転移などに伴う痛みのコントロールなど、症状緩和のための治療として行われています。

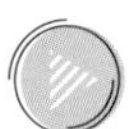

再発がんに対する黄体ホルモン療法

手術不能な再発子宮体がんのうち、検査によって、がん細胞に黄体ホルモン受容体が存在する（陽性）と判明した際には、黄体ホルモン療法が有効な場合があります。できれば再発している部位から組織を一部採取してこの検査を行うことが適切ですが、初回手術時の摘出子宮体がんを用いた検査で陽性であった場合も、この黄体ホルモン療法をお勧めすることがあります。子宮体がんの発生や増殖には、女性ホルモンのひとつであるエストロゲン（卵胞ホルモン）の作用が関わっていると考えられており、黄体ホルモンにはエストロゲンのこの作用を抑えるはたらきがあることが知られています。MPA（メドロキシプロゲステロン酢酸エステル）という黄体ホルモン剤は、その目的で最も使用される薬です。

この黄体ホルモン療法に反応しない場合でも、抗エストロゲン剤のタモキシフェンが効くこともあるとされています。進行・再発子宮体がんに対して、タモキシフェンと黄体ホルモン剤を経口投与した米国の臨床試験では、30％前後の奏効率が報告されています。奏効期間は3カ月程度と短いですが、治療開始後1年以上の生存が期待できるため、全身状態は悪くても高分化型（比較的タチのよいがん）で黄体ホルモン受容体が陽性の場合は、選択肢にあげられる治療法です。しかし、黄体ホルモン療法と化学療法を併用することの相加効果（2つの薬剤を同時に服用したときに、効果が1剤のときより顕著に現れること）は期待できないようです。

ベストサポーティブケア

化学療法、放射線治療、黄体ホルモン療法、がん免疫療法のすべて、あるいはいずれかを行い、それでも効果が得られなかった場合は、化学療法などの積極的な治療は受けず、症状を和らげる治療に専念すること（ベストサポーティブケア）も選択肢のひとつとなります。

そのなかでも緩和ケアは、生命（人生）を脅（おびや）かす疾患による問題に直面している患者さんとご家族のQOL（生活の質）を改善するアプローチです。苦しみを予防したり和らげたりするために、痛みやその他の身体的問題、心理社会的問題、スピリチュアルな問題を早期に発見・評価し医療相談の機会をもつ、また内服や、ときには注射により治療を行うという方法です。在宅あるいは入院によりこの緩和ケアを受けることができますが、それらの選択や担当医療施設の選択は、担当医およびその施設の関連認定看護師や地域医療連携室などのソーシャルワーカーとよく相談されることをお勧めします。

推奨できる治療法

数カ所の再発が見つかり手術は難しいと判断された場合の治療法として、化学療法、放射線治療、黄体ホルモン療法、がん免疫療法を提示してきましたが、実際に推奨すべき治療法は、再発腫瘍の状態や全身状態、合併症の存在により個々の患者さんで異なります。医師から現在の状態について十分に説明を受けたうえで、適切な治療法を選択してください。

子宮肉腫の疑いがあるので手術が必要と言われました。子宮肉腫とは何ですか？どのような手術になるのでしょうか？

子宮肉腫は、子宮の平滑筋や子宮内膜間質などの結合組織から発生する悪性腫瘍で、子宮がん肉腫、子宮平滑筋肉腫、子宮内膜間質肉腫などがあります。いずれも治療の第一選択は手術療法であり、子宮と両側付属器（卵巣・卵管）の摘出を行います。

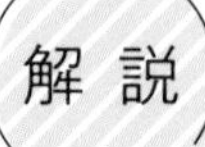

子宮肉腫とは

“肉腫”とは一般的に、筋肉・骨・間質などの結合組織から発生する悪性腫瘍であり、扁平上皮や分泌腺由来の“がん”とは区別されます。子宮においては、子宮内膜腺から発生した悪性腫瘍が子宮体がん（Q20参照）であり、子宮内膜腺以外の成分（子宮平滑筋や子宮内膜間質など）から発生した悪性腫瘍が子宮肉腫となります（図1）。子宮がん肉腫は、がんの成分と肉腫の成分が混在している腫瘍です。また、子宮平滑筋肉腫および子宮内膜間質肉腫は、それぞれ子宮平滑筋、子宮

図1 子宮肉腫の発生起源

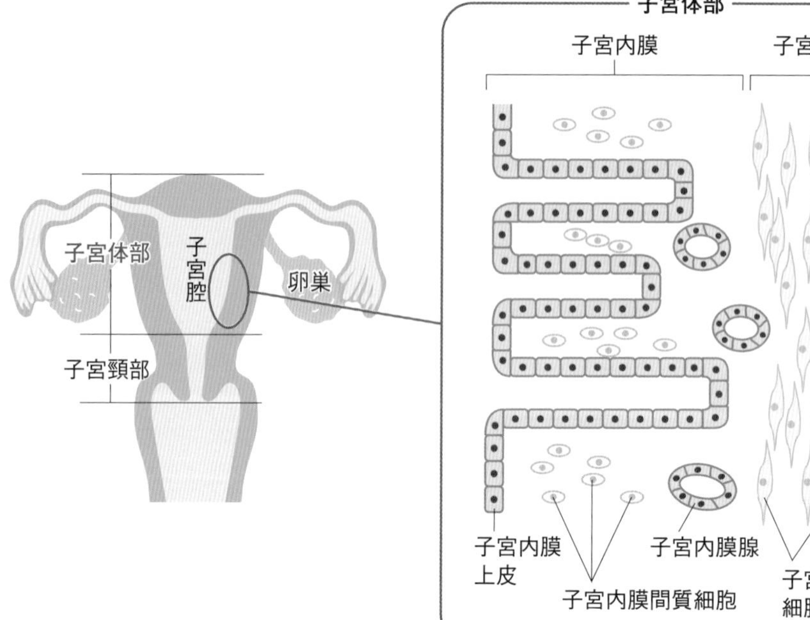

内膜間質から発生した腫瘍です。

子宮肉腫は、子宮体部の悪性腫瘍の約8%とされる比較的稀な腫瘍で、主に40～60代の女性に好発します。発生頻度の高い子宮肉腫は、子宮がん肉腫、子宮平滑筋肉腫、子宮内膜間質肉腫です。子宮平滑筋からできる良性腫瘍である子宮筋腫(しきゅうきんしゅ)との鑑別が難しいことがあり、子宮筋腫と診断して手術を行った後に、術後の病理組織検査で子宮肉腫と判明することもあります。子宮肉腫の治療の第一選択は手術療法であり、標準術式は腹式単純子宮全摘出術(ふくしきたんじゅんしきゅうぜんてきしゅつじゅつ)および両側付属器（卵巣・卵管）摘出術です。

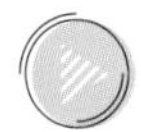

子宮がん肉腫

2020年からは、子宮がん肉腫は子宮体がんとして取り扱われるようになりました。日本において子宮がん肉腫は、子宮肉腫のうち最も頻度の高い腫瘍で43～46%を占めました。

閉経後の高齢者に多く、発症年齢の平均は60代です。不正性器出血や下腹部痛などが代表的な症状で、筋層内の腫瘤あるいは子宮内にポリープ状の腫瘤を形成します（**図2**）。

がん肉腫はがんの成分と肉腫の成分が混在している腫瘍ですが、性格的には子宮体がんに類似しています。ただし、子宮がん肉腫は進行した状態で発見されることが多く、子宮体がんに比べて予後（治癒の見込み）が不良な腫瘍です。

子宮がん肉腫はリンパ節に転移しやすいため、腹式単純子宮全摘出術および両側付属器（卵巣・卵管）摘出術に加えて、骨盤リンパ節や傍大動脈リンパ節の郭清(かくせい)、

図2 子宮体がん、子宮がん肉腫(にくしゅ)、子宮平滑筋(へいかつきん)肉腫、子宮内膜間質(ないまくかんしつ)肉腫の代表的な発生部位

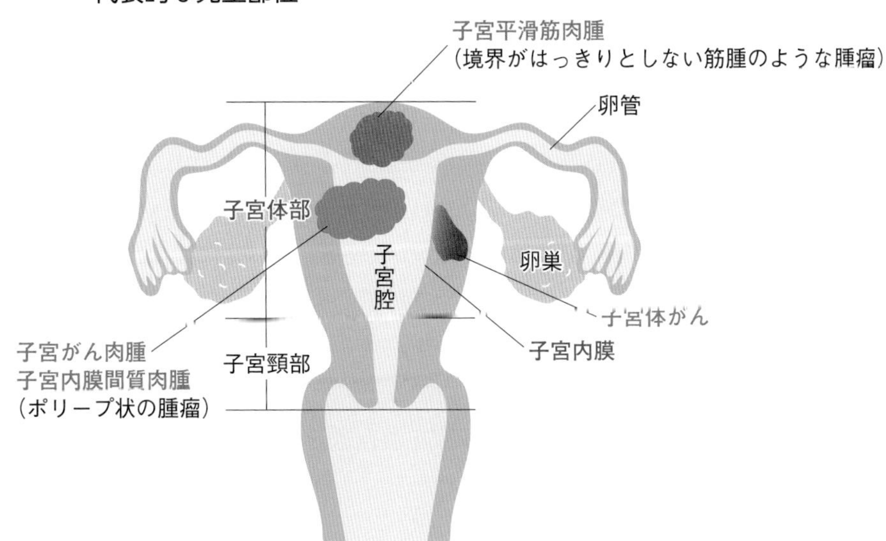

大網（胃と横行結腸をつなぎ垂れ下がっていて、お腹の臓器をおおっている脂肪組織）切除術を行うことが勧められています。

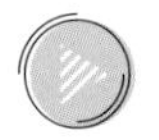

子宮平滑筋肉腫

以前の分類では、子宮肉腫のうち子宮がん肉腫に次いで２番目に多く、日本では36～38％を占めました。発症年齢の平均は50歳前後であり、不正性器出血を認めることが多いです。治療を行う上では、子宮筋腫との鑑別が重要になります。画像所見では、子宮筋腫と比べると、腫瘍と正常な子宮平滑筋層との境界がはっきりしないことが多いと言われていますが、治療前に完全に診断することは困難です。実際、子宮筋腫の診断で手術を施行し、術後の病理組織検査で子宮平滑筋肉腫と診断されることも少なくありません。特に、閉経後にもかかわらず大きくなっていく子宮筋腫のような腫瘤には注意が必要です。進行期の決定には、子宮がん肉腫や子宮体がんとは異なる分類が用いられます。手術により完全に腫瘍切除が行われた早期の症例においても、肺や肝臓に転移することがあり、子宮がん肉腫と同様に予後が不良な腫瘍です。

子宮平滑筋肉腫の標準的な手術療法は、腹式単純子宮全摘出術および両側付属器（卵巣・卵管）摘出術です。血行性に（血流にのって）転移することが多いのですが、リンパ節への転移は比較的少ないため、多くの場合、リンパ節郭清は省略されます。また、若年者で腫瘍が子宮にとどまっている早期の症例では、卵巣の温存を考える余地があります。同様に、子宮筋腫の診断で子宮全摘出術のみが行われ、術後の病理組織診断で偶然に「平滑筋肉腫」と診断された患者さん（手術前の検査、手術中の肉眼所見からも平滑筋肉腫の可能性を考える可能性が少なかった患者さん）にも、再手術による卵巣摘出をあえて行う必要はないと考えられています。

ただし、子宮筋腫核出術（筋腫だけを取り出して子宮本体を温存する手術）の後に子宮平滑筋肉腫と診断された場合には、再手術により標準術式（腹式単純子宮全摘出術および両側付属器摘出術）を行う必要があります。

若年者や特に子宮温存を強く希望する方で、術前に「子宮平滑筋肉腫か、子宮筋腫か」の鑑別が難しい場合には、手術中に迅速病理組織診断（短時間で摘出物の病理組織診断をする方法）を行う場合もあります。しかし、迅速病理組織診断は、その結果として過度な手術が行われるのを防ぐために、絶対確実な所見が見つからない限り悪性腫瘍という診断をしないのが原則です。このため、術中の迅速病理組織診断では子宮平滑筋肉腫と診断されず、術後の病理組織診断で最終的に子宮平滑筋肉腫と診断されることもあります。

以上のように、術前および術中の子宮平滑筋肉腫と子宮筋腫の鑑別は容易ではないことが知られています。子宮を温存する必要や希望がありながら、「子宮平滑筋肉腫」の疑いがあると診断された方は、手術方法について担当医と十分にご相談ください。

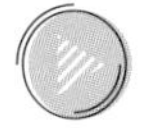 子宮内膜間質肉腫

子宮内膜間質肉腫は子宮肉腫の13～19％を占め、「低異型度子宮内膜間質肉腫」と「高異型度子宮内膜間質肉腫」、そして「未分化子宮肉腫」に大別されます。50歳前後に多く、不正性器出血、月経過多などが主な症状です。進行期の決定には子宮平滑筋肉腫と同様の分類が用いられます。低異型度子宮内膜間質肉腫は比較的予後の良い腫瘍ですが、高異型度子宮内膜間質肉腫と未分化子宮肉腫は予後が不良な腫瘍です。

低異型度子宮内膜間質肉腫で9～33％、高異型度子宮内膜間質肉腫と未分化子宮肉腫では15～18％にリンパ節への転移がみられることから、子宮内膜間質肉腫の手術療法は、標準術式である腹式単純子宮全摘出術および両側付属器（卵巣・卵管）摘出術に加えて、骨盤リンパ節や傍大動脈リンパ節の郭清を行うこともあります。低異型度子宮内膜間質肉腫はホルモン依存性の腫瘍（卵巣で産生される女性ホルモンなどにより腫瘍細胞の増殖が促進されるもの）であり、卵巣を摘出することが勧められています。しかし近年は、若年者に発症するⅠ期の低異型度子宮内膜間質肉腫では、卵巣を温存することも検討されています。

子宮肉腫で手術を受けた後、追加治療が必要と言われました。どのような治療法がありますか？

子宮肉腫の追加治療は、組織型や進行期、手術で腫瘍をすべて摘出できたかどうか、病巣がお腹の中に残ってしまったかどうか、などにより治療法が異なります。一般的には化学療法（抗がん剤治療）またはホルモン療法を行いますが、放射線治療を行う場合もあります。

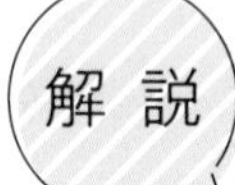

子宮肉腫は非常に稀な病気ですので、残念ながら治療法における臨床研究はあまり行われていません。術後の追加治療として推奨できる治療法の中で十分な科学的根拠（エビデンス）が存在するものが少ないのが現状です。ここでは、国内外でこれまで行われてきた治療法や、有効と思われる新しい治療法を解説します（**図1**）。なお、進行期分類は腫瘍の種類によって若干異なり、子宮がん肉腫は子宮体がんの進行期分類（83ページ）を適用しますが、子宮平滑筋肉腫と子宮内膜間質肉腫には独自の進行期分類が適用されます（**表1**）。

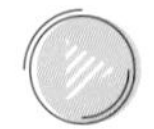 子宮がん肉腫に対する治療法

子宮がん肉腫は手術で完全切除できたとしても再発が多く認められますので、追加治療が必要です。

図1 子宮がん肉腫、子宮平滑筋肉腫、子宮内膜間質肉腫の術後追加治療

子宮がん肉腫

進行期、残存病巣の有無にかかわらず → 化学療法または放射線治療

子宮平滑筋肉腫

Ⅰ期の完全摘出例 → 経過観察

Ⅱ～Ⅳ期あるいは残存病巣あり → 化学療法

子宮内膜間質肉腫

低異型度子宮内膜間質肉腫
- Ⅰ期の完全摘出例 → 経過観察
- Ⅱ～Ⅳ期あるいは残存病巣あり → ホルモン療法または放射線治療

高異型度子宮内膜間質肉腫または未分化子宮肉腫
- Ⅰ期の完全摘出例 → 経過観察
- Ⅱ～Ⅳ期あるいは残存病巣あり → 化学療法または放射線治療

表1 子宮平滑筋肉腫、子宮内膜間質肉腫の進行期分類

Ⅰ期	腫瘍が子宮に限局している	
	ⅠA期	腫瘍の大きさが5cm以下
	ⅠB期	腫瘍の大きさが5cmをこえる
Ⅱ期	腫瘍が骨盤腔に及ぶ	
	ⅡA期	腫瘍が子宮付属器に浸潤
	ⅡB期	その他の骨盤内組織に浸潤
Ⅲ期	腫瘍が骨盤外に進展している	
	ⅢA期	1部位
	ⅢB期	2部位以上
	ⅢC期	骨盤リンパ節、傍大動脈リンパ節転移を認める
Ⅳ期	腫瘍が膀胱、直腸へ浸潤、あるいは遠隔転移を認める	
	ⅣA期	膀胱、直腸の粘膜まで浸潤
	ⅣB期	遠隔転移を認める

日本産科婦人科学会・日本病理学会編『子宮体癌取扱い規約 病理編 第5版』金原出版、2022より作成

2000年と2007年に海外で発表された臨床試験では、IP療法（イホスファミド＋シスプラチン）、イホスファミド＋パクリタキセル療法の治療成績がイホスファミド単独療法を上回ったと報告され、現在は、より毒性が少ない「イホスファミド＋パクリタキセル療法」が標準治療と位置づけられています。

一方、国内では、初回治療の患者さん、再発した患者さんを対象とした臨床試験でTC療法（パクリタキセル＋カルボプラチン）が良好な治療成績である可能性が得られました。米国でも2019年に、イホスファミド＋パクリタキセル療法とTC療法とを比較した臨床試験の結果が発表され、TC療法の非劣性（イホスファミド＋パクリタキセル療法と比べて劣っていないということ）が証明され、今後、詳細な結果が待たれます。

放射線治療については、初回手術後に放射線治療を行った患者さんと行わなかった患者さんの5年生存率は、それぞれ42％と33％でした。しかし、これはあくまで後方視的研究（実際に治療を受けた患者さんを集めて、後から解析する検討法）です。これまでに子宮がん肉腫に放射線治療を行った臨床試験はありませんので、有効性はまだはっきりとはわかっていません。

子宮平滑筋肉腫に対する治療法

子宮平滑筋肉腫は予後（治癒の見込み）が不良で、唯一有効な治療は、完全に摘出することです。手術で完全に取りきれたⅠ期の患者さんには、化学療法の効果は

なく、追加治療は勧められません。術後化学療法に関するこれまでの臨床試験では、アドリアマイシン単剤療法（薬剤を１種類だけ使う治療）、CYVADIC療法（シクロホスファミド＋ビンクリスチン＋アドリアマイシン＋ダカルバジン）が、無治療の患者さんと比較して無再発期間（再発するまでの期間）を延長できました。また、DG療法（ドセタキセル＋ゲムシタビン）は２年生存率59％と良好な治療成績を示しました。ただし、毒性が低いという点で第一選択としてはアドリアマイシン単剤療法があげられており、第二選択のひとつとしてDG療法があげられています。なお、アドリアマイシンは別名ドキソルビシンともいいます。

子宮平滑筋肉腫に対する術後放射線治療は、これまでの臨床試験で有効性を示したものはありません。

ホルモン療法に関してですが、子宮平滑筋肉腫の約60％がエストロゲンと黄体ホルモンの受容体を発現すると言われています。科学的根拠が強いデータはまだありませんが、米国のNCCNガイドライン（2021年版）では、エストロゲンと黄体ホルモンの受容体を発現している平滑筋肉腫には、アロマターゼ阻害薬の使用を考慮してもよいと記載されています。ただし、日本ではまだ保険適用とはなっていません。

手術で病巣が残ってしまった場合の追加治療では、DG療法とアドリアマイシン単剤療法とを比較した大規模な臨床試験があります。この試験の結果から、無再発期間、生存期間には差はないものの、毒性が低いアドリアマイシン単剤療法のほうが優れているとされています。

そのほかにも、初回の手術と化学療法の後にも病変が残っている患者さんや再発した患者さんに使用できる薬剤として、分子標的治療薬のパゾパニブ（商品名ヴォトリエント®）、トラベクテジン（商品名ヨンデリス®）、エリブリン（商品名ハラヴェン®）が日本で保険承認されています。また、MSI検査という遺伝子検査の結果にもよりますが、免疫チェックポイント阻害薬であるペムブロリズマブも使用可能です（121ページ参照）。これらの薬剤については、投与の優先順位などは決まっていません。薬剤の投与方法や毒性などを考慮して、担当医とよく相談してください。

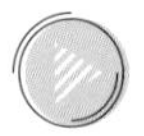

子宮内膜間質肉腫に対する治療法

病理組織診断が、悪性度の低い「低異型度子宮内膜間質肉腫」であるか、悪性度の高い「高異型度子宮内膜間質肉腫」あるいは「未分化子宮肉腫」であるかによって、追加治療は異なります。

低異型度子宮内膜間質肉腫の場合は、Ⅰ期であり、かつ手術で病巣がすべて摘出されていれば追加治療は必要ありません。しかし、Ⅱ～Ⅳ期あるいは病巣が残ってしまった場合には、追加治療としてホルモン療法や放射線治療が勧められています。

ホルモン療法には、アロマターゼ阻害薬、MPA（メドロキシプロゲステロン酢酸エステル）という黄体ホルモン剤などが用いられます。放射線治療が生命予後を改善させるかは不明ですが、骨盤内に病巣が残った症例に術後照射が試みられ、再発が減少したという報告もあります。

高異型度子宮内膜間質肉腫あるいは未分化子宮肉腫では、Ⅱ～Ⅳ期あるいは病巣が残ってしまった場合に、化学療法や放射線治療が行われます。TC療法、イホスファミド単剤療法、アドリアマイシン単剤療法、AP療法（アドリアマイシン＋シスプラチン）などが用いられます。放射線治療の有効性は明らかではありませんが、症状の緩和を目的として行う場合があります。高異型度子宮内膜間質肉腫あるいは未分化子宮肉腫は、低異型度子宮内膜間質肉腫に比べてエストロゲンと黄体ホルモンの受容体の発現が低いので、ホルモン療法は行いません。

妊娠だと思い産婦人科を受診したら、胞状奇胎の疑いがあると言われました。どのような病気なのでしょうか？

胞状奇胎とは異常妊娠のひとつです。受精メカニズムの異常が原因で発生します。正常な胎児は発育せず、治療は子宮内容除去術を行います。手術後の組織検査で胞状奇胎と診断された場合は、その後に腫瘍性病変に進展する可能性があるので、血液中のhCG（ヒト絨毛性ゴナドトロピン）というホルモンの値を定期的に検査していくことが大切です。

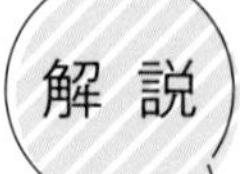

胞状奇胎および絨毛性疾患とは

妊娠中の胎盤を構成する絨毛細胞（栄養膜細胞：トロホブラスト）の異常な増殖をきたす疾患を総称して「絨毛性疾患」と呼びます。絨毛性疾患に含まれる病気として、胞状奇胎、侵入胞状奇胎（侵入奇胎）、絨毛がん、胎盤部トロホブラスト腫瘍（PSTT）などが分類されています（**表1**）。胞状奇胎は異常妊娠のひとつとして治療しますが、その後に侵入奇胎や絨毛がんに進展する可能性があり、その場合には抗がん剤による化学療法や外科的な摘出手術など、腫瘍としての治療が必要になります。詳細は**Q37**と**Q38**をご覧ください。

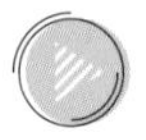

胞状奇胎の発生原因と分類

正常な妊娠では、精子と卵子が1つずつ受精して胎児となり発育します。この受精メカニズムの異常が原因となり発生するのが胞状奇胎です。胞状奇胎は、500～1,000妊娠に1回の頻度で発生します。胞状奇胎になると、胎盤の絨毛が、水が入ったたくさんの小さなつぶつぶのように変化する（水腫化絨毛、嚢胞化絨毛）ため、昔は「ブドウ子」と呼ばれました。これらの遺伝子を調べると、卵子に核が欠損し

表1 絨毛性疾患の臨床的分類

❶胞状奇胎 (1)全胞状奇胎（全奇胎） (2)部分胞状奇胎（部分奇胎） ❷侵入胞状奇胎（侵入奇胎） ❸絨毛がん ❹胎盤部トロホブラスト腫瘍（PSTT）	❺類上皮性トロホブラスト腫瘍（ETT） ❻存続絨毛症 (1)奇胎後hCG存続症 (2)臨床的侵入奇胎 (3)臨床的絨毛がん

日本産科婦人科学会・日本病理学会編『絨毛性疾患取扱い規約 第3版』金原出版、2011より作成

すべての遺伝子が精子（父親）由来である「全胞状奇胎」と、1つの卵子と2つの精子が受精した3倍体である「部分胞状奇胎」に分類できます。どちらも正常な胎児の発育はできません。また、胞状奇胎は40歳以上の高齢妊娠では頻度が上昇すると言われています。

自覚症状

胞状奇胎の症状は、生理（月経）が来なくなったり、つわりがあるなど、正常の妊娠初期の症状と変わりないことが多いのですが、ときに、流産に似た性器出血が起こることがあります。かなり週数が進んだ状態では、稀に高血圧・浮腫・タンパク尿など妊娠高血圧症候群のような症状が出ることがあると言われています。

診断のために必要な検査

妊娠初期（2～3カ月）の超音波断層法検査（エコー検査）で、子宮内腔に、水が入りつぶつぶに変化した絨毛を示す特徴的な多数の嚢胞状パターンがみられたときに、担当医は胞状奇胎の可能性があると考えます。全胞状奇胎では正常な胎児の像は見えません。ただし、妊娠週数の早い全胞状奇胎や部分胞状奇胎では典型的な特徴がみられず、超音波断層法検査では流産と見分けられないこともあるので、最終的な診断名は子宮内容物の組織検査の結果により決まると考えてください。

また、胞状奇胎の患者さんでは、胎盤から分泌されるhCG（ヒト絨毛性ゴナドトロピン）というホルモンが通常の妊娠に比べて高いことが多いので、血液中（または尿中）のhCGの値を測定し、診断の手助けにします。

治療と確定診断

胞状奇胎の治療では、子宮内容物を除去します（胞状奇胎除去術/子宮内容除去術）。通常の流産の手術と方法は変わりませんが、手術中の出血に対する管理や組織診断、術後の通院管理をしっかりと行える病院で手術を受けたほうがよいでしょう（術後の通院管理については、次の「胞状奇胎の手術後の通院・管理」で詳しく説明します）。1週間後に再度、子宮内の掻爬術が必要かどうかは、超音波断層法検査などで判断します。40歳以上で今後の妊娠希望のない場合は、患者さんとよく相談のうえで子宮内容除去術を行わず、胞状奇胎の状態のままで子宮全摘出術を行うこともありますが、治療の第一選択は子宮内容除去術となります。

胞状奇胎かどうか、全胞状奇胎か部分胞状奇胎かは、手術後の組織検査の結果でわかります。胞状奇胎の組織では絨毛栄養膜細胞が過剰に増え、胎盤の主な構造である絨毛を支える隙間部分がむくんでいます。手術前に超音波断層法検査で胞状奇胎が疑われていても、術後の組織検査で、流産（水腫様流産）と診断されることもあります。

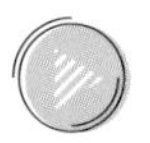

胞状奇胎の手術後の通院・管理

全胞状奇胎の15～20%、部分胞状奇胎の0.5～4%の患者さんは、胞状奇胎の後に「侵入(しんにゅう)奇胎」という病気へと進展します。また稀ではありますが、全胞状奇胎の1～2%は絨毛がんへと進展すると言われています。胞状奇胎後にこれらの病気が発生した場合は、抗がん剤を中心とした治療が必要になるため、胞状奇胎の患者さんにとって重要なことは、手術後の定期通院をしっかりと行い、続発する病気の発生がないかどうか、担当医にチェックしてもらうことです。

胞状奇胎手術後に全胞状奇胎または部分胞状奇胎と診断されたら、必ず血液中のhCG値を定期的に検査してもらいましょう（**図1**）。新たな妊娠によるhCG値の上昇か、侵入奇胎によるものかを判断できなくなるため、次回の妊娠許可が出るまでは避妊(ひにん)をしてください。最初の3カ月くらいは1～2週間ごとに血中hCG値（注：mIU/mLの単位で）を測定し、hCG値が十分に下がらない場合には侵入奇胎を疑って画像検査を行います（**Q37**参照）。hCGがカットオフ値（いわゆる正常値）に到達後は、1カ月に1回程度の血中hCG値の測定を継続し、6カ月程度カットオフ値以下が続くまでは妊娠を控えたほうが安心とされています。その後も約4年間は3～4カ月に1回程度のhCG値の通院検査を続けることが望ましいです。ただし、

図1 胞状奇胎(ほうじょうきたい)の管理のフローチャート

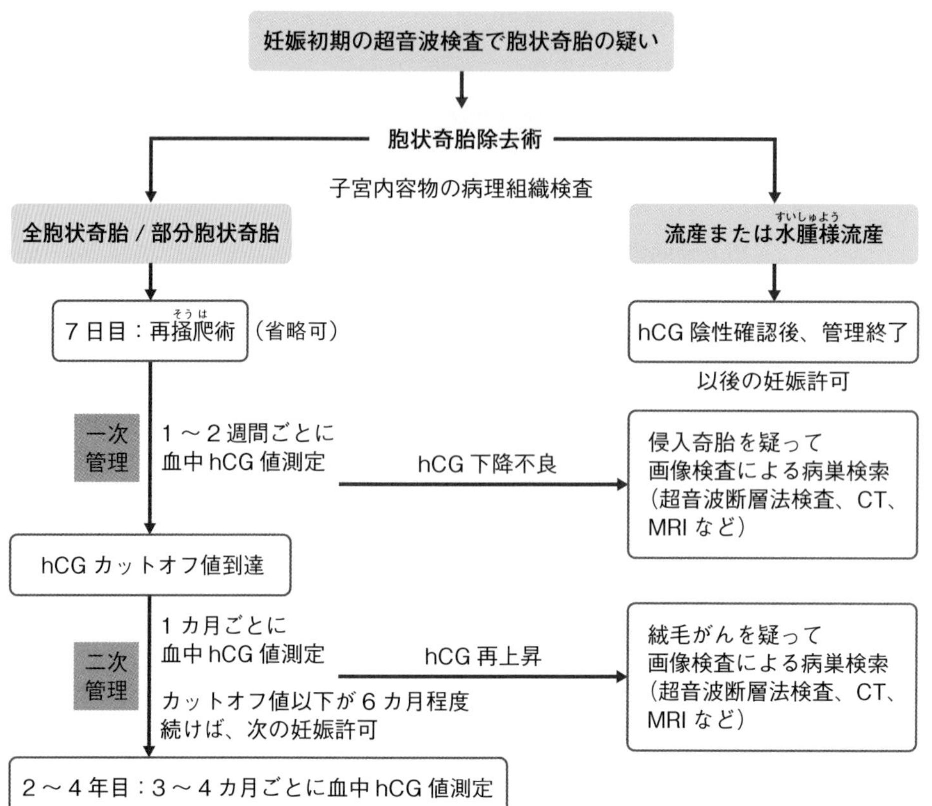

途中で妊娠された場合にはhCG値の測定は中断し、妊娠終了後（出産後または流産後）に通院を再開します。hCGが正常値になった後に再上昇する場合（新たな妊娠を除いて）は絨毛がんを疑い、画像検査による病巣の精査を行います。

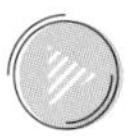 次の妊娠・出産に向けて

胞状奇胎は、妊娠可能な年齢の女性の誰にでも起こり得る病気です。胞状奇胎の患者さんの5～10人に1人くらいの割合で、侵入奇胎などの抗がん剤治療が必要な病気が発生する可能性があるので、胞状奇胎の除去手術を行った後は、必ず担当医の指示どおりに通院し、hCG値を測定することが最も重要です。経過が順調で妊娠の許可が出たら、安心して次の妊娠・出産に向けて前向きに進みましょう。

胞状奇胎と言われ通院していましたが、抗がん剤治療が必要と言われました。どういうことでしょうか？将来、妊娠できますか？

胞状奇胎の細胞が子宮の筋層内に侵入した状態で、「侵入奇胎」や「奇胎後hCG存続症」という病名が考えられます。がんではありませんが、子宮からの出血や肺転移をきたすことがあります。また、治療が十分に行われないと最終的に絨毛がんに進む危険性があるため、抗がん剤による治療が必要です。ほぼ100％治る病気であり、治療が将来の妊娠に影響する可能性は低いと考えられます。

解説

胞状奇胎後の経過

胞状奇胎の手術後には、血液検査でhCG（ヒト絨毛性ゴナドトロピン）値の下降を定期的（1～2週ごと）に確認することが必要です（**Q36**参照）。約80％の患者さんでは順調にhCG値が下がり、手術後24週間以内にはカットオフ値（いわゆる正常値）以下まで低下します（経過順調型、**図1**）。約20％は、胞状奇胎が子宮の筋肉内に入り込む「侵入奇胎」という病気を発症しますが、手術後のhCG値の

図1 胞状奇胎手術後のhCG値の経過による分類

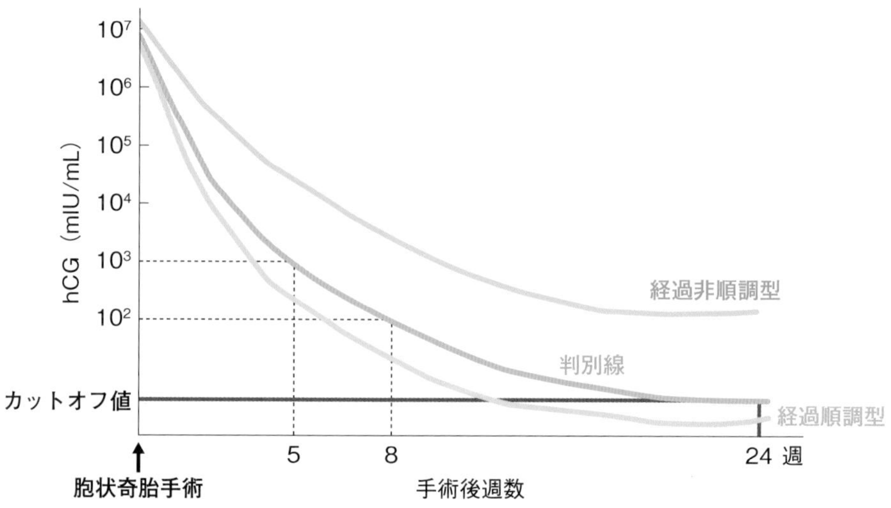

胞状奇胎手術後1～2週間隔でhCGを測定し、奇胎娩出後5週で1,000 mIU/mL、8週で100 mIU/mL、24週で血中hCGカットオフ値の3点を結ぶ線を判別線とし、いずれか1つ以上の時期でこの線を上回る場合（経過非順調型）には侵入奇胎を疑い画像検査を行う。
日本産科婦人科学会・日本病理学会編『絨毛性疾患取扱い規約 第3版』金原出版、2011より作成

下降不良や再上昇によって見つけることができます。❶術後5週目に1,000mIU/mL以下、❷術後8週目に100mIU/mL以下、❸術後24週目にカットオフ値以下、の3つのうち1つでも当てはまらない場合には侵入奇胎が疑われるため、画像検査が必要になります（経過非順調型、**図1**）。侵入奇胎の病巣の多くは子宮と肺であるため、超音波断層法検査（エコー検査）やCTなどの画像検査によって病巣の部位と大きさを確認します。hCG値が下降不良なのに画像検査で病巣が確認できない場合には、「奇胎後hCG存続症」という診断名になります。侵入奇胎と奇胎後hCG存続症の治療は、どちらも抗がん剤による化学療法を行います。hCG値の下降が不良であっても、画像検査によって病変が確認されず、hCG値が引き続き低下している場合には、慎重に経過観察することもできます。

胞状奇胎後に発生する侵入奇胎や絨毛がんの診断には、手術で摘出した腫瘍の組織学的検査が必要ですが、患者さんの多くが20～40代前半であり、治療後の妊娠を希望することが多いため、手術は行わず化学療法だけで治療する場合がほとんどです。侵入奇胎や絨毛がんの場合には、手術による病理組織診断を行わない場合でも、先行妊娠からの期間や病巣の場所、転移の有無などにより、スコアをつけて侵入奇胎と絨毛がんを鑑別する臨床診断となります。胞状奇胎後6カ月以内では稀ですが、骨盤内・腟や肺以外に病巣を認める場合には、絨毛がんと診断されます。

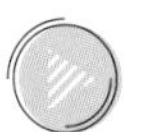

侵入奇胎・奇胎後hCG存続症の治療法：化学療法

がんではありませんが、抗がん剤が非常によく効きます。初回治療には、メトトレキサートやアクチノマイシンDの単剤療法（薬剤を1種類だけ使う治療）を行います。治療効果が不良あるいは重篤な副作用がある場合には、メトトレキサートであればアクチノマイシンDに、アクチノマイシンDであればメトトレキサートに変更します。それでも治療効果が不良の場合には、エトポシド単剤療法やEA療法（エトポシド＋アクチノマイシンD）、絨毛がんに用いるEMA/CO療法（エトポシド＋メトトレキサート＋アクチノマイシンD/シクロホスファミド＋ビンクリスチン）やMEA療法（メトトレキサート＋エトポシド＋アクチノマイシンD）などの多剤併用療法を行います。

治療効果や寛解（病気が治って安定した状態）したかどうかは、腫瘍マーカーであるhCG（注：hCGの測定は単位がmIU/mLのものを使用します。ng/mLのものは使用しません）で判定します。hCGが検出されなくなった（カットオフ値以下）直後には、腫瘍細胞がまだ完全には消えていないと考えられるため、追加の化学療法が必要です。侵入奇胎の場合は、hCGがカットオフ値以下に下降した後、1～3サイクル程度の化学療法を追加することが一般的です。再発は数%と稀ですが、再発した場合には、絨毛がんとしての治療（**Q38**参照）が必要になります。

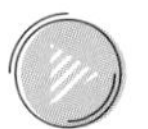

化学療法（抗がん剤治療）の副作用

メトトレキサートでは、肝機能障害、口内炎、発疹が起こることがあります。アクチノマイシンDでは、吐き気、嘔吐、脱毛、骨髄抑制（白血球、赤血球、血小板が減少し、感染しやすい状態や出血しやすい状態、または貧血になること）が主な副作用です。どちらの薬剤も、初回治療に用いた場合には、重篤な副作用や効果不良のため、約20～30％の患者さんで抗がん剤の変更が必要になります。

エトポシドの副作用としては、脱毛や吐き気、骨髄抑制があります。他に肝機能障害、口内炎、発熱や、全身倦怠感が出る場合があります。

卵巣からのホルモン分泌や排卵（卵巣機能）への影響は、メトトレキサートやアクチノマイシンD単剤治療ではほとんどありませんが、エトポシドや多剤併用療法では、投与回数によっては一時的に閉経状態（卵巣機能不全）になる場合があります（**Q38**参照）。

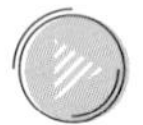

手術療法

画像検査で病変を確認できない奇胎後hCG存続症の治療法は、化学療法となります。病変を確認できる侵入奇胎の場合、病変が子宮だけであり、将来の妊娠希望のない方には、抗がん剤治療の回数を減らす目的で子宮全摘出術を行うことがあります。また、病変からの出血が止まらない場合にも、止血目的で手術を行うことがあります。肺に転移する可能性の高い病気であるため、手術後にも抗がん剤による治療を追加することが必要です。

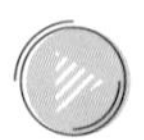

治療後の妊娠許可について

治療終了後の再発は1年以内に発症する場合がほとんどです。新しい妊娠によりhCG値が上昇すると、再発の診断は難しくなります。このため、治療終了後1年間は避妊が必要です。hCGがカットオフ値以下から上昇することなく1年経過した場合に、妊娠許可となります。治療終了後に自然に月経が再開しない場合には、ホルモン検査などにより卵巣機能を確認し、卵巣機能不全の場合には、エストロゲンと黄体ホルモンを使った治療により周期的に月経を起こします。通常は1年以内に自然月経周期が戻ります。1年以上経過しても自然月経が回復せず、妊娠を希望する場合には、排卵誘発薬などを使った不妊治療が必要になります。1年間の避妊が原則ですが、不妊治療を急ぎたい患者さんの場合には、経過を踏まえて担当医と十分に相談してください。

治療後に妊娠した場合の流産や早産、先天奇形の発生率は、一般の妊娠と変わりません。胞状奇胎を繰り返す確率が1.4％であり、一般的な胞状奇胎の発生率よりやや高いことがわかっています。

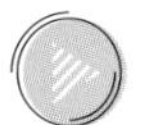

抗がん剤治療の正しい理解

侵入奇胎や奇胎後hCG存続症に対しては、抗がん剤がよく効き副作用も比較的軽く、ほぼ100%治る病気です。治療後の妊娠や出産にも影響は少ないと考えられます。抗がん剤治療中の薬剤の変更や卵巣機能不全への対応、治療後の避妊期間や再発の可能性など、がん治療と同様の対応が必要となる場合があることを十分に理解し治療を受けることが重要です。

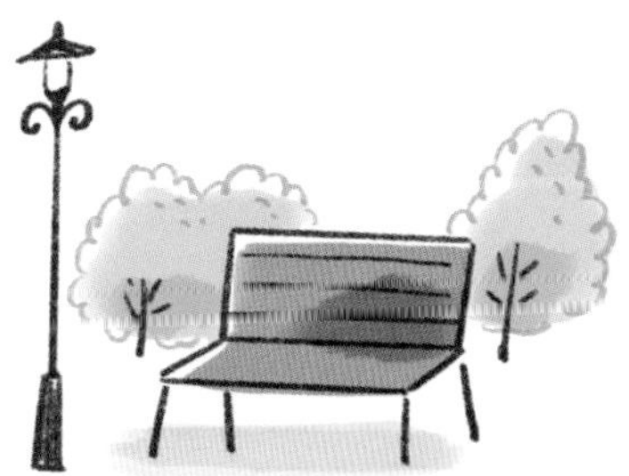

絨毛がんと診断され、肺と脳に転移があると言われました。どのような治療法がありますか？

絨毛がんは転移しやすいがんです。子宮だけでなく、肺、脳、肝臓などに転移が見つかる場合が多いです。化学療法（抗がん剤治療）が非常によく効くため、化学療法を中心に治療が行われ、転移のある患者さんの治癒率も良好です。

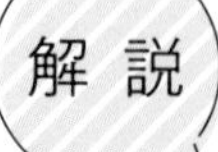

絨毛がんの特徴

絨毛がんは、胎盤をつくる絨毛細胞（栄養膜細胞）から発生する悪性腫瘍です。妊娠性絨毛がんと非妊娠性絨毛がんの２つに分けられますが、ほとんどは何らかの妊娠がまず先にあってその後に発生する妊娠性絨毛がんであり、20～40代に発生することが多いです。絨毛がんの原因となる妊娠は胞状奇胎（Q36参照）だけでなく、正常分娩や流産の場合もあります。絨毛がんの患者さんでは、正常妊娠の際に胎盤が産生するhCG（ヒト絨毛性ゴナドトロピン）というホルモン（妊娠検査として測定されるホルモン）を絨毛がんの腫瘍細胞が盛んに産生するため、妊娠していないのに血液中のhCGが高値となることが診断のポイントです。また血中hCG値の測定は診断に用いられるだけではなく、治療効果や寛解（病気が治って安定した状態）の有無、あるいは再発したかどうかを判断するときにも血中hCG値を用いるため、腫瘍マーカーとして病気の管理や治療の判定に極めて有用です。

症状は、病巣が子宮内に発生した場合には、不正性器出血や下腹部痛が生じます。一方、絨毛がんは転移しやすいがんであり、肺、脳、肝臓などに転移することが多く、全身のCT検査などで転移病巣を検索します。転移病巣で起こる症状（脳転移による頭痛、けいれん、麻痺、肺転移に伴う呼吸器症状、腹腔内出血など）がきっかけで絨毛がんが見つかる場合もしばしばあります。手術による組織学的検査が行われない場合は、画像検査による病巣の広がり、hCGの値、先行する妊娠から診断までの期間などをもとにスコアをつけて診断されることも多く、この場合は「臨床的絨毛がん」と呼びますが、治療は病理診断による絨毛がんと同じです。

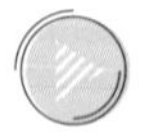

絨毛がんの治療法：化学療法（抗がん剤治療）

抗がん剤が非常によく効くがんです。侵入奇胎（Q37参照）の場合は、メトトレキサートやアクチノマイシンDの単剤療法で治療しますが、絨毛がんでは初回治療から、エトポシド、メトトレキサート、アクチノマイシンDを含んだ多剤併用療法で治療することが勧められます。EMA/CO療法（エトポシド＋メトトレキサート＋アクチノマイシンD/シクロホスファミド＋ビンクリスチン）もしくはMEA療法（メトトレキサート＋エトポシド＋アクチノマイシンD）が最初に行われます。いずれの治療法でも、寛解率は80％程度です。

治療中は、1週間に1回程度、腫瘍マーカーである血中hCGの値（注：mIU/mLの単位で）を測定します。治療がよく効いて、hCGが検出されなくなった後にも、再発を予防するため追加の化学療法が必要です。絨毛がんの場合には、少なくとも3～4サイクル程度の追加化学療法を行い、hCGのカットオフ値以下が続いている場合に寛解と判定しています。

化学療法（抗がん剤治療）の副作用

多剤併用療法では、単剤療法に比べて、特に骨髄抑制（白血球、赤血球、血小板が減少し、感染しやすい状態や出血しやすい状態、または貧血になること）が強く出ます。血液検査で好中球（こうちゅうきゅう）（白血球の一種）数が低値の場合は、発熱や感染のリスクを回避（かいひ）するため、好中球数を上昇させるG-CSF製剤の投与を積極的に行います。エトポシドを含む多剤併用療法では、投与回数によっては卵巣機能不全（らんそうきのうふぜん）（閉経のような状態）になる場合があります。卵巣機能不全の多くは一時的ですが、年齢によっては、卵巣機能が回復せず完全に閉経になってしまうこともあります。このように卵巣からの女性ホルモンの分泌（ぶんぴつ）が低下状態になると、下垂体（かすいたい）（脳のホルモンを産生する組織）から微量のhCGが産生され、病気が治ってもhCGがカットオフ値以下に下がらないこともあり、絨毛がんが寛解しているかどうかは慎重に判定する必要があります。

初回化学療法が効かない場合や再発した場合の治療法

初回の化学療法（EMA/CO療法やMEA療法）中に、hCG値が低下しなくなったり、hCG値が上昇してきた場合は、抗がん剤の種類を変更して治療を続けます。EP/EMA療法（エトポシド＋シスプラチン/エトポシド＋メトトレキサート＋アクチノマイシンD）やFA療法（フルオロウラシル＋アクチノマイシンD）が行われます。3番目に使用する治療法は確立していませんが、TP/TE療法（パクリタキセル＋シスプラチン//パクリタキセル＋エトポシド）などが行われます。化学療法に抵抗性の（効きにくい）病巣がある場合は、手術や放射線治療も検討されます（後述）。

再発した場合は、これまでの治療の経過や再発までの期間などを踏まえて、個別に治療方法を検討します。この場合も、化学療法が治療の中心になります。

手術療法

絨毛がんの治療は化学療法が中心ですが、子宮からの出血が止まらないときには、子宮全摘出術が必要な場合があります。また、脳転移に伴う脳圧亢進（高まること）症状が強い場合は、開頭術が必要な場合があります。また、化学療法に抵抗性の（効きにくい）子宮病巣や孤立性の転移に対しては、子宮摘出術や転移病巣の摘出（肺部分切除など）が効果がある場合がありますが、手術が適切かどうか、そのタイミングは慎重に検討されるべきで、安易に手術を優先せず化学療法をしっかりと行うべきです。手術で病巣を摘出できた場合でも、化学療法は必要です。

放射線治療

脳転移がある場合でも治療の中心は化学療法ですが、放射線治療や手術療法を組み合わせた、集学的な治療が行われます。脳転移の大きさ、場所、数、症状の有無などにより、患者さんごとに治療法を考えていく必要があります。最近では、長期的な合併症（遅発性の認知機能障害）を避ける観点から、全脳照射よりも定位放射線治療やガンマナイフなどの定位手術的照射（正常な脳組織にはできるだけ放射線をあてずに、脳病巣にはできるだけ大量の放射線を照射する方法）が行われることが多くなっています。

絨毛がんに類似した胎盤由来の悪性腫瘍について

胎盤部トロホブラスト腫瘍（PSTT）および類上皮性トロホブラスト腫瘍（ETT）の2つは、絨毛がんと同様に胎盤の栄養膜細胞由来の悪性腫瘍ですが、特殊なタイプであり極めて稀な腫瘍です。血中のhCG値があまり高くなく、子宮に腫瘤を形成することが特徴で、摘出組織の病理組織診断により診断されます。肺やその他の臓器に転移することもあります。PSTTやETTでは、絨毛がんと比較して抗がん剤が効きにくいため、手術（子宮全摘出術）が勧められます。転移のある場合は、子宮全摘出術に加え、化学療法も行われます。

転移があっても治癒する可能性の高い絨毛がん

絨毛がんは、抗がん剤治療の確立やhCG値測定の進歩により、最近40年間で治療成績は大幅に向上してきました。現在確立している治療により、肺、脳、肝臓などに転移がある患者さんを含めて90％前後の患者さんは治癒します。転移があると言われても、前向きな気持ちで治療に向き合いましょう。

追加治療も含めて化学療法を継続する負担は少なくありませんが、途中でやめてしまうと、ほとんどの場合で絨毛がんは再び悪くなっていきます。化学療法の副作用はありますが、可能な限り、決められた治療を決められたとおりに行うことが望ましいです。また、子宮や卵巣を温存して抗がん剤だけで治すことができた場合は、治療後1年以上再発がなく落ち着いていれば、その後の妊娠も可能です。

最後に、絨毛がんは患者数が少ない稀な悪性腫瘍なので、この病気の治療経験が豊富な婦人科腫瘍医のいる高次施設で治療を受けることが勧められます。

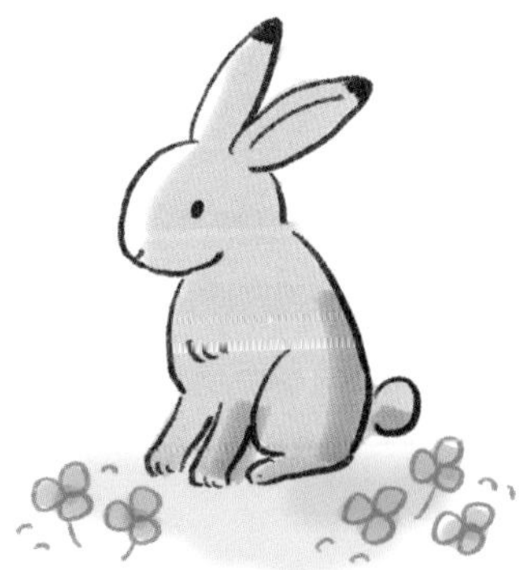

卵巣がん

Q39～56

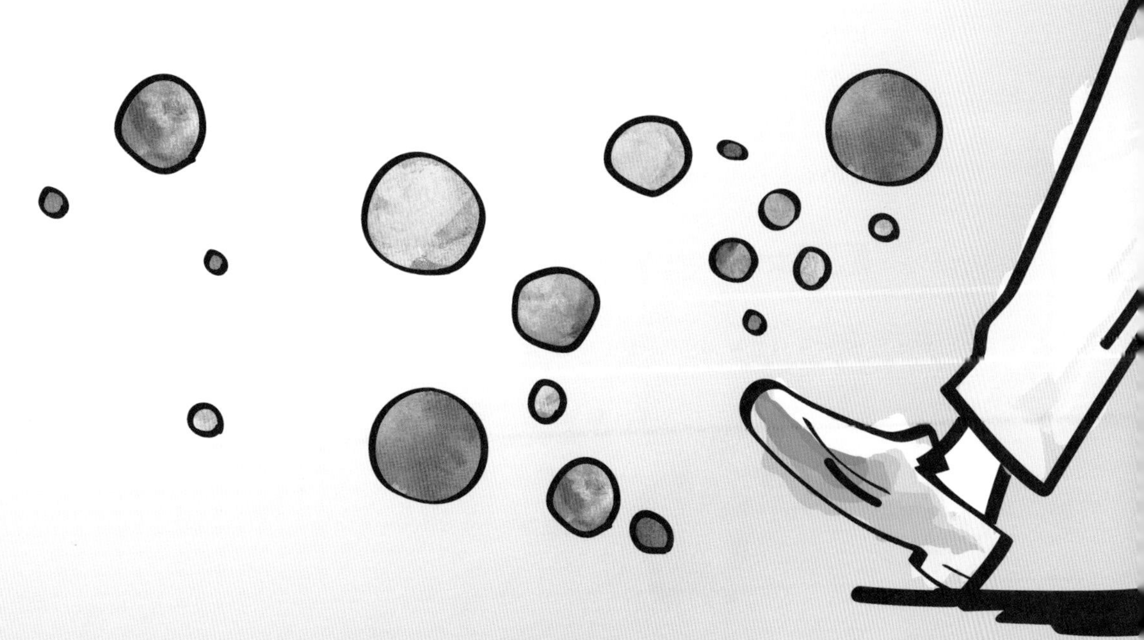

どのような病気ですか？
その原因や症状について教えてください。

卵巣には多種多様な種類の腫瘍が発生します。その大半は上皮性腫瘍で、このうちの悪性の腫瘍を通常「卵巣がん」と呼んでいます。種々の遺伝子変異の積み重ねで発生しますが、直接の原因は不明です。最近、卵管や腹膜からの発生も考えられており、「卵巣がん・卵管がん・腹膜がん」を一連の病気として同じ治療が行われます。初期は症状に乏しいのが特徴です。また、日本では卵巣がんの11.8％に、遺伝性乳がん卵巣がんの原因遺伝子とされている*BRCA1*または*BRCA2*のバリアント（変異）がみられ、乳がんや卵巣がんの家族歴には注意が必要です。

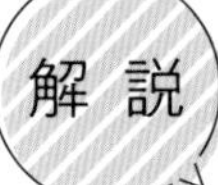

卵巣がんとは

女性の骨盤内を**図1**に示しました。外陰部から腟（8 ～ 10cm）の奥には鶏卵大の子宮があり、子宮の入口は子宮頸部、本体は子宮体部と呼ばれます。子宮体部から左右の卵管が骨盤内に通じ、左右の卵巣（母指頭大）は子宮体部からの靭帯によって支えられています。このように、女性の骨盤内は卵管・子宮・腟・外陰というルートで外界と通じています。

遺伝的な要因を考慮し（遺伝性乳がん卵巣がん）、乳がん・卵巣がん家系では卵巣がんの発生予防として、卵巣・卵管の摘出術が行われることがあります（**Q66**参照）。卵巣がんのリスクには、遺伝的な要因以外にも、骨盤内の慢性的な炎症、子宮内膜症といった婦人科の病気、あるいは肥満や食事内容などの生活習慣も関係があると考えられています。

図1 女性の内性器

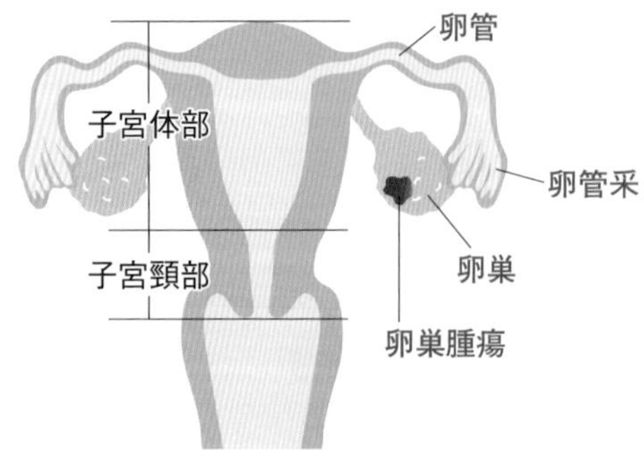

現在、年間13,000人程度が発症し、増加の一途をたどり、死亡数は4,700人をこえ、5年生存率は約60%と報告されています（国立がん研究センターがん対策情報センター）。

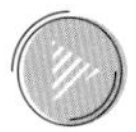

卵巣腫瘍の種類

卵巣腫瘍の特徴は、以下の3点に集約できます。

❶人の体の中で最も大きな腫瘍をつくる
❷最も多種多様な腫瘍ができる
❸当初は無症状が多い

卵巣を形づくる主な組織には、卵巣の表面をおおっている表層上皮、卵子のもとになる胚細胞、性ホルモンを産生する性索間質などがあります。卵巣腫瘍はこれらのすべてから発生するため、腫瘍が発生する組織によって大きく3つのグループに分けることができます（**表1**）。

また、腫瘍は良性と悪性（がん）に分けられますが、卵巣腫瘍の場合はさらに別個に、良性と悪性の中間的な性格をもつ境界悪性腫瘍（低悪性度腫瘍ともいいます）があり、これも卵巣腫瘍の多種多様性を表している証です。

さらに卵巣腫瘍は、腫瘍細胞の分化度（異型度）から、低異型度、高異型度に分けられます。分化とは細胞が分裂して成熟していくことで、最初はまったく未熟な細胞（未分化）が、しだいに分化していき、成熟した細胞になります。最も成熟した細胞が腫瘍になったものが低異型度で、正常な細胞に似ていて悪性度が低く、未熟なほど高異型度で悪性度が高くなります。

上皮性腫瘍

卵巣腫瘍の3つのグループのうち、この上皮性腫瘍が最も多く発生します。また、悪性の卵巣腫瘍全体のおよそ90%がこのタイプで、一般に「卵巣がん」というときは、この悪性腫瘍のことを指します（**図2**）。

悪性の上皮性腫瘍（卵巣がん）の組織型（がんの顔つき）はほとんどが腺がんで、主に「漿液性がん」「類内膜がん」「粘液性がん」「明細胞がん」の4種類に分けられます。漿液性がんが多くを占め（約35%）、抗がん剤がよく効きますが、日本人に多い明細胞がん（約25%）、また粘液性がん（約10%）は抗がん剤が効きにくいがんです。同じ卵巣がんでも、治療を行ううえで、どの組織型であるかを知ることは重要です。

性索間質性腫瘍

性索間質には様々な細胞が存在します。莢膜細胞と顆粒膜細胞はエストロゲン（卵胞ホルモン）を産生する細胞で、莢膜細胞腫は良性、顆粒膜細胞腫は境界悪性

表1 卵巣腫瘍の分類

<table>
<tr><th></th><th>良性腫瘍</th><th>境界悪性腫瘍／低悪性度腫瘍／悪性度不明の腫瘍</th><th>悪性腫瘍</th></tr>
<tr><td rowspan="2">上皮性腫瘍</td><td rowspan="2">• 漿液性嚢胞腺腫・腺線維腫
• 漿液性表在性乳頭腫
• 粘液性嚢胞腺腫・腺線維腫
• 類内膜嚢胞腺腫・腺線維腫
• 明細胞嚢胞腺腫・腺線維腫
• ブレンナー腫瘍
• 漿液粘液性嚢胞腺腫・腺線維腫
• 子宮内膜症性嚢胞</td><td>• 漿液性境界悪性腫瘍
• 粘液性境界悪性腫瘍
• 類内膜境界悪性腫瘍
• 明細胞境界悪性腫瘍
• 境界悪性ブレンナー腫瘍
• 漿液粘液性境界悪性腫瘍</td><td>• 低異型度漿液性癌
• 高異型度漿液性癌
• 粘液性癌
• 類内膜癌
• 明細胞癌
• 悪性ブレンナー腫瘍
• 漿液粘液性癌
• 未分化癌</td></tr>
<tr><td colspan="2">• 微小乳頭状パターンを伴う漿液性境界悪性腫瘍*</td></tr>
<tr><td>間葉系腫瘍</td><td></td><td></td><td>• 類内膜間質肉腫</td></tr>
<tr><td>混合型上皮性間葉系腫瘍</td><td></td><td></td><td>• 腺肉腫
• 癌肉腫</td></tr>
<tr><td rowspan="2">性索間質性腫瘍</td><td rowspan="2">• 線維腫
• 莢膜細胞腫
• 硬化性腹膜炎を伴う黄体化莢膜細胞腫
• 硬化性間質性腫瘍
• 印環細胞間質性腫瘍
• 微小嚢胞間質性腫瘍
• ライディッヒ細胞腫
• ステロイド細胞腫瘍
• セルトリ・ライディッヒ細胞腫(高分化型)</td><td>• 富細胞性線維腫
• 若年型顆粒膜細胞腫
• セルトリ細胞腫
• 輪状細管を伴う性索腫瘍
• セルトリ・ライディッヒ細胞腫(中分化型)
• その他の性索間質性腫瘍</td><td>• 線維肉腫
• 悪性ステロイド細胞腫瘍
• セルトリ・ライディッヒ細胞腫(低分化型)</td></tr>
<tr><td colspan="2">• 成人型顆粒膜細胞腫*</td></tr>
<tr><td rowspan="2">胚細胞腫瘍</td><td rowspan="2">• 成熟奇形腫
• 良性卵巣甲状腺腫
• 脂腺腺腫</td><td></td><td>• 未分化胚細胞腫
• 卵黄嚢腫瘍
• 胎芽性癌
• 絨毛癌(非妊娠性)
• 混合型胚細胞腫瘍
• 悪性卵巣甲状腺腫(乳頭癌、濾胞癌)
• 脂腺癌
• 癌(扁平上皮癌、その他)</td></tr>
<tr><td colspan="2">• 未熟奇形腫(Grade 1～Grade 3)*
• カルチノイド腫瘍*</td></tr>
<tr><td>胚細胞・性索間質性腫瘍</td><td></td><td>• 性腺芽腫
• 分類不能な混合型胚細胞・性索間質性腫瘍</td><td></td></tr>
</table>

(次ページへ続く)

表1 卵巣腫瘍の分類（続き）

	良性腫瘍	境界悪性腫瘍／低悪性度腫瘍／悪性度不明の腫瘍	悪性腫瘍
その他	• 卵巣網腺腫	• ウォルフ管腫瘍 • 傍神経節腫 • 充実性偽乳頭状腫瘍	• 卵巣網腺癌 • 小細胞癌 • ウィルムス腫瘍 • 悪性リンパ腫 • 形質細胞腫 • 骨髄性腫瘍

* 臨床的取扱いが境界悪性あるいは悪性度不明の腫瘍に準じることがあるにもかかわらず、ICD-Oコードが悪性あるいは上皮内癌である腫瘍〔微小乳頭状パターンを伴う漿液性境界悪性腫瘍、成人型顆粒膜細胞腫、未熟奇形腫（Grade 1～Grade 3）、カルチノイド腫瘍〕は、あえていずれか一方に分類せず、両方にまたがるように記載した。
日本産科婦人科学会・日本病理学会編『卵巣腫瘍・卵管癌・腹膜癌取扱い規約 病理編 第1版』金原出版、2016より
注）現在の組織学的分類では使用されていない組織型の名前もあります。

図2 悪性卵巣腫瘍（組織発生に基づく）

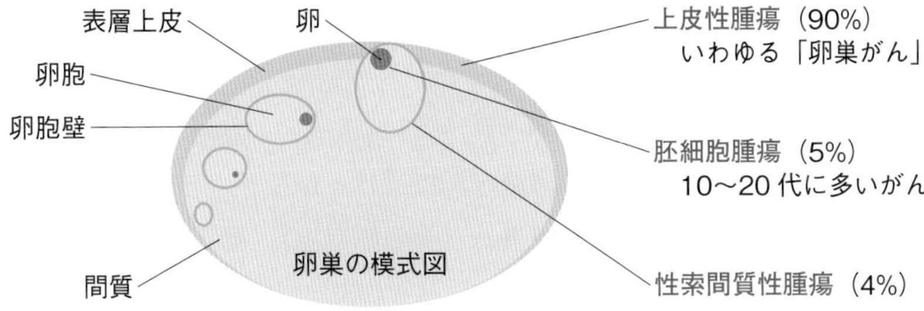

です。セルトリ・間質細胞はアンドロゲン（男性ホルモン）を産生する細胞で、分化度によって良性から悪性の腫瘍が発生します。線維芽細胞からは良性の線維腫、悪性の線維肉腫が発生します。

胚細胞腫瘍

胚細胞腫瘍は、10代の小・中学生から20代に多く発生します。大半が奇形腫（毛髪、歯や体脂肪から構成される良性腫瘍）ですが、稀に悪性腫瘍が発生します。この悪性腫瘍は卵巣がんの5％程度ですが、若年者に発症することが問題です。

しかし、この悪性腫瘍は抗がん剤が非常に効くので、適切に治療を受ければ治る可能性が高く、さらに、多くは妊孕性（妊娠できる機能）を残すことができます。過去には若い命が失われていたのですが、最近20年ほどの有効な抗がん剤の開発に伴い、完治できるようになった悪性腫瘍です。

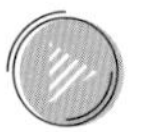

卵巣がんの原因

卵巣がんは、種々の遺伝子変異の積み重ねで発生します。直接の原因やがんの発育史は不明です。数カ月で一気にがんが進行する場合もあります。

卵巣がんの多くは閉経後に発症します。排卵する際に卵巣表面にできる傷と関連すると考えられており、排卵回数が多いほど危険性が高まります。すなわち、未産婦、初経の早い人や閉経の遅い人は、危険群に入ります。最近では、生活習慣の欧米化に伴い、欧米なみに増加しています。近年、卵巣がんのなかでも「漿液性がん」の多くは卵管の先端部分である卵管采（らんかんさい）（**図1**参照）から発生すると考えられています。特に、以下に記す遺伝性の卵巣がんに、この関わりが深いことが知られています。

遺伝による卵巣がんは、主に*BRCA1*または*BRCA2*という遺伝子の異常によって起こります。その発生頻度は卵巣がんの11.8％ですが、親・姉妹・従姉妹（いとこ）に乳がんや卵巣がんがあれば十分な注意が必要です（**Q66**参照）。

また、卵巣の子宮内膜症性嚢胞（しきゅうないまくしょうせいのうほう）（チョコレート嚢胞）から発生する卵巣がんもあります（次ページMemo参照）。

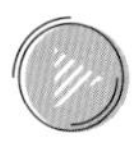

卵巣がんの自覚症状

自覚症状に乏しいため、卵巣がんは「サイレントキラー（無言の殺人者）」と称されています。通常、お腹が張る（腹部膨満感（ぼうまんかん））、最近太った（スラックスが入らなくなった）という訴えが早期からみられます。卵巣がんは大きな腫瘍をつくることが少なくないため、内科や外科での超音波断層法検査（エコー検査）でも骨盤内の腫瘤（しゅりゅう）（コブ）の存在がわかります。不正性器出血は通常起こりません。

このように自覚症状が乏しいことから、卵巣がんが見つかったときには60％以上の人は既にがんが進行してしまっているのが現状です。

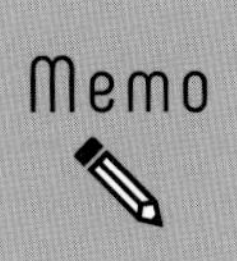

チョコレート嚢胞のがん化

チョコレート嚢胞は卵巣に発生した子宮内膜症で、子宮内膜症性嚢胞とも呼ばれます。嚢胞とは、中に液体の入った袋状の病変です。

子宮内膜症とは、子宮の内面をおおっている子宮内膜の組織が、何らかの原因で子宮の内面以外の部分にできてしまう病気で、卵巣、腹膜、膀胱、直腸、肺、皮膚など様々な部位に発生します。このうち卵巣にできたものを、チョコレート嚢胞といいます。

卵巣にできた子宮内膜は、子宮の内膜と同様に、月経の周期ごとに出血を繰り返します。出血した血液は、一部は身体に吸収されますが、その多くは卵巣内にたまり、たまった血液が古くなるとチョコレート色のどろどろした液体をいれた嚢胞になることから、チョコレート嚢胞と名づけられています。月経痛が特徴ですが、嚢胞がだんだん大きくなると、月経時以外にも、性交時の下腹部痛や慢性の骨盤痛などが現れます。

このチョコレート嚢胞からがんが発生することがわかっています。組織型としては、明細胞がんと類内膜がんの2つが主であり、なかでも日本人に多く、急増していて、抗がん剤が効きにくい明細胞がんの発生が注目されています。

チョコレート嚢胞は、初経から閉経までの生殖可能な年齢の女性に発症します。嚢胞が小さい場合は通常、薬物療法を行って様子をみていきますが、特に閉経周辺期以降の方、あるいは若くても大きな嚢胞（通常10cm以上）の場合は、がん化を予防するために、嚢胞あるいは卵巣の摘出を考えなければなりません。

チョコレート嚢胞のある患者さん、特に閉経年齢の方は、ここから「卵巣がん」が発生してくるリスクを知っておいてください。

広がり方の分類（進行期分類）について教えてください。

卵巣はお腹の中の骨盤内の深いところにあります。そのため、腫瘍ががんなのか、がんだとしたら、どこまで広がっているのかを手術前に正確に知ることは難しく、手術によってお腹の中を詳しく観察し、摘出した腫瘍を検査した後に進行期を決定します。進行期はⅠ期からⅣ期までに分かれ、この分類などに基づいて治療法を決定します。

正確な進行期は手術後に決定

卵巣がんの治療は手術療法が原則です。がんの広がりを知ることは、治療方針の決定と予後（治癒の見込み）を推測するうえで、とても重要です。しかし、卵巣はお腹の中の臓器で、骨盤の深いところにあるため、がんの診断、ならびにその広がりを手術前に正確に知ることは難しく、多くの場合、手術により腹腔内を詳しく観察し、摘出した腫瘍を検査することで初めて明らかになります。

手術前には、腹部の触診や内診、超音波断層法検査（エコー検査）やCT、MRI、PET-CTなどの画像検査を行い、手術中には腹腔内の詳細な検索と後腹膜リンパ節転移の有無を確認することが重要です。

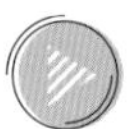

Ⅰ期からⅣ期に分類

卵巣がんの広がり方を分類する方法としては、世界中で国際産科婦人科連合（FIGO）による進行期分類が使用されています（日産婦2014、FIGO 2014）（**表1**）。『卵巣がん・卵管癌・腹膜癌治療ガイドライン』（2020年版）ではこの進行期分類に合わせて記載されています。

手術前の臨床検査と、手術時の視診、触診によって、がんの広がり方を評価します。そして、採取した腫瘍やリンパ節の詳細な検査によって、正確な広がり方、すなわち進行期が決定されます。Ⅰ期からⅣ期まで大きく4つの段階に分類します（**表1**、**図1**）。

Ⅰ期……がんが卵巣だけにとどまっている状態

Ⅱ期……がんが骨盤内に進展した状態、すなわち子宮や卵管、直腸・膀胱の腹膜などに広がっている状態

表1 卵巣がん・卵管がん・腹膜がんの進行期分類（日本産科婦人科学会2014年、FIGO 2014年）

Ⅰ 期	がんが卵巣あるいは卵管内に限局しているもの	
	ⅠA期	片側の卵巣あるいは卵管に限局し、腹水細胞診または腹腔洗浄細胞診でがん細胞が認められず、被膜表面への浸潤がないこと。 卵巣がんでは被膜破綻も認められないもの
	ⅠB期	両側の卵巣あるいは卵管に限局し、腹水細胞診または腹腔洗浄細胞診でがん細胞が認められず、被膜表面への浸潤がないこと。 卵巣がんでは被膜破綻も認められないもの
	ⅠC期	片側または両側の卵巣あるいは卵管に限局するが、手術操作による被膜破綻（ⅠC1）や、自然被膜破綻あるいは被膜表面への浸潤（ⅠC2）、あるいは、腹水細胞診または腹腔洗浄細胞診でがん細胞が認められるもの（ⅠC3）
Ⅱ 期	がんが片側または両側の卵巣あるいは卵管に存在し、さらに骨盤内臓器へ進展しているもの。あるいは原発性の腹膜がん	
	ⅡA期	子宮や、原発部位以外の卵巣、卵管へ進展しているもの
	ⅡB期	子宮、卵巣、卵管以外の骨盤部腹腔内臓器（直腸、膀胱、腟など）へ進展しているもの
Ⅲ 期	がんが骨盤腔をこえて、腹腔内に転移しているか、後腹膜リンパ節に転移していることが、組織学的あるいは細胞学的に確認できるもの	
	ⅢA1期	後腹膜リンパ節にのみ転移のあるもの 転移巣の最大で、径10mm以下［ⅢA1（ⅰ）］と径10mmをこえる［ⅢA1（ⅱ）］で分ける
	ⅢA2期	後腹膜リンパ節転移の有無にかかわらず、目には見えない顕微鏡レベルの腹腔内転移のあるもの
	ⅢB期	後腹膜リンパ節転移の有無にかかわらず、最大径2cm以下の腹腔内転移のあるもの
	ⅢC期	後腹膜リンパ節転移の有無にかかわらず、最大径2cmをこえる腹腔内転移のあるもの（肝臓や脾臓の表面のみへの進展も含む）
Ⅳ 期	腹腔内転移以外の遠隔転移のあるもの	
	ⅣA期	胸水中にがん細胞を認めるもの
	ⅣB期	腹腔内臓器（肝臓、脾臓）への実質転移のあるもの、あるいは腹腔外臓器（鼠径リンパ節や腹腔外リンパ節を含む）に転移のあるもの

日本産科婦人科学会・日本病理学会編『卵巣腫瘍・卵管癌・腹膜癌取扱い規約 病理編 第2版』金原出版、2022より改変

Ⅲ期……がんが骨盤腔をこえて上腹部の腹膜、大網や小腸に転移しているか、リンパ節などに転移している状態

Ⅳ期……がんが肝臓や肺などの遠くの臓器にまで転移している状態（遠隔転移）

卵巣は骨盤内の深いところにあり、がんが発生しても自覚症状に乏しく、また適切な検診法がないため、早期発見は容易ではなく、卵巣がんのおよそ半数はⅢ期、Ⅳ期の状態で発見されます。

図1 卵巣がんの進行期別の広がり方

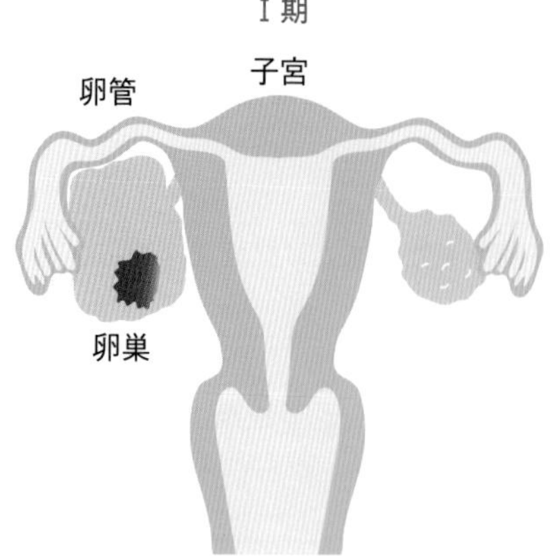

がんが卵巣だけにとどまっている状態

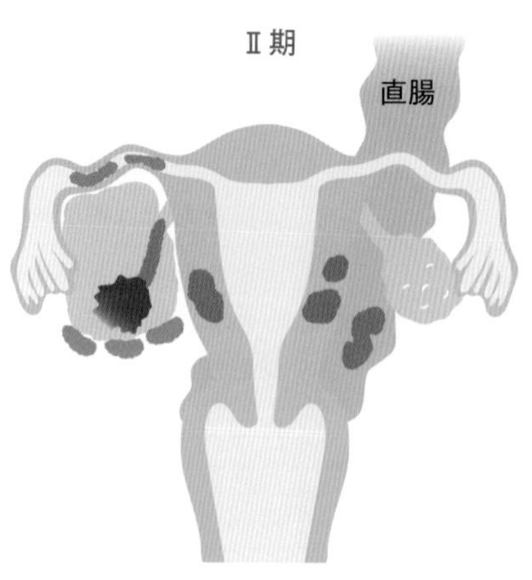

がんが骨盤内にあって、子宮や卵管、直腸・膀胱の腹膜などに広がっている状態

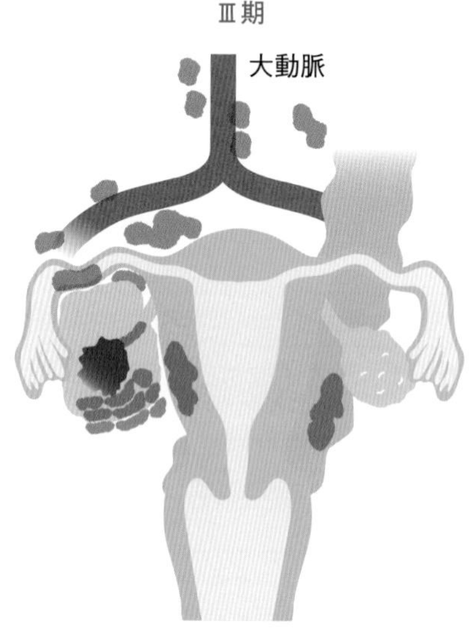

がんがリンパ節に転移しているか、骨盤腔をこえて、上腹部の腹膜、大網、小腸などに転移している状態

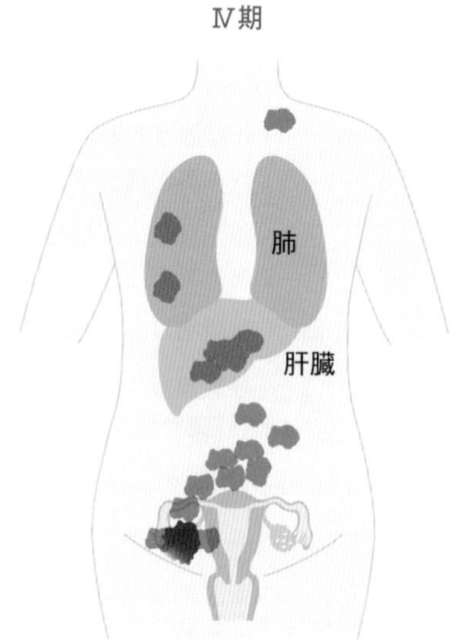

がんが肝臓や肺などに転移している状態

ちなみに2021年の日本産科婦人科学会婦人科腫瘍委員会の報告では、進行期別の5年生存率は、Ⅰ期90.1％、Ⅱ期79.6％、Ⅲ期53.1％、Ⅳ期30.8％であり、進行期によって予後は異なります。

卵巣がんの疑いがあると言われ、手術を勧められました。どのような治療になりますか？

卵巣腫瘍は、良性・境界悪性・悪性に分けられます。悪性（卵巣がん）の場合の手術は「両側付属器（卵巣・卵管）摘出術＋子宮全摘出術＋大網切除術」を基本手術とし、病変が卵巣にとどまっている場合には後腹膜リンパ節郭清を含めたステージング手術（進行期決定手術）を行います。がんがお腹の中に広がっている場合には、がんを残さないようにできるだけ取り除く「腫瘍減量術」を行います。そして、手術の後に抗がん剤治療を中心とした薬物療法を行うのが一般的な治療の流れとなります。

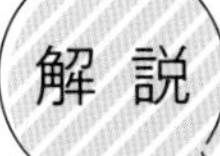

卵巣がんの初回治療法

がんの治療法には手術療法、化学療法（抗がん剤治療を中心とした薬物療法）、放射線治療などがありますが、卵巣がんの場合はいずれの進行期（Q40参照）であっても、最初に手術を行ってできるだけがんを取り除き、その後に再発を抑えるための化学療法を追加するのが初回治療法の基本となります。しかし、がんが完全に摘出できない場合には、化学療法でがんを小さくした後に手術を行う場合（Q43参照）もあります。放射線治療は、一部の患者さんを除き、卵巣がんに対する初回の治療では基本的に行いません。

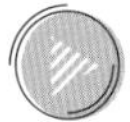

早期卵巣がん(Ⅰ期)疑いの手術療法

がんが卵巣にとどまっているように見える卵巣がんⅠ期（Q40参照）を疑う場合、お腹の中の腹水を採取して細胞の検査を行う腹水細胞診/腹腔洗浄細胞診と、「両側付属器（卵巣・卵管）摘出術＋子宮全摘出術＋大網切除術」の基本手術（図1）に加えて、後腹膜にあるリンパ節の郭清（図2）や、お腹の中の腹膜を数カ所生検（組織の一部を採取して顕微鏡で調べる検査）します。このような、がんの広がりを正確に診断するステージング手術（進行期決定手術）が勧められます。

手術前に卵巣腫瘍が悪性か良性かを区別するのは難しいことも多いため、開腹手術中に短時間で病理組織検査を行い、良性か悪性かを判断することもあります（図3）。この病理組織検査を「術中迅速病理組織検査」といいます。最終的な病理組織診断は術後1～3週間かけて詳細に検査するのに対して、術中の短時間での診断には限界があり、診断精度は70～80％前後です。このため、手術中の診断が

図1 卵巣がんへの基本術式（両側付属器摘出術＋子宮全摘出術＋大網切除術）

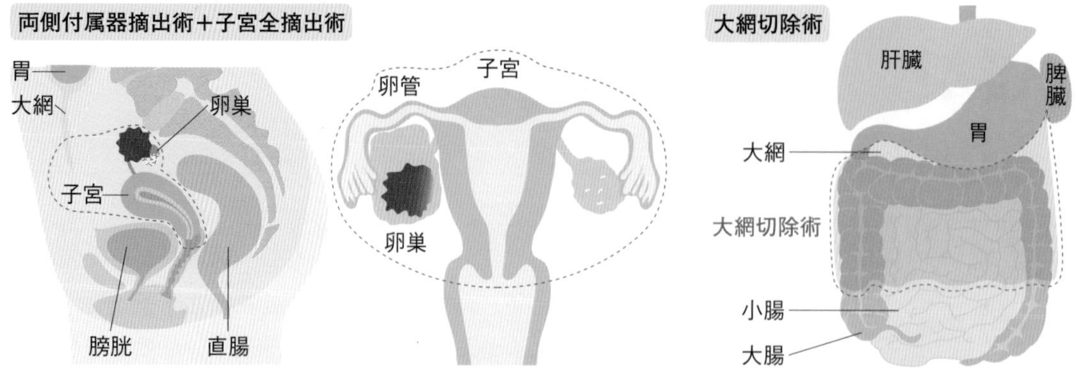

図2 後腹膜リンパ節郭清（骨盤リンパ節＋傍大動脈リンパ節）

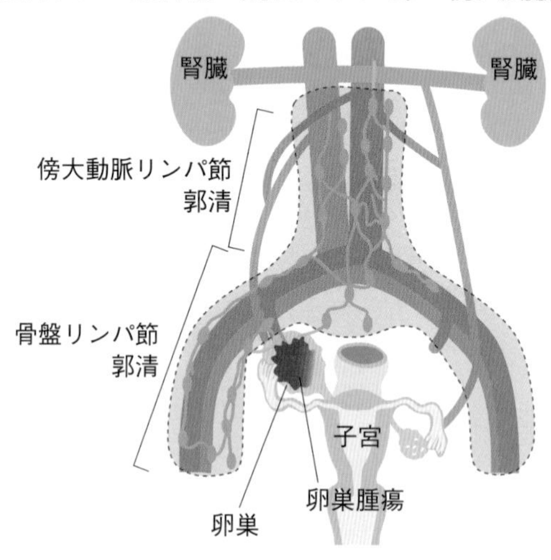

図3 卵巣がんⅠ期が疑われる患者さんへの術式

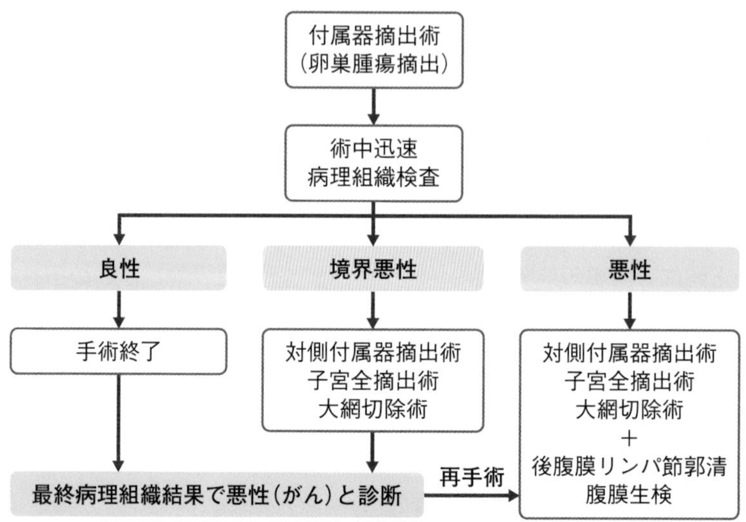

悪性（がん）でなかったとしても、最終病理診断で悪性（がん）と診断される場合もあります。すなわち、手術中の迅速診断で明らかに悪性（がん）であった場合には、１回の開腹手術で卵巣がんに対する手術を行いますが、術中診断で明らかな悪性（がん）と診断されなかった場合には、必要最小限の術式にとどめ、最終的な病理組織診断の結果を確認してから改めて２回目の開腹手術を行うこともあります。

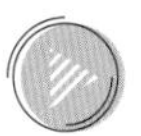

進行卵巣がん（Ⅱ～Ⅳ期）への手術療法

がんが既にお腹の中やリンパ節に広がっている進行卵巣がんⅡ～Ⅲ期を疑う場合でも、可能な限りがんを取り除く腫瘍減量術（基本術式＋他臓器合併切除）（**表１**）を行います。残存腫瘍をできるだけ少なくしたほうが治る可能性が高いことが知られているからです（**図４**）。ただし、実際は腸管（小腸や大腸）を一緒に切除するといった負担の大きい手術になった場合には、様々な術後合併症が発生するリスク

表１　卵巣がんⅡ～Ⅳ期への腫瘍減量術に伴う他臓器合併切除

- 腹膜切除
- 腸管合併切除（それに伴い人工肛門造設術となる可能性）
- 脾臓摘出
- 肝臓部分切除
- 膵体尾部切除
- 横隔膜部分切除
- 後腹膜リンパ節切除
- その他（鼠経リンパ節切除など）

図４　できるだけ腫瘍を減量する意義（最大残存腫瘍径と予後）

Disaia. P J & Creasman. W T（編）. Clinical Gynecologic Oncology、1985より改変

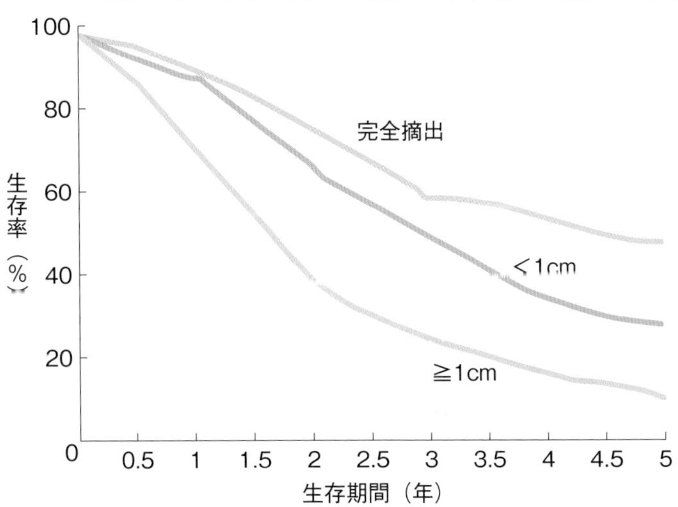

が高くなることも理解しなければなりません。

腸管などを一緒に摘出しなければならない場合、あるいは、治療前から肺や肝臓などの腸管以外の臓器に転移がある場合（Ⅳ期）には、体に負担の少ない方法（試験開腹術や腹腔鏡手術）で診断に必要な組織を採るのにとどめることもあります。患者さんの年齢や全身状態を考慮し、どこまでの腫瘍減量術を行うのかについては、担当医とよくお話しすることが必要となります。

どちらの方法をとるにしても、引き続き抗がん剤などを用いて、残った（残っているかもしれない）腫瘍を小さくするための薬物療法を行います。

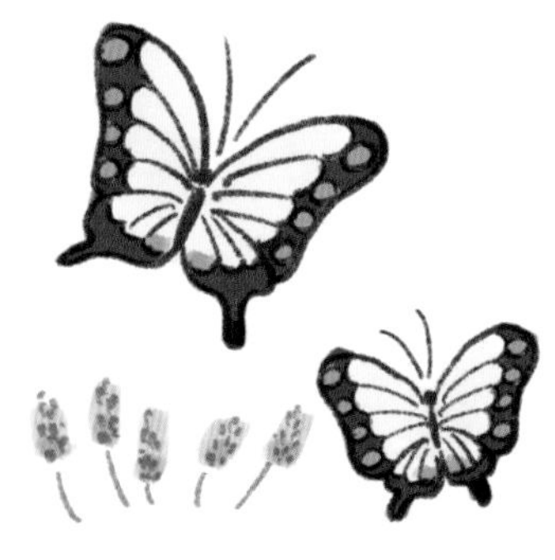

卵巣以外の他の臓器にがんが広がっているので、手術の前に抗がん剤の治療を受けるように勧められました。どうしてですか？

卵巣以外の他の臓器にも多数の腫瘍があるため、お腹の中のすべての腫瘍を1回の手術で十分に摘出することが難しいと予想される場合は、手術前に化学療法（抗がん剤治療）を行うことが推奨されます。化学療法で腫瘍を小さくしてから手術を行うと腫瘍の摘出率が向上し、術後に化学療法を行った場合と治療効果が同じであると考えられているためです。

卵巣がんに対する術前化学療法

進行した卵巣がんの治療は、まず卵巣がんであることの診断、正確な進行期の診断、がんが広がっている範囲の確認、そして卵巣・卵管・子宮・大網（だいもう）（胃から垂（た）れ下がるように存在する膜状組織）などに転移した腫瘍をできるだけ摘出することを目的とした「初回腫瘍減量術（しゅようげんりょうじゅつ）」と呼ばれる開腹手術を行い、その後に化学療法（抗がん剤）を追加することです。この治療では、手術で腫瘍が肉眼で見て完全に摘出できている、または取り残した腫瘍（残存腫瘍）を1cm未満にすることができれば、手術後に化学療法を行うことで、より長期の生存（治癒の見込み）が期待できます。

しかし、お腹の中にがんが広がっているような進行した卵巣がんの場合、残存腫瘍を1cm未満にできる割合は40％程度と考えられています。そこで、画像検査や腹腔鏡検査の結果から、ただちに開腹手術を行っても残存腫瘍を1cm未満にできる可能性が低いと予測される場合は、先に化学療法を行うことにより腫瘍をできるだけ小さくしてから手術を行うことで腫瘍摘出率を向上させようとする治療が選択されます。

術前化学療法の利点

術前化学療法の利点として考えられているのは、以下のような点です。

❶術前化学療法によって腫瘍量が減少すれば、大腸や小腸または横隔膜（おうかくまく）などを卵巣とともに取り除く「他臓器合併切除（たぞうきがっぺいせつじょ）」を行わずに残存腫瘍を1cm未満にできる確率が高くなることが期待されます（**図1**）。他臓器合併切除を行わずに済むことで、重い手術合併症の頻度や、手術時間・出血量が減少すると考えられています。

図1　術前化学療法による腫瘍の縮小

左図のように広範囲に腫瘍が広がっていたものが、術前化学療法により右図のように縮小して切除すべき部位が減少すれば、利点になると考えられます。

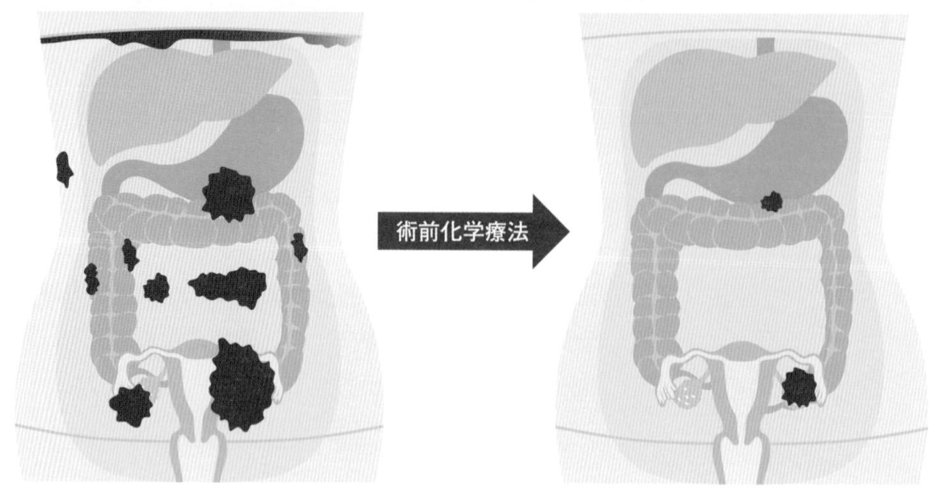

❷進行卵巣がんの患者さんの場合、お腹の中の大きな腫瘍や大量の胸水・腹水（胸部・腹部に水がたまること）のために体調不良を起こすことがあり、大きな手術に耐えられないと判断されることがあります。このような場合に術前化学療法が奏効すると、腫瘍が小さくなっていくのに伴(ともな)って体調の改善が見込まれ、後に大きな手術を行うことができるようになると期待されます。

❸進行卵巣がんの場合、他臓器合併切除を伴うため手術時間が長くなることがあります。そのため、手術時間の確保や、消化器外科など他科との連携(れんけい)をとるために手術日の調整に時間がかかり、治療開始が遅れることがあります。術前化学療法を行うことで速やかに治療を開始することができ、化学療法を行いながら手術日程の調整が可能になります。

これら❶～❸のような利点により、術前化学療法では、先に手術を行った場合と比較して、再発までの期間と全生存期間（治療を開始してから原因を問わず亡くなるまでの期間）が同等であると考えられています。また、術前化学療法によって患者さんのQOL（生活の質）の改善も期待されています。

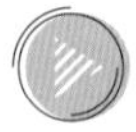 術前化学療法の問題点

術前化学療法には前項で示したような利点があげられていますが、いくつかの問題点も指摘されています。

❶画像診断のみで術前化学療法を行うことを決定した場合は、最初に診断的意味を兼ねた初回手術を行わないため、卵巣がんの診断と進行期が不正確になる可

能性があります。日本の最近の研究では、MRIなどの画像診断などによる手術前診断の正診率は95％と報告されています。

❷術前化学療法の効果が得られないこともあります。このような場合には腫瘍減量術の機会を失い、本来の目的である腫瘍の完全摘出、または残存腫瘍を1cm未満にすることができなくなるかもしれません。特に卵巣がんの組織型のうち、抗がん剤が効きにくい明細胞がんや粘液性がんの場合は、治療効果があがらない可能性もありますので、慎重に検討する必要があります。

❸術前化学療法が効いた場合でも、腫瘍減量術において一緒に摘出すべき他の臓器をどのくらい減らせるのかが正確にはわからないため、結果的に長時間の手術が必要となることがあります。

手術をして卵巣がんと診断され、抗がん剤治療を受けたところ、また手術が必要と言われました。2回目の手術について教えてください。

初回の手術が診断目的（試験開腹）で終わってしまった場合や、腫瘍の摘出を試みたものの十分に摘出できずに腫瘍が残ってしまった場合、また、その後の抗がん剤治療で効果があり、取り残した腫瘍がかなり縮小した状態と考えられる場合に、**腫瘍を取り除く目的で再手術を行う**ことがあります。

初回治療の流れ

卵巣がんに対する治療の基本的な流れをみていきましょう。

卵巣がんの治療は、手術と抗がん剤治療とを組み合わせて行います。最初に手術を行ってできるだけ腫瘍を取り除き（一次的腫瘍減量術（しゅようげんりょうじゅつ））、その後に抗がん剤治療を追加する流れが原則です（**Q41**、**Q46** 参照）。一般的に卵巣がんの治り具合は、手術で取り残した腫瘍（残存腫瘍）の大きさに依存します。手術で腫瘍を完全に摘出できた場合の生存率が最も良好で、取りきれなかった場合には、残存腫瘍の最大の大きさを1cm未満にできるか否かによって生存率が変わってきます。したがって手術では、腫瘍を完全摘出もしくは1cm未満に減量することが目標となります。

しかしながら、進行した卵巣がんでは、腫瘍が周囲の臓器を巻き込んでいたり、お腹の中にがんが広がっていたり（腹膜播種（ふくまくはしゅ））、リンパ節などに転移していたりします。最初の手術では明らかに腫瘍の摘出が困難で診断のみで終わった場合（このような手術を試験開腹術といいます）や、腫瘍の摘出を試みたものの1cm未満への減量ができずに手術を終えざるを得なかったりする場合があります。そのような場合には速やかに抗がん剤治療を行い、治療効果が認められた時点で、腫瘍の可能な限りの摘出を目的とした2回目の手術（インターバル腫瘍減量術）を計画します（**Q42** 参照）。

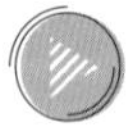

2回目の手術

卵巣がんは抗がん剤が比較的よく効くがんであるため、初回の手術で腫瘍が残ってしまった場合でも、抗がん剤治療の効果により、2回目の手術で腫瘍の摘出が可能となる場合が少なくありません。

進行した卵巣がんに対して、初回の手術で可能な限り腫瘍を減量して抗がん剤治療を行った患者さんのグループと、抗がん剤治療後に可能な限りの腫瘍減量術を行った患者さんのグループとを比較したいくつかの研究があります。2つのグループの治療効果はほぼ同じであり、抗がん剤治療後の手術では手術合併症が少なかったと報告されています。以上より、初回手術で腫瘍を十分に摘出できなかった場合でも、抗がん剤治療の効果が認められた時点で、腫瘍の摘出を目指した2回目の手術を行うことが強く勧められます。

2回目の手術の目的や内容は初回の手術と同様で、腫瘍の完全摘出または最大限の腫瘍減量を目指します。すなわち、「両側付属器摘出術＋子宮全摘出術＋大網切除術」という卵巣がんの基本術式に加え、腹膜播種やリンパ節転移といった病巣の摘出、また必要に応じて、腫瘍が巻き込んだ腸管などの臓器の合併切除を行います。2回目の手術の場合でも初回の手術の場合と同じく、手術の際の残存腫瘍の大きさが、その後の卵巣がんの治り具合に影響します。すなわち、手術で可能な限りの腫瘍摘出を行うことが、治療上とても重要であると言えます。

近年、抗がん剤治療に加え、その後に分子標的治療薬を用いた維持療法を行うことで長期に病気の進行を抑えられる可能性が出てきました（Q49参照）。このような治療は、手術で取り残した腫瘍がある患者さんにも効果が高いことがわかっています。2回目の手術については、病気の状態だけでなく、長期的な治療の視点からも検討していくことが大切です。

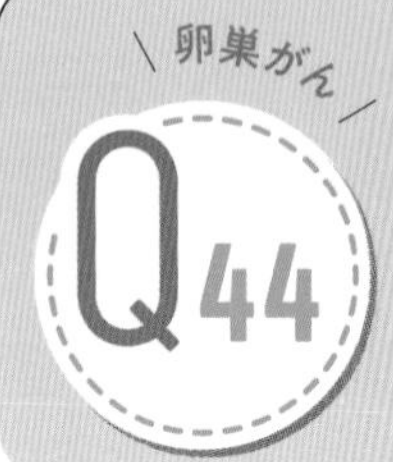

腹腔鏡手術はできないのですか？

腹腔鏡による卵巣がんの根治的手術は標準手術とは言えず、現時点ではお勧めできません。卵巣がんの診断や広がりを確認する目的で、腹腔鏡手術が行われることがあります。

腹腔鏡手術とは

腹腔鏡手術とは、おへその周囲や下腹部に数カ所穴をあけて、腹腔鏡（カメラ）や鉗子（組織などを挟む器具）などを挿入し、モニターに映し出された術野（手術をする部分）の映像を観察しながら、複数の術者によって行う手術です。小さな創（きず）で手術ができることから、低侵襲手術とも言われています。卵巣や子宮の良性腫瘍では広く行われており、近年、初期の子宮体がんや子宮頸がんに対しても行われるようになってきました（Q09、Q23参照）。

卵巣がんに対する腹腔鏡手術には大きく分けて、根治（完全に治すこと）を目的とする場合と、診断を目的とする場合とがあります。

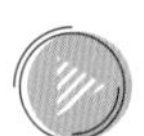

根治的な腹腔鏡手術

卵巣がんはお腹の中やリンパ節に広がりやすく、手術によって可能な限り腫瘍を取り除くことが病気を治すために重要であるとされています（Q41参照）。しかしながら、このような根治的手術は、開腹手術であっても高度な技術を要します。また、手術中に触れてみてがんがあることがわかる場合もあり、切除範囲の判断については、婦人科がんに関する十分な知識をもった医師による判断を要する場合も少なくありません。

卵巣がんに対して、根治を目的とした開腹手術と腹腔鏡手術との治療成績を比較した報告は少なく、一般の治療として腹腔鏡手術を行うことをお勧めできる十分なデータはありません。

現状では腹腔鏡での卵巣がんに対する手術手技は確立しているとは言いがたく、一般の治療として行われていません。また、腹腔鏡手術の操作の過程で、病変がある卵巣を破り、がん細胞を含む内容液をお腹の中に漏らす可能性や、お腹を膨らませるガスや特有の操作によりがんを広げてしまう可能性、内視鏡をお腹の中に入れるための器具（トロカー）の挿入部位への転移の報告があるなど、腹腔鏡手術の不利な点がいくつかあげられます。

以上から、現時点では卵巣がんの根治的手術は開腹手術が標準であり、腹腔鏡手術は勧められません。

診断を目的とした腹腔鏡手術

がんの診断のためには、腫瘍組織を採取して検査を行う必要がありますが、卵巣は骨盤内の奥にある臓器であるため、組織採取のためには手術が必要になります。また、進行した卵巣がんの場合には、最初に負担の大きな手術を行わず、抗がん剤治療後に根治的手術を行うことを選択する場合もあります（Q41、Q43参照）。

進行した卵巣がんに対しては、がんのタイプの診断や病気の広がりの確認、根治的手術を行うタイミングの適切な判断、分子標的治療薬の効果を判定するための検査（Q47参照）などを目的として開腹手術（試験開腹術といいます）を行うことがあります。このような場合では、開腹手術に代わって腹腔鏡手術を選択する場合があります（診断的腹腔鏡手術または審査腹腔鏡といいます）。このような診断目的での腹腔鏡手術は、病気に関する必要な情報が得られるうえ、侵襲（身体への負担）が少なく、すぐに次の治療に移ることが可能です。あくまでも、抗がん剤治療が必須な進行卵巣がんに対する診断を目的として行われます。

卵巣がんの疑いがあると言われ、手術を勧められました。今後、妊娠できますか？ また、片方の卵巣だけにがんがある場合、もう一方の卵巣は残せますか？

がんが片方の卵巣だけにとどまっている早期の段階では、がんがあるほうの卵巣・卵管を摘出して、がんがないほうの卵巣・卵管と子宮を残すことが可能な場合があります。

妊娠の可能性を残せる卵巣がんとは

卵巣がんから患者さんを救命するために最も重要な治療は、子宮と両方の卵巣・卵管の摘出、大網の切除、リンパ節の郭清（対象となる範囲内のリンパ節を系統的にすべて摘出すること）をする標準的な手術を行うことです（156ページ・**図1**、**図2**参照）。

しかし、妊娠の可能性を残したいと強く願う患者さんには、がんがあるほうの卵巣・卵管を摘出して、がんがないほうの卵巣・卵管と子宮を残す、妊娠する可能性を残せる手術（妊孕性温存手術、**表1**）が選択できる場合があります。このような手術は、がんが片方の卵巣だけにあり、がんの顔つきが比較的おとなしい、といった条件が当てはまっている場合に選択されることがあります。「妊娠を強く望んでいる」という、患者さんやご家族による意思が大変重要になってきます。

なお、卵巣がんのなかでも若い方に多い悪性卵巣胚細胞腫瘍への対応については、**Q54～Q56**をご覧ください。

がんの広がりの程度と顔つき

卵巣がんの治療方針を決めるためには、がんの広がりの程度と顔つきを明らかにする必要があります。

表1 卵巣がんの標準的な手術と妊孕性温存手術

標準的な手術	妊孕性温存手術
子宮全摘出術	片側付属器摘出術
両側付属器摘出術	（大網切除術）
大網切除術	（リンパ節郭清）
リンパ節郭清	＊（　）内は施設により異なります

がんの広がりの程度とは、進行期のことです。がんの進行の程度を大きく4段階に分けて（Ⅰ～Ⅳ期）、お腹の中でのがん細胞の散らばり、リンパ節への転移などによって細かく決められている国際的な分類です（153ページ参照）。

顔つきとは、手術で摘出したがんを、顕微鏡を用いて詳しく観察する病理組織検査によって診断された組織型のことです。卵巣がんでは、漿液性がん、類内膜がん、粘液性がん、明細胞がんが代表的です。さらに、がんの分化度（悪性度）から、転移や浸潤をしやすい「低分化型」、比較的おとなしくとどまっている「高分化型」、その中間の「中分化型」に分類します。また、卵巣がんには転移や浸潤の可能性がとても低い「境界悪性腫瘍」という、良性と悪性の中間的なものがあります（**Q50**参照）。

この「広がりと顔つき」の程度を考えて最適な治療法を選ぶことが、卵巣がんではとても重要です。『卵巣がん・卵管癌・腹膜癌治療ガイドライン』（2020年版）に記載されている妊孕性温存手術を考慮できる条件をまとめると、**表2**のように2段階になります。妊孕性温存手術は、妊孕性温存が考慮される病理組織学的条件を満たしていても、再発の心配がやや高くなる可能性があることを理解しておく必要があります。

術中迅速病理診断、腹水細胞診/腹腔洗浄細胞診

進行期と組織型は、摘出された腫瘍を手術中にすぐに検査する「術中迅速病理組織検査」で調べる場合があります。ただし、この検査では必ずしも進行期と組織型の正確な決定ができるわけではありませんので、手術後1～3週間してから結果がわかる「永久標本病理組織検査」での確認が必要になります（155ページ参照）。

卵巣がんの場合、腹水（お腹の中にたまっている水分）を認める患者さんがいま

表2 卵巣がんの妊孕性温存手術に関する条件

妊孕性温存が推奨される病理組織学的条件：❶かつ❷、❸
❶進行期：がんが片方の卵巣にとどまっていること（ⅠA期） ❷組織型：高分化型の漿液性がん・類内膜がん・粘液性がん ❸Ⅰ期の上皮性境界悪性腫瘍
妊孕性温存が提案される病理組織学的条件：❶かつ❷、❸、❹
❶進行期：がんが片方の卵巣のみで、手術中に腫瘍が破裂した場合（ⅠC1期） 〔被膜表面への浸潤あるいは手術前から被膜破綻がある場合（ⅠC2期）、腹水にがん細胞を認める場合（ⅠC3期）は意見が分かれる〕 ❷組織型：高分化型、中分化型の漿液性がん・類内膜がん・粘液性がん ❸ⅠA期の明細胞がん （ⅠC1期の明細胞がんは意見が分かれる） ❹Ⅱ・Ⅲ期の上皮性境界悪性腫瘍

卵巣がん

す。この腹水の中のがん細胞を探す検査を腹水細胞診といいます。この腹水細胞診で、腹水にがん細胞を認めた場合は、既に卵巣腫瘍からがん細胞が飛び出して、お腹の中に広がっている状態であることを示しています。このような場合、妊娠の可能性を残せる手術ができるかどうかはわかっていません。

手術中に腹水を認めないときは、生理食塩水でお腹の中を洗浄して、洗浄した生理食塩水の中にがん細胞がないかを探す検査（腹腔洗浄細胞診）を行います。この場合も、がん細胞を認めたなら、既にがん細胞がお腹の中に広がってしまっていることが考えられます。このような場合に妊孕性温存手術を選択できるかどうかについては、まだよくわかっていません。

最終病理診断

前述したように、進行期と組織型は、手術後1～3週間してから判明する永久標本病理組織検査で確定します。すなわち、手術中にお腹の中の様子が「早期」と思われて妊孕性温存手術を行っても、最終病理診断の結果によっては、その後に抗がん剤治療を中心とした薬物療法を追加する場合や、再び手術（子宮と残してきた卵巣・卵管の摘出）を必要とする場合があります。そのため、最終病理診断の結果をもとに、妊娠する可能性を残せるかを担当医と十分に相談する必要があります。

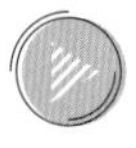

妊娠する可能性を残せる手術のために大事なこと

卵巣がんについて患者さんとご家族が十分に理解し、担当医との厚い信頼関係を築くことが大変重要になります。『卵巣がん・卵管癌・腹膜癌治療ガイドライン』（2020年版）では、「上皮性卵巣悪性腫瘍（一般的な卵巣がん）で妊孕性温存を行う際の重要な臨床的条件」を次のように示しています。

❶患者さん本人が妊娠への強い希望をもち、妊娠可能な年齢であること
❷患者さんとご家族が、卵巣がんや妊孕性温存治療、再発の可能性について十分に理解していること
❸治療後の長期にわたる厳密な経過観察について同意していること
❹婦人科腫瘍に精通した婦人科医による注意深い腹腔内検索や術後の経過観察が可能であること

そのほかにも以下の点に注意が必要です。

❺婦人科腫瘍に精通した病理専門医による診断が可能であること

妊娠や出産に重要な役割をもっている卵巣にがんができることは、妊娠・出産を希望している女性にとっては精神的にとてもつらいことです。

がんを認めないほうの卵巣・卵管と子宮を残しても、全部摘出した場合と再発の

可能性が大きく変わらないという複数の報告がみられるのは、前述したように「がんの広がりが片方の卵巣に限られて、かつ、おとなしい」という卵巣がんです。このことを根拠に、妊孕性温存手術ができるかどうかを、婦人科の医師は考えます。とはいえ、子宮や両側の卵巣・卵管を摘出する標準的な手術を行った早期の卵巣がんでも、再発することはあります。

妊孕性温存手術について患者さんが考える際には、治療を始めるために卵巣がんについて理解し、担当医と十分に相談して信頼関係を築くことが大事です。気持ちを整理して治療に臨むために、治療の開始をあまり遅らせないで済むならば、セカンドオピニオンの利用も有益です。

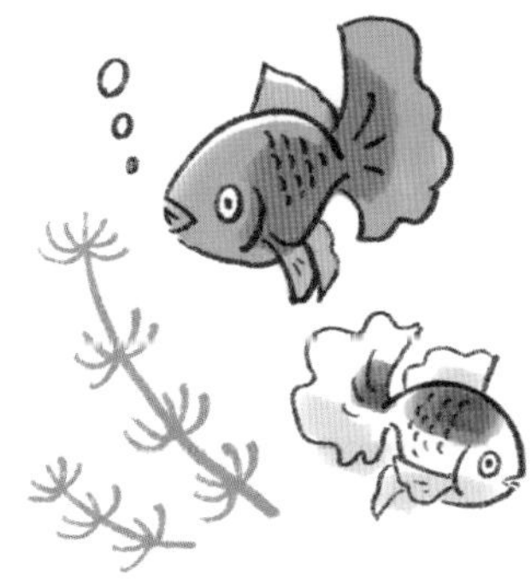

手術の後に抗がん剤治療が必要と言われました。どのような薬をどのように使うのですか？

卵巣がんに対する化学療法（抗がん剤治療）の標準治療は、パクリタキセルとカルボプラチンを点滴で投与するTC療法（conventional TC療法、dose-dense TC療法）です。Ⅲ・Ⅳ期進行がんに対しては、TC療法に分子標的治療薬であるベバシズマブを併用します。TC療法以外では、ドセタキセルとカルボプラチン併用のDC療法や、リポソーム化ドキソルビシンとカルボプラチン併用のPLD-C療法があります（図1）。

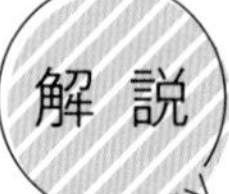

卵巣がん化学療法の標準治療（TC療法）

卵巣がんは抗がん剤がよく効くがんで、手術をした後に抗がん剤治療を追加するのが基本です。

いくつもの臨床試験を経て、卵巣がんの標準的な抗がん剤治療が決められてきました。現在ではパクリタキセル＋カルボプラチンを3週間ごとに点滴で静脈注射するTC療法（conventional TC療法）が、卵巣がんの標準治療とされています。卵巣がん全体の約70％の患者さんでがんが縮小することが期待され、生存期間が延長することも証明されています。

また、パクリタキセルを毎週投与（1サイクルに3回、毎週投与）することでパクリタキセルの総投与量を増やす（カルボプラチンは1サイクルに1回投与）「dose-dense TC療法」と呼ばれる治療法と、3週間ごとに投与するconventional TC療法を比較する臨床試験（76ページMemo参照）が日本で行われました。その結果、

図1　卵巣がん術後の抗がん剤治療

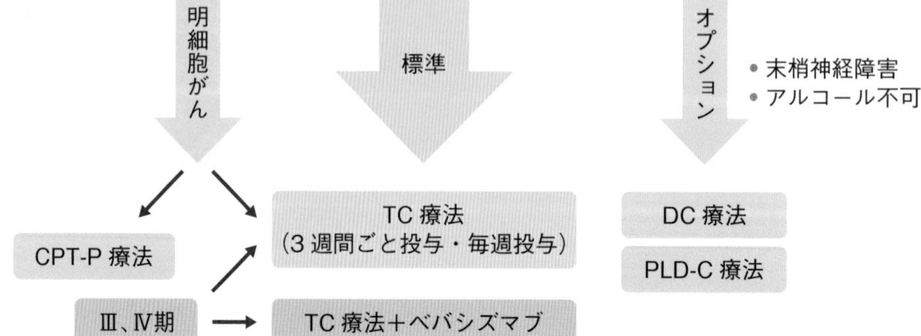

dose-dense TC療法は副作用として貧血を起こす頻度が高いものの、その他の副作用は同等でQOL（生活の質）も低下しておらず、再発しにくく、かつ生存する期間も延長することが報告されました。このdose-dense TC療法は、海外の臨床試験では日本と同様な治療効果の確認はできませんでした（その原因として有効性や毒性に関する人種間での差が推定されています）が、日本では初回の抗がん剤治療の選択肢として推奨される治療法のひとつとなっています。

TC療法以外の選択肢

パクリタキセルは、その代表的な副作用のひとつとして指先のしびれ（末梢神経障害）があります。これは、投与された方の70～80％に出現し、多くは治療後に消失しますが、約20％の方では治療後も残存します。そのため、指先のしびれにより仕事に支障の出る方や糖尿病などの持病により既に指先のしびれがある方には、パクリタキセルの投与を躊躇することがあるかもしれません。また、薬剤を調製する際に少量のアルコールを使用するため、アルコールに過敏な方もパクリタキセルの投与は困難です。このような場合には、同じ種類（タキサン製剤）の薬剤の中でも指先のしびれのリスクの少ない、ドセタキセルとカルボプラチンの組み合わせ（DC療法）をお勧めすることがあります。DC療法は長期的にみた予後（治癒の見込み）は不明ですが、短期的にはTC療法とほぼ同等の効果をもつため、パクリタキセルを投与できない患者さんに推奨されます。

また、タキサン製剤の投与が困難な場合には治療のオプションとして、別の種類の抗がん剤であるリポソーム化ドキソルビシンとカルボプラチンを併用するPLD-C療法をお勧めすることがあります。PLD-C療法は、TC療法と比較して治療効果や生存期間に違いはないと報告されています。副作用として末梢神経障害や脱毛の頻度は低いですが、血液への影響（特に血小板減少）が強くなる可能性があり、治療サイクルを延期される可能性があります。

これらのTC療法、DC療法およびPLD-C療法が実施できないような全身状態の不良な方や高齢の方には、TCを毎週分割して投与するweekly TC療法やプラチナ製剤単独での治療であるカルボプラチン単剤による治療が考慮されます。

組織型による治療法の選択

卵巣がんは、病理組織検査の結果によって大きく4種類の組織型に分けられます。日本で頻度が高いものは、順に漿液性がん、明細胞がん、類内膜がん、粘液性がんです。明細胞がんに対するTC療法の腫瘍縮小効果は、少ないもので22％、多いもので56％とされており、漿液性がんや類内膜がんに比べて、抗がん剤による治療効果が低いと言われています。

粘液性がんは、日本では卵巣がんの約12％とされ、発生頻度は4種類のがんの中でも多くないのですが、明細胞がん同様にTC療法が効きにくいとされます。手術後に大きな腫瘍が残った患者さんで、腫瘍が縮小する割合は14～26％と低いことが報告されています。また、進行した粘液性がんは、胃がんや大腸がんなどの消化器がんから卵巣へ転移した「転移性卵巣がん」との区別が難しい場合があります。

このように、組織型の種類によってTC療法の効果に違いがありますが、それを上回る有効な抗がん剤は明らかになってはいません。このため現状では、卵巣がん全体の臨床試験を踏まえてTC療法を標準治療と考え、卵巣がんの種類別に化学療法の内容を変更しないことになっています。

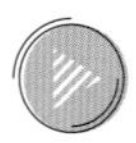

Ⅲ・Ⅳ期に対するTC療法＋ベバシズマブ併用療法

がんの広がりが骨盤をこえて上腹部やリンパ節、他臓器に転移を認めるⅢ期やⅣ期の方に対しては、TC療法の治療中と治療後にベバシズマブを併用（2～6サイクル目まで併用投与：3週間ごと）もしくは単独投与（7～22サイクル目まで単独投与：3週間ごと）をしたほうが、がんの再発までの期間を延長することがわかりました。TC療法と比較して、全体としては生存期間に明らかな違いは認めませんでしたが、Ⅳ期の方や手術で1cm以上の腫瘍の残存を認めた方では、ベバシズマブを使用された方に治療効果の改善が確認されました。

ベバシズマブの併用治療に関しては、その副作用として高血圧や、消化管穿孔（小腸や大腸に穴があくこと）も2.6％に認められており（TC療法単独では1.2％）、もともとコントロール不良な高血圧を合併している場合や、卵巣がんが腸管へ浸潤している場合、腸閉塞がある場合には、使用するかどうかの慎重な検討と使用中の副作用のモニタリングがとても大切です。

遺伝子(いでんし)検査を勧められました。どのような検査で、どのような意味があるのでしょうか？

患者さんの血液（白血球）や、摘出した卵巣がん組織から遺伝子の状態を調べる検査で、遺伝子の変化に基づいた抗がん剤治療を選択することができます。

遺伝子とは

遺伝子とは体をつくるための設計図で、ヒトの遺伝子は2万個以上あります。ヒトの体の細胞ひとつひとつに、すべての遺伝子が含まれており、DNAという物質から構成されています。それぞれの遺伝子がもっている情報をまとめて「ゲノム」といいます。DNAは常に安定した状態で存在しているわけではありません。紫外線、喫煙、多量飲酒、化学物質など、身のまわりの様々な要因によってDNAに変化（傷）が生じます。このようなDNAの変化のうち、病気と関連のあるものを「ゲノム異常」（あるいは病的バリアント）と呼びます。このゲノム異常を調べる検査が遺伝子検査になります。

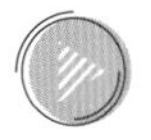

がんの特徴に合った治療を選択するための遺伝子検査

がんは、遺伝子の変化が蓄積することで生じます。近年、がんで見つかる遺伝子の変化に基づいてがんを区別して、がんの特徴に合った治療を選ぶことが行われています。卵巣がんに対しても、遺伝子検査を行うことで、がんの特徴を知り、その特徴に合った治療薬を選ぶことができるようになりました。現在、治療薬選択のための遺伝子検査は主に3つあります（**表1**）。

BRACAnalysis®診断システム

ヒトの遺伝子には、DNAの変化（傷）を修復する役割があります。この検査では、その役割をもつ2つの遺伝子、*BRCA1*と*BRCA2*に生まれながらに変化があるかどうかを調べます。検査には採血が必要になります。白血球からDNAを取り出して、*BRCA1*と*BRCA2*を調べます。変化が見つかった場合、その変化を親から受け継いだ可能性（つまり遺伝した場合）、あるいは発生の非常に早い段階（受精卵の段階）で変化が起こった可能性（遺伝ではなく偶然本人だけに生じた場合）の2つ

表1 遺伝子検査の概要

遺伝子検査	検査結果により 選択可能となる薬剤	検 体	検査にかかる 日数*と費用
BRACAnalysis® 診断システム	オラパリブ	血液	10～18日 202,000円の1～3割負担
myChoice™ 診断システム	ニラパリブ オラパリブ+ベバシズマブ オラパリブ	がん組織	18～23日 322,000円の1～3割負担
マイクロサテライト 不安定性(MSI)検査	ペムブロリズマブ	がん組織 (+血液)	1～2週間 25,000円の1～3割負担

*検査を依頼してから結果説明までの日数ではありません。

の可能性が考えられます。また、DNAの変化がすべて病気の原因となるわけではなく、変化が❶病気と関連すると判断される場合、❷病気と関連しない場合、❸病気との関連がまだよくわからない場合、の3つに大別されます。そのなかで、変化が病気と関連すると判断された場合に「陽性」と判定され、PARP阻害(そがい)薬（179ページ参照）であるオラパリブの治療効果が期待できます。

一方、BRACAnalysis®診断システムの結果が陽性の場合、生まれつき卵巣がんや乳がんになりやすい体質を親から受け継いでいる可能性、あるいはご本人からその体質になった可能性があります。つまり、検査を受けたご本人とそのご家族（血縁者）にも同じ体質が認められる可能性がありますので、検査前に、担当医からしっかりと説明を受けることが重要です。

myChoice™診断システム

この検査は、手術で摘出された卵巣がん組織から取り出されたDNAを用いて、がん組織の遺伝子（ゲノム）でどれくらいDNAに変化（ゲノム不安定性）が起こっているかを調べるものです。手術で摘出されたがん組織を用いるため、採血は不要です。ゲノム不安定性があると判断された場合、「陽性」と判定され、PARP阻害薬のオラパリブと血管新生阻害薬のベバシズマブ（がんに栄養を与える血管の成長を妨(さまた)げる薬）の併用治療が有効となります。

またこの検査では、がん組織のDNAを用いて*BRCA1*と*BRCA2*の変化についても同時に調べられます。*BRCA1*または*BRCA2*に病気と関連がある変化が見つかった場合も検査は「陽性」と判断され、上述の薬剤に加え、オラパリブだけでの治療も可能になります。

マイクロサテライト不安定性検査

マイクロサテライトとは、DNAの中の特殊な部分をいいます。この部分は、DNA

の変化が生じやすいことが知られており、その修復がうまくいかない場合にはDNAの変化が蓄積（マイクロサテライト不安定性、MSI）してしまいます。この検査では、がん組織からDNAを取り出して、マイクロサテライトの部分の変化がどれくらいあるかを調べます。一定数をこえる変化が見つかった場合、検査が「陽性（MSI-Highといいます）」となり、免疫チェックポイント阻害薬であるペムブロリズマブ（商品名キイトルーダ®）が有効となります。がん組織からのDNAだけで判断できない場合には、白血球のDNAでも、マイクロサテライトの部分の変化を調べることでマイクロサテライト不安定性があるかどうかを判断することもあります。

　また、マイクロサテライト不安定性があると判断されたがんの中に「リンチ症候群」（**Q66**参照）と呼ばれる遺伝性の病気の方が含まれる場合があります。リンチ症候群では、大腸がんや子宮体がんなどになりやすい特徴があります。リンチ症候群かどうかの診断を希望される場合には、別の遺伝子検査が必要になりますので、まずは担当医に相談してください。

\ 卵巣がん /

Q48

抗がん剤の副作用が心配です。予防法や対処法はありますか？

抗がん剤治療のどの時期にどのような副作用が出やすいかを知っておきましょう。吐き気・嘔吐(おうと)には、十分量のステロイドとセロトニン受容体拮抗薬(じゅようたいきっこうやく)、必要に応じてNK1受容体拮抗薬を使用することで予防が可能です。それでも不十分なら補助薬を使用します。発熱には速やかに抗生物質を使用して対処します。

抗がん剤の副作用は個人差がとても大きく、出現するかしないか、程度が軽いか重いか、持続期間が短いか長いか、などが患者さん一人ひとりでかなり違う可能性があることを知っておくことが重要です。そのうえで、重要な副作用を大まかに時間・日・週と時期を分けて整理し、個々の副作用に対する予防法や対処法をみていきます。

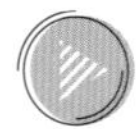

時間の単位（投与中〜投与後24時間くらい）

吐き気・嘔吐

この時期に現れる可能性が最も高い副作用は、吐き気・嘔吐です。通常、投与中〜投与後48時間以内に出現し、多くは数日程度で改善していきます。以前は抗がん剤の最もつらい副作用のひとつでしたが、現在はかなり改善されています。予防法としては、個々の抗がん剤の吐き気リスクに応じた十分な量のステロイド、具体的にはデキサメタゾン（9.9mg）を抗がん剤投与前に点滴投与した後、翌日から2〜3日間デキサメタゾン（通常8mg）を内服投与します。シスプラチンを用いる場合は、吐き気のリスクが高いので、デキサメタゾン（20mg）の内服投与が必要な場合があります。それに加えて、セロトニン受容体拮抗薬のグラニセトロン、パロノセトロン、オンダンセトロン、トロピセトロンも併用して、化学療法（抗がん剤治療）前に内服または点滴で投与することがあります。

さらに、シスプラチンなどの吐き気リスクが高い薬剤や、患者さんの吐き気リスクが高いと考えられる場合など、必要性に応じてNK1受容体拮抗薬のアプレピタント（内服）やホスアプレピタント（点滴）などを併用します。NK1受容体拮抗薬は一部の薬剤の分解を遅らせるので、ステロイドなどの量は50〜60％程度減量することが多いです。

これでも吐き気が出現した場合は、補助薬を用います。最も有効とされているのは、精神安定剤の一種、ロラゼパムまたはアルプラゾラムで、そのほかにメトクロプラミド、プロクロルペラジン、ヒドロキシジン、ハロペリドール、オランザピンといった薬剤を用いることもあります。

過敏性反応

抗がん剤に対するアレルギーによく似た（厳密には違うとされています）反応として、点滴中に過敏性反応が出現することがあります。症状は多彩で、

- 皮膚の変化……赤くなる、蕁麻疹が出る、かゆくなる
- 消化器の症状……腹痛、急に便意を催してトイレに行きたくなる
- 呼吸器の症状……息苦しさ、血液中の酸素濃度の低下、咳が出る
- 循環器の症状……低血圧・高血圧、脈が極端に速くなる・遅くなる
- 痛み……胸や背中、腰の強い痛み

などがあげられています。

なかにはアナフィラキシーショック（呼吸困難、意識障害など）という、生命にかかわる状態になることもあります。このアナフィラキシーショックの出現頻度は稀なのですが、出現のリスクが比較的高いとされているタキサン系抗がん剤、特にパクリタキセルを投与する場合には、必ず事前に予防薬としてステロイドと抗ヒスタミン薬を使用します。

予防を行っている場合、過敏性反応の出現率は1％以下とされています。近年、再発卵巣がんでカルボプラチンやシスプラチンなどのプラチナ系の抗がん剤を繰り返し投与された患者さんでも、この副作用がみられることがわかってきています。

治療としては、重症の場合はエピネフリンの注射が有効です。患者さん自身ができる対策は、タキサン系抗がん剤や、（再発後に）プラチナ系の抗がん剤で治療を受ける場合、点滴中に上記の症状が出現したら、すぐに医師や看護師に知らせることです。

卵巣がん

日の単位（投与後24時間～ 7日くらい）

吐き気・嘔吐

抗がん剤による吐き気・嘔吐が、点滴から数日後に出現することがあります。このタイプの吐き気は、早期に吐き気・嘔吐を経験した患者さんに現れることが多く、コントロールがより難しいとされています。

予防として、点滴2日目以降にもステロイドやセロトニン受容体拮抗薬、NK1受容体拮抗薬のアプレピタントを投与することがあります。

週の単位（投与後7日～数週くらい）

骨髄抑制

抗がん剤による副作用で最も重要なもののひとつに、骨髄抑制があります。白血球、赤血球、血小板などの血液の成分が、それぞれ一時的に減少します。白血球

が減少すると体の抵抗力が低下し、微生物による感染症にかかりやすくなります。

微生物のうち、人間の体内に常に存在する菌、いわゆる「常在菌」による感染のほうが、外部から侵入する菌の感染より多いと考えられています。常在菌は口の中や腸管など様々な部位に存在しており、普段は特に病気の原因にはなりませんが、抵抗力が低下した際に感染の原因になることがあります。この感染リスクについて、白血球のうち、菌と戦う主力である「好中球」という成分の数が減少するほど、リスクが高くなることがわかっています。

卵巣がんに対する代表的な抗がん剤治療のひとつであるパクリタキセルとカルボプラチンの併用療法（TC療法、170ページ参照）を例にあげると、好中球の減少は投与後1～2週間の間にピークに達し、その後徐々に、通常約3週間かけてもとの値に回復します。この間に発熱など感染の可能性がある症状が出現した場合、放置すると細菌が全身にまわって肺や腎臓などの臓器を侵し、ときに命にかかわる「敗血症」という状態になることがあります。そのため、抗がん剤治療中に発熱した場合は、すぐに抗菌薬の投与を開始することが重要だと考えられています。

白血球減少の程度が強い場合や白血球減少が続きそうな場合、顆粒球コロニー刺激因子（G-CSF製剤）という、好中球を増加させる薬を注射することがあります。一部の発熱リスクの高い治療の際には、抗がん剤投与から24～72時間後に持続型G-CSF製剤を予防的に皮下注射することがあります。

一方で、この時期は、ほかの副作用は改善して自宅療養になることが多いため、個々の病院の体制に応じて発熱時の対応を事前に担当の医師に聞いて、その指示に従ってください。

脱毛

カルボプラチンやパクリタキセルなどを投与して2～3週間後くらいから、脱毛の症状が出始めることが多く、抗がん剤を投与している間は脱毛の症状が続きます。しかし、脱毛は一時的なものであり、抗がん剤の治療を終了してしばらくすると、髪が生え始めます。

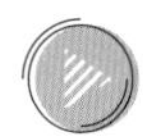

数カ月の単位

しびれ

パクリタキセルの副作用に、手足のしびれ、知覚障害や関節痛があります。個人差がありますが、数サイクル投与した頃から症状が現れてきて、投与を終了した後もしびれなどの症状が数カ月ほど残ることがあります。確立された予防法はありませんが、冷却グローブなどの特殊なグローブを点滴投与中に用いて予防を試みる場合があります。症状がひどい場合は、鎮痛薬、神経障害性疼痛に効くとされるプレガバリン、漢方薬などをうまく組み合わせて対処します。

手術と抗がん剤治療で病気がなくなったと聞いたのに、維持療法を勧められました。どのようなことをするのでしょうか？いつまで続くのでしょうか？

再発を防ぐために、1年以上の期間、内服薬や点滴で分子標的治療薬による治療を行います。

維持療法とは

Ⅲ～Ⅳ期の進行卵巣がんは手術による完全摘出が困難であり、さらに、たとえすべて摘出したように見えても、がん細胞は体内に残ってしまうので、治療の際は手術のみならず、術後に抗がん剤の投与が必要となります。抗がん剤による治療（Q46参照）が終わった後、検査でがんが見つからない状態になっているか、がんが残っていても抗がん剤が効いて縮小している場合に、がんが再発したり、大きくなったりするのを防ぐために行う治療を「維持療法」と呼びます。

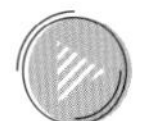

卵巣がんに対する維持療法として用いられる薬剤

がんがすっかりなくなった後に、通常の抗がん剤を維持療法として使っても効果がないことが知られています。維持療法のためには、「分子標的治療薬」といわれる、特定の物質のはたらきを抑える薬剤を用います。

抗VEGF（血管内皮細胞増殖因子）抗体薬：ベバシズマブ（図1）

がんは自ら血管をつくって、栄養を奪いながら大きくなります。ベバシズマブ（商品名アバスチン®）は、血管をつくるためのタンパク質であるVEGFのはたらきを抑えることで、がんが大きくなるのを防ぎます。

ベバシズマブは3週間に一度、点滴で投与され、副作用としては高血圧や腎機能障害などがあります。

PARP阻害薬：オラパリブ、ニラパリブ（図2）

わたしたちの体の細胞の中にはDNAがあります。DNAは「体の設計図」とも言われており、細胞や体をつくるための情報が組み込まれています。DNAには毎日のように変化（傷）が生じていますが、細胞にはその傷をなおす仕組み（DNA修

図1 抗VEGF抗体薬のはたらき

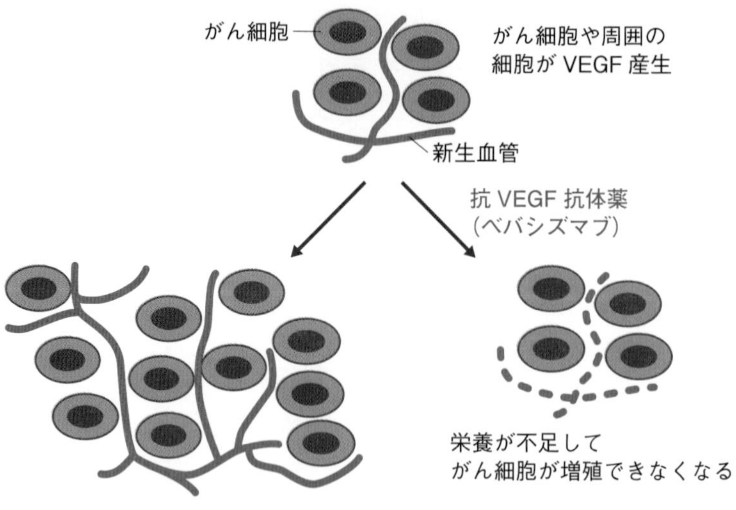

図2 PARP阻害薬のはたらき

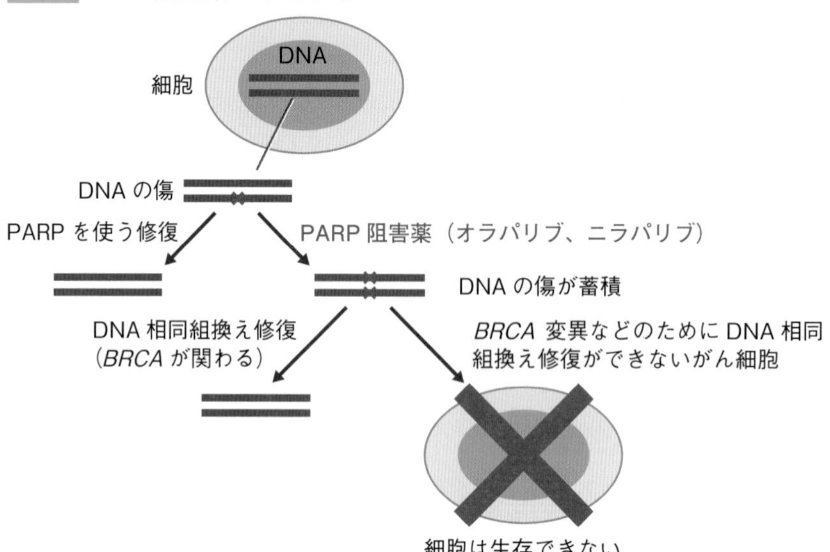

復機構)が備わっており、その仕組みのひとつに、PARP(ポリADPリボースポリメラーゼ)というDNA修復酵素が関わるものがあります。PARPのはたらきを抑えるとDNAの傷が増えますが、正常の細胞では自らDNAの傷を修復するはたらきが備わっているので、PARPのはたらきを抑えても影響はありません。

一方、卵巣がん細胞は、*BRCA*遺伝子(Q47参照)の異常(変異)などによってDNA修復をうまく行えなくなっている場合がしばしばあります。この状態のがん細胞でPARPのはたらきを抑えると、DNAの傷がどんどん蓄積して、がん細胞が死に陥(おちい)ります。PARP阻害薬は、このようにしてがん細胞を攻撃してくれるのです。

PARP阻害薬であるオラパリブ（商品名リムパーザ®）やニラパリブ（商品名ゼジューラ®）は、内服薬として毎日投与され、副作用としては吐き気や貧血などがあります。

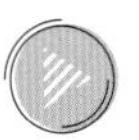

初回治療時の維持療法（図3A）

Ⅲ～Ⅳ期の進行卵巣がんと診断された後の治療として、手術に加えて3週間ごとに6サイクルくらい抗がん剤を用います（Q46参照）。抗がん剤とベバシズマブを併用する場合もあります。手術で摘出した腫瘍は、DNA修復をうまく行える細胞かどうかを検査で調べることができます。

抗がん剤とベバシズマブを併用していた場合、原則として、維持療法でもベバシズマブを使います。もし、がんがDNA修復をうまく行えない状態であれば、維持療法としてオラパリブとベバシズマブを併用することができます。

抗がん剤とベバシズマブを併用していなかった場合、維持療法としてベバシズマブは使いません。もし、血液検査や摘出したがん組織の検査によって*BRCA*遺伝子変異があることがわかれば、オラパリブを使うことができます。一方、ニラパリブは、DNA修復をうまく行える状態かどうか、*BRCA*遺伝子の変異があるかないかにかかわらず使うことができます。

維持療法として用いられる治療薬にはそれぞれ副作用がありますが、Ⅲ～Ⅳ期の進行卵巣がんでは、上に述べた方法で維持療法を行うことによって、再発を防いだり、再発の時期を遅らせたりして、患者さんに大きなメリットをもたらすことが証明されています。維持療法の効果は、がんの進行度、手術成績、*BRCA*遺伝子変異の有無や、DNA修復をうまく行える状態かどうか、などによって異なります。

*BRCA*遺伝子変異がわかった場合は、血縁のご家族にも*BRCA*遺伝子変異がある

図3 維持療法のイメージ

A）初回治療時の維持療法

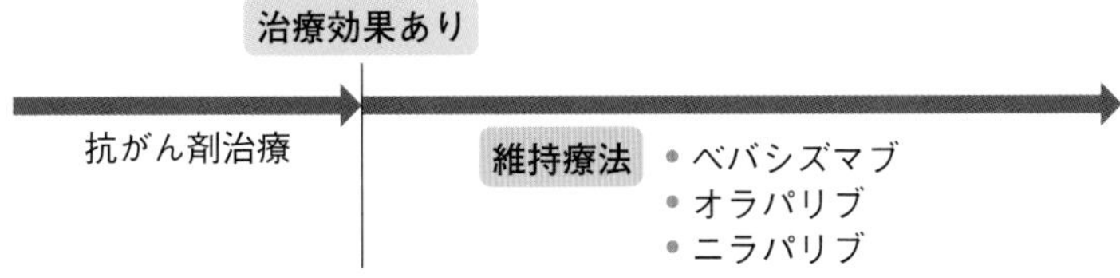

B）再発治療時のPARP阻害薬による維持療法

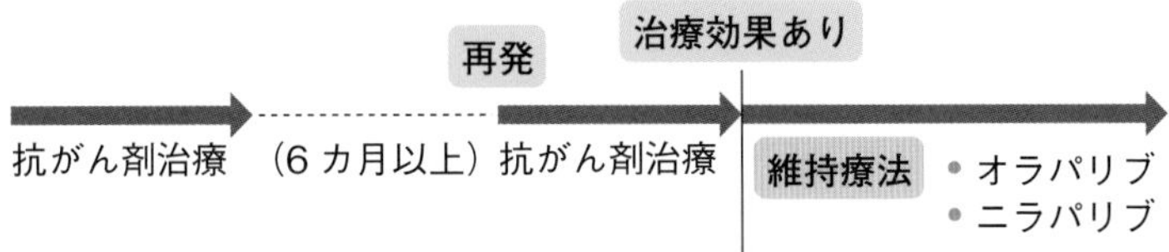

場合があり、それが前もってわかっていれば、将来がんにならないために予防することも可能です（Q47参照）。ただし、そのメリット・デメリットについては担当医や遺伝専門医、遺伝カウンセラーなどに十分に相談する必要があります。

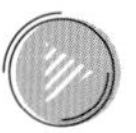

再発治療時の維持療法

卵巣がんが再発した場合も初回治療時と同様に、抗がん剤とベバシズマブを併用した後に、維持療法としてベバシズマブを使うことによって、次の再発の時期を遅らせることができます。

一般に、抗がん剤はDNAに傷をつける作用がありますが、正常の細胞はDNAの傷をなおすはたらきが強いため、抗がん剤による影響が軽度にとどまります。一方、DNA修復がうまく行えない状態のがん細胞は、DNAの傷をなおすはたらきが特に弱いため、抗がん剤がよく効きます。抗がん剤治療が終わってから再発まで6カ月以上間隔があいていて、かつ、再発後に抗がん剤を使ってがんが縮小すれば、そのがんはDNA修復がうまく行えない状態である可能性が高いと考えられます。そして、そのような経過であれば、PARP阻害薬であるオラパリブやニラパリブを維持療法として用いることによって、次の再発の時期を遅らせることができます（図3B）。

境界悪性腫瘍が疑われると言われました。どういうものですか？ また、どのような治療をしますか？

境界悪性腫瘍は、良性腫瘍と悪性腫瘍の中間に位置する腫瘍です。卵巣内にとどまっている状態で発見されることが多く、手術療法で完全に摘出することができれば予後は良好です。手術後の抗がん剤治療は、腫瘍が卵巣内にとどまっている場合には必要ありませんが、卵巣外へ広がっている場合には行うことがあります。

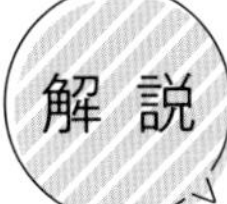

境界悪性腫瘍とは

境界悪性腫瘍とは、良性腫瘍とは言えないものの、がんと言えるほど悪性度が高くない腫瘍のことです。別名、「低悪性度腫瘍」とも呼ばれます。手術による治癒率が高いですが、稀に悪性腫瘍のように転移や再発を起こすことがあるので、卵巣がんと同様に手術後の抗がん剤治療を行う場合があります。また、境界悪性腫瘍は治療後10年、20年と長時間経過した後に再発する例もあることから、長期的な経過観察が必要であると考えられています。

卵巣腫瘍の手術を受ける患者さんでは、手術中に摘出した腫瘍を顕微鏡で観察して卵巣がんかどうかを診断する、迅速病理組織検査が行われることがあります。しかしこの検査では境界悪性腫瘍の診断が難しく、手術中に境界悪性腫瘍と診断されても、術後の最終病理診断で卵巣がんと診断されることがあります。この場合、手術が再度行われることがあります。

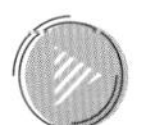

境界悪性腫瘍の治療法

Ⅰ期の治療

Ⅰ期の治療は手術療法です。開腹して腫瘍が卵巣の中にとどまっていることが確認されれば、両側付属器（卵巣・卵管）摘出術、子宮全摘出術、大網（胃から垂れ下がるように存在する膜状組織）切除術、腹水細胞診/腹腔洗浄細胞診、腹膜生検を行います。腹膜生検とは、腹腔内を十分に観察し、腹膜（腹部の臓器をおおう膜組織）を複数カ所切除して、目に見えない小さな転移がないかどうかを病理組織検査で確認するためのものです。

もしⅠ期の境界悪性腫瘍の患者さんが将来妊娠できる可能性を残したいと（妊孕性温存）希望している場合は、腫瘍のない片側の卵巣、卵管と子宮は残して、腫瘍のある片側の付属器摘出術、大網切除術、腹水細胞診/腹腔洗浄細胞診、さらに腹腔内を十分に観察し腹膜生検を行います。しかし、妊孕性温存手術の場合は、最初から両側の卵巣・卵管と子宮を摘出した患者さんよりも、再発する可能性がやや高いことが報告されています。そのため「今後はもう妊娠を望まない」となった時点で、残っている子宮や卵巣・卵管の摘出を考慮（こうりょ）する場合があります。最初から両側の卵巣に腫瘍がある場合でも妊孕性温存手術を行うことがありますが、担当医より詳しい説明を受けて相談してください。

Ⅰ期の場合は、手術後の抗がん剤治療は必要ありません。これは、Ⅰ期では抗がん剤治療を行っても行わなくても予後に差がないことが証明されているからです。

Ⅱ期〜Ⅳ期の治療

Ⅱ期〜Ⅳ期に対しては、両側付属器摘出術、子宮全摘出術、大網切除術、腹水細胞診/腹腔洗浄細胞診、腹膜生検の他に、腫瘍の広がりに応じて摘出範囲を拡大します。また、後腹膜（こうふくまく）リンパ節（骨盤リンパ節、傍大動脈（ぼうだいどうみゃく）リンパ節）にも転移することがあり、転移が疑われる場合はリンパ節を病理組織検査用に摘出することがあります。組織型（そしきけい）が粘液性（ねんえきせい）腫瘍の場合は、虫垂切除術（ちゅうすいせつじょじゅつ）を追加します。これは、卵巣腫瘍が虫垂に発生したがんからの転移であれば、その後の治療方針が変わるからです。

境界悪性腫瘍では、「腹膜インプラント」という腹腔内に散らばり広がった小さな腫瘍が存在することがあります。この腹膜インプラントには浸潤（しんじゅん）性と非浸潤性の2つのタイプがあり、特に浸潤性インプラントがある場合は、生存率が低下すると報告されています。そのため、手術中に腹腔内を詳しく観察し、腹膜インプラントの疑いがあれば必ず摘出して浸潤性か非浸潤性かの診断をします。

手術による腫瘍の完全な摘出が困難で腫瘍が残っている場合や、浸潤性腹膜インプラントが確認された場合では、卵巣がんに準じて手術後に抗がん剤治療を受けるように担当医から勧められる場合があります。

Ⅱ期以上で妊娠の可能性を残したいと希望している患者さんでは、手術により腫瘍を完全に切除できることを条件に腫瘍のない片方の卵巣・卵管と子宮を残す場合がありますが、リスクも伴（ともな）うため、担当医と十分に相談したうえで判断する必要があります。

境界悪性腫瘍の診断や治療に関しては、卵巣がんと比べて根拠となる情報が少ないため、医療施設により方針が異なる場合が予想されます。疑問があれば、最善だと思える方針を判断するために、現在とは別の医療施設の医師に意見を求めるセカンドオピニオン目的の受診も可能です。

治療が終わってから、どのくらい病院に通わないといけませんか？また、治療後にはどのような検査がありますか？

２年以内は１～３カ月程度の比較的短い間隔で通院する必要があり、その後は間隔を延ばして、おおよそ５年以上の通院が必要です。
受診時には、問診、婦人科診察（内診、直腸診）、経腟超音波断層法検査（エコー検査）を行い、治療時の病気の状態や治療内容などにより、血液による腫瘍マーカー検査や、CT検査などの画像検査を組み合わせます。

経過観察の期間と間隔

卵巣がんは、手術や抗がん剤による治療が終了し、治ったようにみえても、程度の差はあれ再発する危険性がある病気です。そのため、治療終了後には定期的な外来受診が必要です。

卵巣がんが再発した患者さんの再発時期を調べると、２年以内が再発全体の75～80％、そして４年以内が再発全体の95％にものぼります。つまり、卵巣がんの再発は治療終了後２年以内の早い時期が多いことがわかります。また、一度も再発せずに５年以上経過している場合、再発することは稀であることが知られています。

以上の点から経過観察の間隔は治療後、

- １～２年目 → １～３カ月ごとに１回
- ３～５年目 → ３～６カ月ごとに１回
- ６年目以降 → １年ごとに１回

くらいが目安となっています。がんの種類によっては５年以上経過してから再発するものもありますので、６年目以降の通院については１年ごとを目安とし、担当医と相談してみてください。

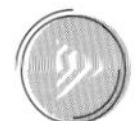

経過観察中に行われる検査項目

治療後の外来では、再発が起こっていないかどうかを広く調べます（これをスクリーニングといいます）。スクリーニングで異常があれば、さらに精密検査を行い、本当に再発しているのか、再発しているならどこに再発しているのかを調べ、それに対する治療方針を立てます。精密検査で行う検査は患者さんごとに異なりますので、以下にスクリーニングとして行う診察や検査について説明します。

問診

卵巣がんの再発は、骨盤内や腹腔内（お腹の中）に起こることが多く、腹水といってお腹に過剰に水がたまったり、腸閉塞（イレウス）を起こしたりすることが知られています。その自覚症状である腹痛や嘔吐は重要な症候です。そのため問診で、お腹の張り、腹痛の有無、吐き気・嘔吐・便秘の有無を確認します。

婦人科的診察

内診で骨盤内の再発腫瘤の有無を確認します。内診とは、腟内から骨盤内の状態を調べる検査です。卵巣などが切除されていても、再発しやすい骨盤内に異常のないことを確認するために行います。また、内診のときに経腟超音波断層法検査を併せて行うことが多く、骨盤内にたまる腹水や骨盤内の再発病変の有無を確認します。

これらの検査単独では再発を早く見つけることは難しいのですが、再発した場合は多くの患者さんで異常が見つかることが知られており、侵襲（体への悪い影響）が少ない検査であるため必須と考えられています。

また、直腸から骨盤内の状態を調べる直腸診は、骨盤内の再発の診断には有効で、内診と同様に行われることがあります。

腫瘍マーカー

腫瘍マーカーとは、がんなどで治療前に上昇し、治療に反応すると減少そして正常化する検査値で、その推移から治療効果を推測することができます。たくさんの腫瘍マーカーがあるなかで、卵巣がんではCA125という腫瘍マーカーが最も有効性の高い検査として知られています。

80％以上の再発卵巣がんでは、治療終了時にはいったん陰性化していたCA125が陽性化します。そしてその陽性化は画像検査などで異常が判明する3～5カ月前に始まる敏感な検査であるため、再発の早期発見に有効です。ただし、この検査は偽陰性、つまり再発しているのに検査が陰性であることもあり、注意が必要です。逆に、上昇していても再発ではない（偽陽性）こともあります。

患者さんにとって、とてもわかりやすい検査ですが、腫瘍マーカーの値だけで再発と診断して治療を再開することはないことを覚えておいてください。

CT検査

放射線を使って体の横断面を撮影するCT検査は、再発しやすい骨盤および腹部を一度に調べることができる検査です。ただし、再発を見つける感度が必ずしも高いわけではないことや被曝の点から、すべての患者さんに対して外来受診ごとに行う検査ではありません。

しかし、治療前にCA125の上昇のない患者さん（CA125が目安にならないかもしれない患者さん）を中心に、スクリーニング検査として再発の危険性が高い時期に複数回撮影することは、日本の医療事情からは妥当（だとう）と考えられています。

新しい画像検査

最近登場した画像検査であるPET（ペット）（陽電子放射断層撮影（ようでんしほうしゃだんそうさつえい））は、がん組織がブドウ糖を正常組織より多く取り込む性質を利用した検査で、わずかな放射線を出す物質で印をつけたブドウ糖が取り込まれた組織を画像で描出（びょうしゅつ）します。正常組織の中に紛（まぎ）れた比較的小さながん組織を検出することができる検査で、PET単独、もしくはCT検査と組み合わせてPET-CT検査として行われることもあります。

この検査はCT検査単独と比べて、再発を検出する検査としては優れていることが示されています。しかし、非常に高価な検査であること、実施できる施設が限られていることから、現時点ではCA125が上昇しているにもかかわらず、従来の画像検査などで再発病巣の部位が特定できないような場合の精密検査として使用されるにとどまっています。

以上の点から治療終了後の検診では、問診、内診、直腸診、経腟超音波断層法検査を行い、もともとの病気の状態、治療内容などによりCA125検査などの血液検査やCT検査などの画像検査を組み合わせます。いずれにしても、単独の検査で必ず異常を指摘できるわけではありませんので、適切な検査を組み合わせて行います。

しばらく調子がよかったのに再発と言われました。ただ、「抗がん剤が効きやすい再発」と言われました。どういうことでしょうか？これからどのような治療があるのでしょうか？

化学療法（抗がん剤治療）をもう一度行うことになります。手術療法後、プラチナ系とタキサン系の抗がん剤を組み合わせた治療が行われたと思います。この治療を行ってから再発が見つかるまで６カ月以上経過した場合を、「プラチナ製剤感受性再発」といいます。この場合、「抗がん剤が効きやすい再発」と考え、前回同様、プラチナ系の抗がん剤にもう１種類の抗がん剤を組み合わせた治療となります。プラチナ系とタキサン系抗がん剤、プラチナ系にリポソーム化ドキソルビシンまたはゲムシタビンという抗がん剤を組み合わせた方法があります。また、これら２剤の組み合わせにベバシズマブという分子標的治療薬を加えた治療や、PARP阻害薬という薬剤を使用することも勧められます。

解説

考えられる治療

最初の抗がん剤治療が終了後、６カ月以上たってから再発した場合は、「抗がん剤が効きやすい再発」と考えられます。しかし、再発である以上、完全に治すことは必ずしも容易ではありません。したがって、治療の目標は完治ではなく延命ということになる場合もあるかもしれません。また、延命が難しい状況の場合は、症状の緩和が目標となることもあります。卵巣がんが再発した場合、治療の方法は、前回の抗がん剤治療が終了してから再発までの期間によって異なります。多くのデータから、再発までの期間が６カ月以上ある場合は、抗がん剤による延命効果が期待できます（**表1**）。

治療法としては、プラチナ系の抗がん剤ともう１種類の抗がん剤を組み合わせた治療が推奨されます。具体的には、最初に受けたTC療法（パクリタキセル＋カルボプラチン）で延命効果が証明されています。これらの薬で強い副作用が出た場合や、前回の治療により手のしびれなどの症状が強く残っている場合には、薬を減量するか、TC療法と類似の治療が選択されます。手のしびれが強い場合は、DC療法（ドセタキセル＋カルボプラチン）や、PLD-C療法（リポソーム化ドキソルビシン＋カルボプラチン）、GC療法（ゲムシタビン＋カルボプラチン）が有効です。

一般に再発治療の効果持続期間は、初回治療の持続期間よりは短くなることが多く、また副作用も強く出る傾向にあり、抗がん剤治療には限界があることを知っておく必要があります。

表1 再発卵巣がんの治療

	化学療法の治療歴	初回化学療法終了後から再発までの期間	治療
卵巣がん再発	あり	6カ月以上	初回と同一または類似の化学療法 (分子標的治療薬を含む) 腫瘍減量術 放射線治療(症状を緩和する) 臨床試験への参加
		6カ月未満	二次化学療法 放射線治療(症状を緩和する) 臨床試験への参加 ベストサポーティブケア(緩和ケア)
	なし		標準的化学療法 腫瘍減量術

日本婦人科腫瘍学会編『卵巣がん・卵管癌・腹膜癌治療ガイドライン2020年版』金原出版、2020より作成

再発卵巣がんに対する分子標的治療薬ベバシズマブは、他の抗がん剤と併用することで抗がん剤治療の効果を向上させることが期待できます。しかし、この薬には消化管穿孔（小腸や大腸に穴があくこと）や血栓塞栓症（血管内にできた血のかたまりが肺、脳、心臓、足などの血管に突然つまり障害を起こすこと）、高血圧、腎機能障害などの副作用が起こる可能性もありますので、使用については担当医の説明を聞き、よく相談してください。

さらに、プラチナ製剤感受性再発の卵巣がんに対して、プラチナ製剤を含む抗がん剤の投与が有効であった場合に、その効果を維持する目的で使用する「PARP阻害薬」（179ページ参照）という新しい内服薬が保険承認されました。これらの薬の副作用として、貧血や倦怠感・吐き気などがありますので、使用に際しては担当医の説明をよく聞いてください。

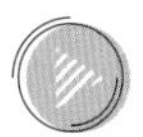

その他の治療法

一般に、再発卵巣がんの治療では上記の化学療法を行います。その他の治療法としての手術療法ですが、手術で完全に病巣を取りきれた場合に限り、治療効果が期待できると考えられています。そのため再発病巣が広範囲に及ぶ場合は、手術療法の適応にはなりにくいとされています。放射線治療は、再発病巣が限られた狭い場所にあるときに有効とされていますが、卵巣がんはもともと放射線治療が効きにくいと考えられています。

現在の医療において、より効果のある新しい治療法はすべて臨床試験（76ページMemo参照）の結果に基づいて決定されています。すなわち臨床試験には、現在の

標準治療と比べて、より効果のある治療が含まれている可能性があると言えます。卵巣がんに関する臨床試験は、新しい薬の効果を検証する治験に加え、婦人科悪性腫瘍研究機構（JGOG）、日本臨床腫瘍研究グループ（JCOG）を中心に実施されており、ご自分の状況に合った臨床試験があれば、臨床試験への参加もお勧めします。

治療が終わってすぐに再発と診断されました。「抗がん剤が効きにくいかもしれない」と言われてショックです。これからどのような治療法がありますか？

薬物療法（抗がん剤治療）を再び行うことになります。ただし、前回は2種類の抗がん剤を使ったと考えられますが、今回は1種類の単剤治療か、ベバシズマブという分子標的治療薬を組み合わせた治療を行います。どのような抗がん剤を使うか、ベバシズマブを併用するかは、患者さんの状態に応じて選択されます。

卵巣がんの治療と効果

卵巣がんに対する治療は、手術でできるだけ腫瘍を切除し、手術の後に化学療法（抗がん剤治療）を行い治療効果を上げるものです。抗がん剤の中で、プラチナ系とタキサン系の抗がん剤を組み合わせた治療は治療効果が高いと言われています。しかし、治療が終わってすぐに再発と診断された場合は、治療後6カ月未満の再発と考えられ、プラチナ系抗がん剤が効きにくい「プラチナ製剤抵抗性再発」と考えられます。

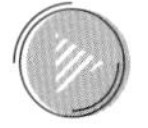

考えられる治療

再発卵巣がんの場合には、完全に治すことは難しくなります。したがって、治療の目標は完治ではなく延命や症状の緩和ということになります。特に、最後の治療から6カ月未満の再発では、その傾向が強くなります（**表1**）。

化学療法（抗がん剤治療）は、プラチナ製剤抵抗性再発の患者さんに対しては、1種類の殺細胞効果のある抗がん剤の単剤治療か、分子標的治療薬ベバシズマブを併用する治療が勧められます。しかし、プラチナ製剤抵抗性再発の患者さんの場合、副作用だけが強く出てしまい、逆に命を縮めてしまうおそれもあります。したがって、QOL（生活の質）を維持できることを十分に考えて、治療を受けられることをお勧めします。このような場合の抗がん剤治療を、「二次化学療法」と呼んでいます。これまでに2種類以上の殺細胞薬を使った治療（多剤併用療法）と1種類の殺細胞薬による治療（単剤療法）が比較されましたが、多剤併用療法が良いという報告はなく、むしろ副作用が強くなる傾向にあるため、殺細胞薬は単剤での治療が推奨されています。

一方、手術療法が行われることは少ないです。卵巣がんの再発の場合、小さな再

表1 再発卵巣がんの治療

	化学療法の治療歴	初回化学療法終了後から再発までの期間	治　療
卵巣がん再発	あり	6カ月以上	初回と同一または類似の化学療法（分子標的治療薬を含む） 腫瘍減量術 放射線治療（症状を緩和する） 臨床試験への参加
		6カ月未満	二次化学療法 放射線治療（症状を緩和する） 臨床試験への参加 ベストサポーティブケア（緩和ケア）
	なし		標準的化学療法 腫瘍減量術

日本婦人科腫瘍学会編『卵巣がん・卵管癌・腹膜癌治療ガイドライン2020年版』金原出版、2020より作成

発病巣が腹腔内に無数にばらまかれた状態となっていることが多く、手術ですべての病巣を完全に取り除くことは難しいためです。卵巣がんの再発時に手術療法の効果が期待できるのは、手術ですべての病巣を完全に取りきれる場合に限られると考えられます。

放射線治療は、再発病巣が限られた狭い場所にあるときに有効とされていますが、卵巣がんはもともと放射線治療が効きにくいと考えられています。

したがって、QOLを維持できることを十分に考えて、治療を受けられることをお勧めします。

プラチナ製剤抵抗性再発に対する免疫療法については、今後の検討が待たれます。

以上のことから、再発した卵巣がんの患者さんには抗がん剤治療が推奨されています。

20代の女性です。胚細胞腫瘍が疑われると言われました。どのような病気ですか？

胚細胞腫瘍とは、卵巣の胚細胞（卵子）から発生する種々の腫瘍のことです。10～20代の若年者に多く、約5%が悪性（がん）です。また、95%が片方の卵巣にだけ発生し、悪性であっても化学療法（抗がん剤治療）が非常によく効くため、健常な卵巣や子宮を温存することで、将来妊娠することも可能な場合が多くあります。

胚細胞腫瘍の発生と分類

卵巣は、生命の源である卵子がつくられるところです。この卵子のもとになる細胞から発生する腫瘍を胚細胞腫瘍といいます（149ページ・**図2**参照）。

胚細胞腫瘍は卵巣腫瘍全体の約30％を占め、その95％は良性の「成熟奇形腫」という、嚢胞内部に脂肪や毛髪や歯などを含んだ腫瘍です。成熟奇形腫から“がん”が発生すること（悪性転化）もあります。

日本産科婦人科学会腫瘍委員会報告によると、悪性の胚細胞腫瘍は卵巣悪性腫瘍（いわゆる卵巣がん）全体の3.2％程度の稀な腫瘍です。そのなかで具体的には、卵黄嚢腫瘍が18％、未分化胚細胞腫が18％、未熟奇形腫（グレード3）が15％、未熟奇形腫（グレード1/グレード2）が34％、混合型胚細胞腫瘍が9％を占めています。

なお、未熟奇形腫のグレード（G）は未熟な神経成分の割合によって決定され、数字が大きくなるほど悪性度が高いことを意味し、病気の予後（治癒の見込み）と関連することが知られています。

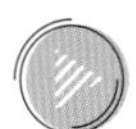 特徴と診断

胚細胞腫瘍は、10～20代の若年者に多く発生することがいちばんの特徴です。ただし、成熟奇形腫の悪性転化は、多くが高齢者でみられます。また、胚細胞腫瘍のほとんどが片方の卵巣にだけ発生することも大きな特徴です。

症状は一般の卵巣腫瘍と変わらず、腹部の膨満感や腫瘍を触れることです。ときに腫瘍がねじれることで激しい腹痛が起こりますが、まったく症状のないことも少なくありません。

超音波断層法検査（エコー検査）やCT、MRIなどの画像検査により毛髪、脂肪、

石灰化、水分、粘液、血液などの特徴的な腫瘍内容成分を予測することで診断されます。さらに、血液中の腫瘍マーカーを測定することで、ある程度は組織型を推定することも可能です。上昇している腫瘍マーカーがLDHなら未分化胚細胞腫、AFPやhCGなら卵黄嚢腫瘍、胎芽性がん、多胎芽腫、絨毛がん、SCCやCEAなら成熟奇形腫の悪性転化を最も疑います。

最終的には手術で腫瘍を摘出し、術後の病理組織検査によって診断します。

治療法は、手術療法と抗がん剤による化学療法が中心になります。胚細胞腫瘍は、特に抗がん剤が非常に有効であることが特徴です。治療内容の詳細は**Q55**・**Q56**で説明されていますので、そちらをご覧ください。

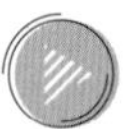

予後（治癒の見込み）について

卵巣腫瘍では、手術時に摘出した腫瘍の病理組織検査を術後に行って、良性・悪性だけでなく進行期や組織型も確定します。悪性の胚細胞腫瘍では、年齢、進行期、組織型および腫瘍マーカーの値などが予後を左右する因子であると言われています。一般的に胚細胞腫瘍は悪性でも予後は良好であると言われていますが、これらの予後因子の差により、良好な予後を期待できる場合と期待できない場合があることも知っておいてください。

混合型胚細胞腫瘍は、文字どおり２種類以上の組織型の悪性胚細胞腫瘍からなる腫瘍ですが、どのような成分がどのくらいの割合で含まれるかにより治りやすさが変わります。その組織型に卵黄嚢腫瘍、胎芽性がん、未熟奇形腫（グレード3）の成分が多いものは、予後が悪いとされています。また、腫瘍の大きさが10cm以上のものは予後が悪いとされています。

担当医から胚細胞腫瘍の状態、すなわち悪性かどうか、悪性ならば進行期や組織型などについて十分に説明を受けたうえで、適切な治療法を選択してください。

悪性卵巣胚細胞腫瘍と言われました。まず手術を勧められましたが、どのような手術をするのですか？将来、妊娠できますか？

将来、妊娠を希望する患者さんに対しては、腫瘍がある側（患側）の付属器（卵巣・卵管）摘出術＋大網切除術を行います。また、将来の妊娠を希望しない患者さんに対しては、上皮性卵巣がんに準じて子宮全摘出術と両側の付属器摘出術＋大網切除術を行い、進行期を決定することになります。

悪性卵巣胚細胞腫瘍の治療は、まず手術を行い、その後に化学療法（抗がん剤治療）を追加するのが基本です（**表1**）。ただし、**Q54**で述べたように、この腫瘍は10～20代の若年者に発生することが多く、また、そのほとんどは片方の卵巣だけに腫瘍が発生するため、患者さんが将来の妊娠を希望するか否かによって手術の方法が異なります。

ここでは手術療法についてみていきます（化学療法については**Q56**参照）。

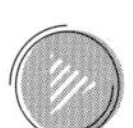

将来の妊娠を希望する場合

将来の妊娠を希望する患者さんに対しては、腫瘍のある側（患側）の付属器（卵巣・卵管）だけを摘出する患側付属器摘出術＋大網切除術が行われます。もう片方の付属器を残すことで妊孕性（妊娠できる機能）を温存することが可能で、妊孕性温存手術とも呼ばれます。大網は胃と横行結腸をつなぎ垂れ下がっていて、お腹の臓器をおおっている脂肪組織で、転移が最も起こりやすい組織のため切除します（156ページ・**図1**参照）。

表1 悪性卵巣胚細胞腫瘍の治療法

区　分	初回治療：手術療法	術後の治療法
妊娠を希望する患者さん	患側付属器（卵巣・卵管）摘出術 大網切除術	化学療法
妊娠を希望しない患者さん	両側付属器摘出術 子宮全摘出術 大網切除術 （腫瘍減量術）	

日本婦人科腫瘍学会編『卵巣がん・卵管癌・腹膜癌治療ガイドライン2020年版』金原出版、2020より作成

腹腔内各所を注意深く観察し、腹水細胞診/腹腔洗浄細胞診も行います。なお、リンパ節郭清（対象となる範囲内のリンパ節を系統的にすべて摘出すること）は省略可能であると考えられています。また、反対側の正常な卵巣の不必要な生検（病変を生検用器具やメスなどで採取して調べる検査）は行わないのが一般的です。患側付属器摘出術にとどめた場合でも、予後（治癒の見込み）に影響を及ぼさないと考えられています。

また、悪性卵巣胚細胞腫瘍に対しては抗がん剤治療が非常に有効であるため、Ⅲ期・Ⅳ期などの進行期（153ページ参照）の場合でも、将来の妊娠を強く希望する患者さんに対して、あるいはQOL（生活の質）の維持を優先する場合には、患側付属器摘出術にとどめる場合もあります。ただし、その場合には手術後早期に抗がん剤治療を開始する必要があります。系統的なリンパ節郭清やその他の臓器切除など、原則として侵襲（体への悪い影響）の大きな手術を避ける考えが一般的となっています。

胚細胞腫瘍の種類（193ページ参照）や抗がん剤治療を行ったときの年齢にもよりますが、手術や抗がん剤治療後に妊娠し、出産に至ったという報告は少なくありません。

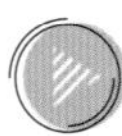

将来の妊娠を希望しない場合

将来の妊娠を希望しない患者さんに対しては、上皮性卵巣がんに準じた手術が行われます。すなわち、「両側付属器摘出術＋子宮全摘出術＋大網切除術」を基本として、腹腔各所の生検や腹水細胞診/腹腔洗浄細胞診などを行って進行期を決定します（Q41参照）。なお、リンパ節郭清は省略可能であると考えられています。その後、妊娠を希望する患者さんと同様に化学療法が行われます。

悪性卵巣胚細胞腫瘍と言われ手術をしました。抗がん剤治療も必要と言われましたが、治療にはどのような薬を使いますか？また、どのような副作用がありますか？

BEP療法（ブレオマイシン＋エトポシド＋シスプラチン）が標準的な治療法です。副作用として、肺機能・腎機能の低下、吐き気・嘔吐、白血球・赤血球・血小板の減少、聴力低下・難聴・耳鳴りなどの症状が現れることがあります。また、卵巣機能障害や二次発がん（特にエトポシドによる）の発生にも注意を要します。

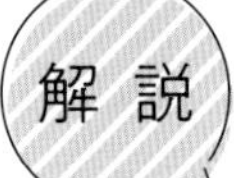

BEP療法の標準的治療法

BEP療法は3週間に1回の投与を行い（1サイクル）、一般的には合計3サイクルあるいは4サイクル投与します。

B：ブレオマイシン

投与量は1回20 mg/m^2（体表面積）あるいは30 mg/bodyのどちらか少ないほうで、2日目、9日目、16日目に静脈投与（点滴）します。

E：エトポシド

投与量は1回100 mg/m^2（体表面積）で、1日目から5日間連続して静脈投与（点滴）します。

P：シスプラチン

投与量は1回20 mg/m^2（体表面積）で、1日目から5日間連続して1時間かけて静脈投与（点滴）します。

BEP療法は悪性卵巣胚細胞腫瘍に有効な抗がん剤治療と考えられています。この有効性を保つためには、薬剤の投与量のむやみな減量や変更は避けるべきです。多少の副作用があっても、薬の量や治療スケジュールを守ることがとても大切であるとされています。

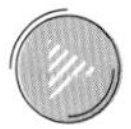

主な副作用

BEP療法に特徴的な主な副作用を説明します。

卵巣機能障害

一般的に、治療開始時の患者さんの年齢、使用薬剤の種類、抗がん剤の総投与量、抗がん剤の投与期間などが卵巣機能に影響を及ぼす原因と言われています。特にシスプラチンは、中等度の卵巣機能障害を引き起こす抗がん剤です。しかし、BEP療法による初回治療後の卵巣機能障害は少ないと報告されています。それは、悪性卵巣胚細胞腫瘍の患者さんの平均的な年齢が10～20代であることが理由のひとつです。女性は、たくさんの数の卵子（原始卵胞）をもって生まれてきます。月に1回の排卵に必要な卵子（原始卵胞）は一生で約500個であると考えられていますが、そのため、卵子（原始卵胞）の数が卵巣機能を維持するために重要になってきます。30代半ば以降になると卵子（原始卵胞）の数がかなり少なくなり、さらに卵子の老化も進んでくることから、卵巣機能が低下し、妊孕性（妊娠できる機能）も低下することになります。中等度の卵巣機能障害を引き起こす抗がん剤であるシスプラチンを用いても卵巣機能障害が少ない理由は、卵子（原始卵胞）の数に依存しているからです。しかし、卵子（原始卵胞）の数は個人差が大きいため、若年でも卵巣機能障害となってしまうケースもみられます。

ブレオマイシンによる肺機能障害

治療前には必ず肺機能をチェックする必要があります。万一、肺機能が低下してしまった場合は、ブレオマイシンを抜いたEP療法（エトポシド＋シスプラチン）への変更が勧められます。

二次発がん

エトポシドの投与により、急性白血病や骨髄異形成症候群（白血病前段階の状態）の発症や、固形がん（血液のがん以外のがん）発症の危険性も増大することがあるので、エトポシドの総投与量は2,000 mg/m^2（体表面積）をこえないように考慮する必要があります。

二次発がんの潜伏期間はおよそ2～3年、発症率は0.6～4.4％ほどです。

腎毒性

腎毒性とは、腎機能障害を引き起こすことをいいます。シスプラチンの副作用のひとつとして腎臓の尿細管への障害があります。毒性を軽減する目的で、点滴による輸液や水分の経口摂取が必要となります。通常は、ためた尿（蓄尿）の検査や血液検査などで腎機能をチェックし、その値によって、症状が出る前に抗がん剤の量を調整します。

吐き気・嘔吐

吐き気・嘔吐などの消化器症状が現れます。急性の吐き気・嘔吐に対しては、NK1受容体拮抗薬やセロトニン受容体拮抗薬、ステロイド薬であるデキサメタゾンを併用することによって、症状を軽減させることができます。

白血球・赤血球・血小板の減少

造血機能を担う骨髄が、抗がん剤によりダメージを受けることによって、骨髄で産生される白血球・赤血球・血小板が減少することがあります。白血球の中でも、特に好中球数の減少によって感染への危険性が高まるので、手洗いやうがいの徹底など感染への予防が重要となります。なお、好中球数がある一定数以下にまで減少した場合や発熱を伴う場合に、好中球数を上昇させる薬剤を投与することがあります。

聴力低下、難聴、耳鳴り

シスプラチンの副作用のひとつとして、聴力低下、難聴、耳鳴りなどの聴器毒性があります。はじめは高い音が聞こえにくくなります。シスプラチンの総投与量が300 mg/m^2（体表面積）をこえると発現頻度が高くなると考えられています。稀に長く続くこともあります。

しびれ

シスプラチンやエトポシドでは、しびれ（末梢神経障害）が副作用として自覚されることがあります。

＼共通／

Q57～69

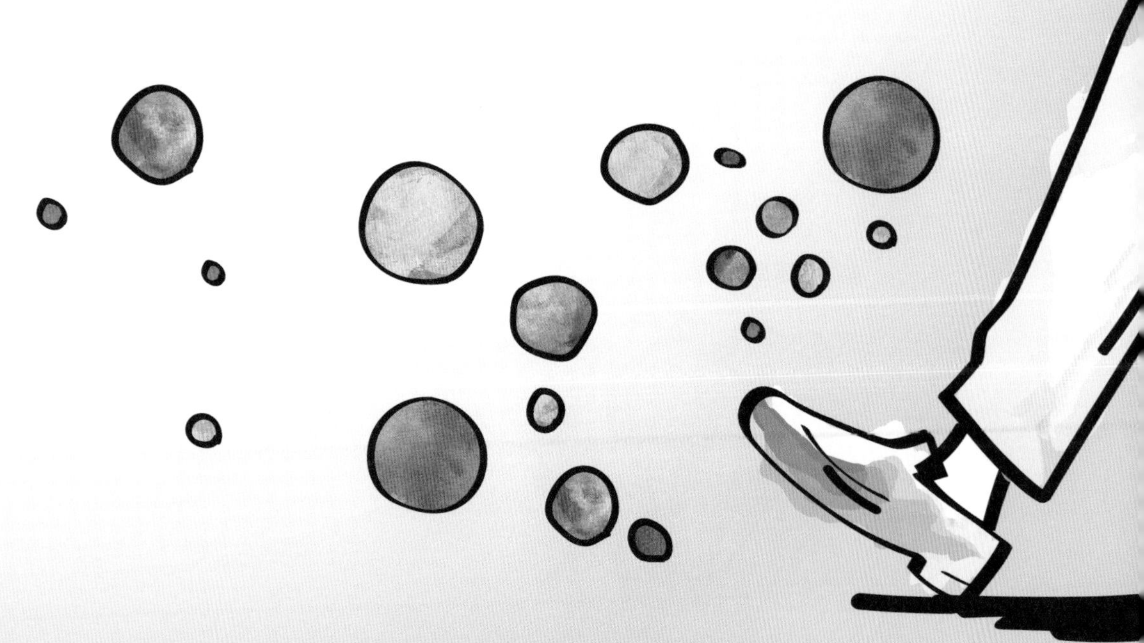

手術後の障害として、尿が出にくくなるとか便秘になると聞きますが、どうなのでしょうか？

広汎子宮全摘出術という大きな手術を受けた場合はまったく尿が出なくなることがあり、そのときは自分でカテーテルチューブを尿道から膀胱に挿入して排出することになります。便秘もよく起こる合併症のひとつですが、まったく便が出なくなることはなく、下剤などでコントロールします。

排尿障害

心配されるような合併症が出るかどうかは、子宮を摘出するための手術の内容と深い関係があります（**図1**）。子宮頸がんの初期のもの、子宮体がん、卵巣がんでは通常は「単純子宮全摘出術」または「準広汎子宮全摘出術」という手術が行

図1 子宮の摘出方法

付属器（卵巣、卵管）を摘出する場合と摘出しない場合があります。

単純子宮全摘出術

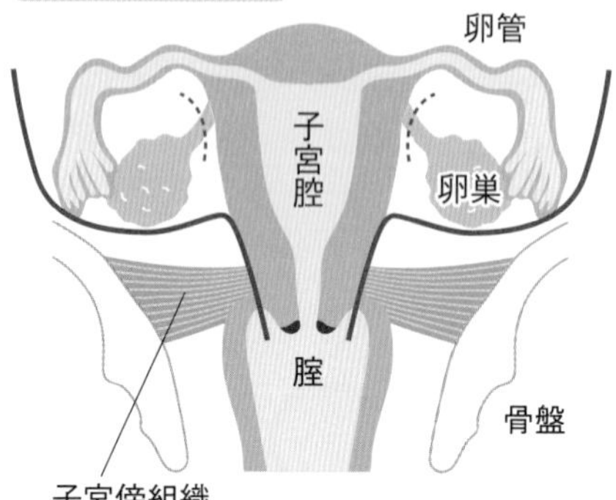

準広汎子宮全摘出術

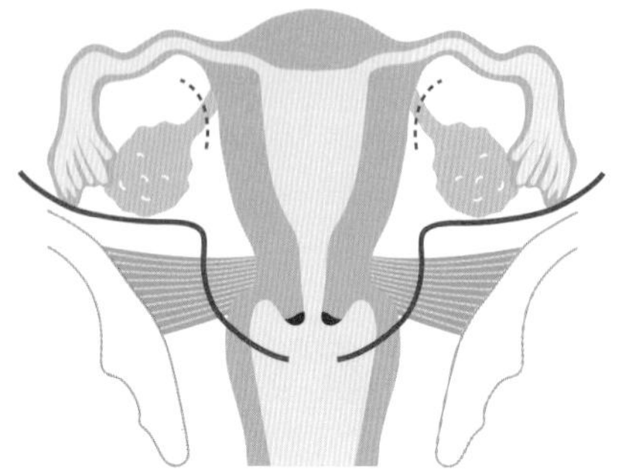

広汎子宮全摘出術

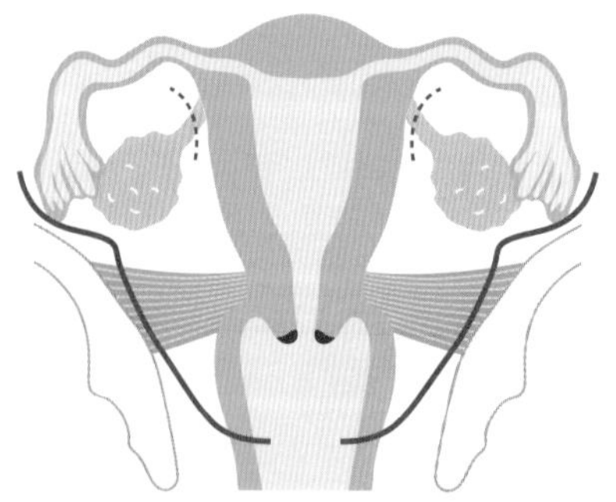

―― 基本的な切除範囲
------ 卵巣を温存する場合の切除部分

われますので、尿が出にくくなる（排尿障害といいます）ということは、ほとんど起こりません。

しかし、ある程度進行した子宮頸がんや子宮体がん、あるいは卵巣がんなどで、病気の広がりにより「広汎子宮全摘出術」という大きな手術が必要となる場合には、手術の後に排尿障害が起こる可能性があります。

図2で示すように膀胱は「交感神経」、「副交感神経」という2種類の系統の神経によって、そのはたらきがコントロールされています。これらの神経が子宮頸部から直腸の外側で網目のように絡み合っており、「骨盤神経叢」と呼ばれています。骨盤神経叢からは直腸、子宮そして膀胱へとそれぞれ神経の枝が分布しています。このように張り巡らされたネットワークを介して、尿がたまったという感覚（尿意）や、スムーズに排尿を行う指令が出されているわけです。

さらに子宮は、主に子宮頸部に付着する3つの組織で固定されています。「膀胱子宮靭帯」、「仙骨子宮靭帯」、そして骨盤壁と子宮をつなぐ「基靭帯」がこれにあたります。この3つの組織は左右一対からなり、子宮傍組織といいます。

したがって、子宮頸部にがんができると、それら靭帯組織にがん細胞が入り込んでいく（浸潤といいます）可能性があります。また同様に、子宮頸部と連続する腟

図2 子宮の周囲の靭帯組織と神経叢

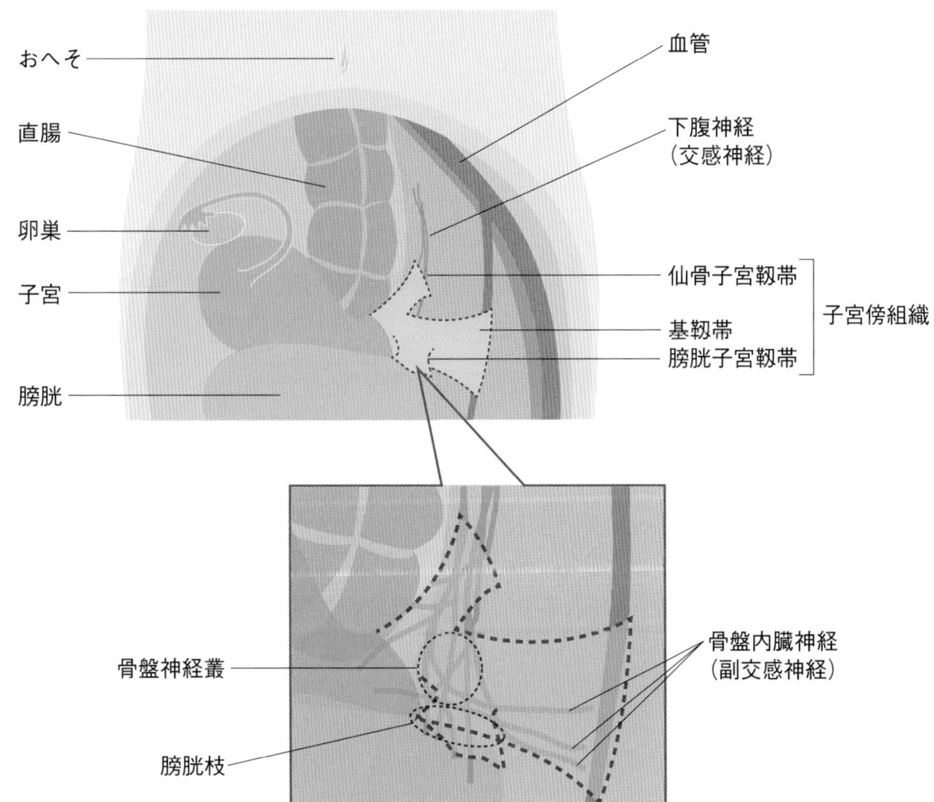

壁も、がん細胞が浸潤しやすい領域です。そのため、十分にがん組織を摘出するためには、子宮とともに周囲の靱帯組織と腟を可能な限り子宮から離れたところで切り取ることが必要となり、このために行われるのが広汎子宮全摘出術です。この手術では、大事な骨盤神経叢や膀胱、直腸への神経の枝を切除する可能性があります。

結果として手術の後、一時的または永続的に尿意が感じられなくなり、排尿するために必要な膀胱や尿道括約筋のはたらきが悪くなってしまうと、自分で排尿がうまくできない、あるいは無意識に尿が漏れてしまう（尿失禁）ということが起こる可能性があります。このような合併症が生じると、術後、長期間を経ても「間欠的自己導尿」といって、時間を決めて自分でカテーテルチューブを尿道から膀胱に挿入し、尿を体外へ排出させる処置が必要となります。

近年は、がん患者さんの救命率が向上するに伴い、病気が治るだけでなく、治療後のQOL（生活の質）向上も期待されるようになりました。広汎子宮全摘出術についても、術後排尿障害を軽減するために、排尿機能をコントロールする骨盤神経を温存した手術が行われるようになっています。ただし、ある程度進行したがんでは、がん組織をしっかりと取りきること（根治性）が重要であり骨盤神経の温存ができない場合もあるので、担当医の説明を聞いて、よく相談してください。

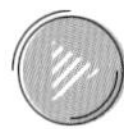

便秘

便秘もがんの手術後によく起こる合併症のひとつです。原因ははっきりとしていませんが、

❶子宮を摘出するために、直腸を支配する神経の一部を切除する
❷リンパ節の摘出（リンパ節郭清）の際に、腸管を支配する神経枝の一部を切除する
❸子宮を摘出したスペースに腸管が落ち込んで、便がたまりやすくなる
❹広範囲の手術になるため術後腸管癒着が起こり、腸の蠕動運動が悪くなる

などの理由が考えられています。

しかし、尿と違って、まったく便が出なくなるということにはなりませんので、下剤などでコントロールしていくことが可能です。

婦人科がん（特に子宮頸がん）の治療に関しては、日本に比べると欧米では手術以外の治療法（放射線治療）の占める割合が大きいことがよく知られています。しかし、両者の優劣を一概に判断することは難しいです。それぞれの治療法について、治療中および治療後に起こり得る合併症の種類や対処法の違いについてよく理解したうえで、担当医とよく相談して治療法を選択することが大切です。

手術の際にリンパ節を取り除くと言われましたが、それをするとどのような影響が考えられますか？リンパ浮腫になりますか？予防法や対処法を教えてください。

リンパ嚢胞やリンパ浮腫などを起こす可能性があります。現在のところリンパ浮腫の確実な予防法はなく、保存的治療（下肢の挙上、リンパドレナージ法、圧迫療法、圧迫下での運動療法、スキンケアなど）が行われます。外科的治療（手術）は一般的ではありません。

リンパ節郭清の合併症

リンパ節を系統的にすべて摘出することを、医学用語ではリンパ節郭清（Q24参照）といいます。このリンパ節郭清を行うと、リンパ嚢胞やリンパ浮腫（むくみ）、腸閉塞（イレウス、Q60参照）などを合併することがあります。

リンパ嚢胞は、リンパ節郭清などの手術操作でつくられた創（きず）の癒着（くっつくこと）などによって、骨盤内にリンパ液のたまった袋（貯留嚢胞）ができるものです。多くは経過観察で問題ありませんが、大きくなって圧迫症状や細菌感染などがあるような場合、部位によっては超音波断層法検査（エコー検査）やCT検査で確認しながら針で吸引したり、手術で除去することもあります。

一方、リンパ浮腫（むくみ）は、骨盤内などのリンパ節郭清の影響でリンパ液の流れが悪くなり、下腹部、会陰部、下肢の皮下に漏れた液がたまり、むくんだ状態です。術後早期の発症以外に、10年以上たってから発症することもあります。

術後のリンパ浮腫は完治することが少なく、またリンパ浮腫の予防法はありませんので、早期からまずは以下の保存的治療を開始して、日常生活に支障のない状態を保つことが重要です。

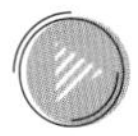

リンパ浮腫の保存的治療

リンパ浮腫に対して以下の方法を組み合わせて行うことが、複合的理学療法と呼ばれて推奨されています。

下肢の挙上

リンパ液は、高いところから低いところへ流れます。したがって、寝るときに両足を心臓の位置よりやや高く上げる（あまり高くする必要はありません）と浮腫を軽減できます。そのほか、正座などを避け、座っていても足を向かいの席に投げ出す、長時間の立ち仕事を極力避けるなど、日常生活での工夫が必要です。

リンパドレナージ(リンパ誘導マッサージ)法

医療者によるリンパドレナージ

訓練を受けた看護師、理学療法士などが、滞ったリンパ液を、失ったリンパ管の代替のリンパ管（リンパ節を取り除くと、リンパ液の流れは迂回路をまわるようになり、また新たな流れをつくると考えられています）を想定して軽くさするようにマッサージします（一般のマッサージのような強い力はいりません）。

まず、リンパ液の流れが止まっている鼠径部（太ももの付け根の内側部分）を心臓方向にマッサージし、次いで足先から鼠径部方向にマッサージします。1日3回、15～20分ずつが適当で、入浴後などが特に有効です。

自分で行うリンパドレナージ

患者さん自身がマッサージの理論や方法を習得して、自分で適時実施します。部位によってはご家族に協力してもらい、入浴後などに毎日行うことで効果が上がります。

要点は、下肢へのリンパ液の流れの入口になる鼠径部をよくマッサージした後に、足先から順次、太ももの付け根方向にもみ上げていきます。肩こりのマッサージとは異なり、皮膚表面を軽くさするようにして、滞留しているリンパ液を鼠径部方向に移動させます。近年は専門の教育を受けた医師、看護師や理学療法士がいる病院も少なくありません。そのような専門のセラピストから正しい自己管理法を学ぶこともできるようになってきています。

器具によるリンパドレナージ

下肢を包むように装着した器具内の空気で加圧・減圧を繰り返し、筋肉の収縮、弛緩をつくり出すことによって、末梢の静脈血とリンパ液の互いの流れを促進します。手指で鼠径部のマッサージを十分にしてから開始し、1日3回、朝・昼・晩に行います。

病院で使用するものと同じ器具（メドマー、ハドマーなど）は市販されていますが、価格は5万円から30万円くらいまで用途により様々です。

リンパドレナージ後の圧迫療法

マッサージによって細くなった下肢を30～40mmHgの圧力の弾性着衣（ストッキングなど)、弾性包帯などで圧迫します。食い込みがない適切な圧で下肢の形を整えます。着用していて痛みやしびれがなく、動きに支障がないことが重要です。また、足先が白くなったり、うっ血（血液が停滞して増加した状態）したりするのは、圧のかけすぎです。自分に合ったサイズを選び、起床時に装着して、就寝時にはずします。

なお、2008年4月より、四肢のリンパ浮腫治療のために使用される弾性着衣等（弾性ストッキング、弾性スリーブ、弾性グローブ、弾性包帯）に関しては保険適用となりましたので、医師に弾性着衣等の装着指示書を記載してもらい、弾性着衣購入時の領収書とともに健保組合または市区町村の役所に請求することができます。

圧迫したうえでの運動

浮腫には安静が良いわけではありません。

運動そのものがリンパ浮腫を軽減させますが、弾性着衣で圧迫した状態での運動は、より効果的です。リンパ管には弁がありますから、リンパ液は一定方向に流れます。下肢を動かせば周囲の組織がリンパ管を圧迫して、リンパ液の流れが盛んになります。わずかな時間でもリズミカルに疲れない程度に下肢を動かすことが重要ですが、逆に、疲れるまで動かし続けると浮腫はひどくなりますから注意が必要です。

弾性着衣をはずした状態での運動は、プールでの水中歩行が効果的です。水圧は深くなるほど高くなりますから、自然と上方向へのリンパマッサージになり、運動による筋肉の収縮、弛緩との相乗効果でリンパ液の流れを促進します。また、ジャグジーやジェットバスなどで水圧にさらすことも、マッサージや運動と同じ効果があります。

スキンケア（皮膚の清潔）

リンパ浮腫では、リンパ液や血液の循環が悪くなっていますから、細菌が侵入すると感染が下肢全体に一気に広がる傾向にあります。タンパクや水分が組織の隙間にたまり、感染が加わるとそこで固まってしまうのですが、これを「蜂窩織炎」といい、リンパ浮腫の治療で最も避けなければならない状態です。虫に刺されたような赤い斑点が現れる場合や、浮腫の部分全体が突然赤くなり、高熱を伴う場合などがあります。

治療は下肢を冷やし、挙上、安静を保ち、すぐに病院で消炎剤、抗菌薬を処方してもらってください。治ったように見えてもまたすぐに再発しますから、十分な用量・期間の薬の服用が重要です。

蜂窩織炎を起こすと浮腫は増悪しますが、炎症が完治するまでマッサージ、弾性着衣、運動などの治療は一切中止します。予防するためには、虫に刺されない、外傷を避ける、爪周囲を清潔に保つ、水虫があれば早期に治す、薬用石けんで常に皮膚を清潔に保つ、保湿をする、過労を避けるなどが有用です。

外科的治療（手術）

外科的治療に関しては、限られた施設での報告が多く、その有効性はまだ確立されておらず一般的ではありません。

浮腫減量手術

慢性的な浮腫に対し、硬くなった皮膚と皮下のむくみ部分を切除して圧迫症状などを軽減しますが、傷が治りにくいことがあり、その場合は入院が長くなります。

リンパ管の接合手術（リンパ管直接吻合術、リンパ管細静脈吻合術）

拡大眼鏡を用いて、細いリンパ管同士あるいはリンパ管と細静脈をつないでリンパ液の流れを良くし、浮腫を軽減します。別の部位のリンパ管を利用するリンパ管移植を併用することもあります。主に、この分野を専門とする形成外科医によって行われます。蜂窩織炎を繰り返す方など、重症な患者さんが対象となります。

その他

肥満は浮腫にとって大敵です。脂肪によってリンパ液の流れが阻害され、保存的な治療をしても効果が出にくくなるため、減量を心がけることが大切です。

利尿薬や漢方薬などの薬物療法は、一般的に推奨されていません。

『リンパ浮腫診療ガイドライン』（2018年版）では、ここに述べたリンパ浮腫の治療法のうち、リンパドレナージ、弾性着衣、蜂窩織炎の治療、肥満の解消については一般的な合意が得られているとされていますが、その他は患者さん個々について医師が適応を判断すべきとされています。

治療のため、卵巣のはたらきが低下していると言われました。どうしたらよいでしょうか？

手術で両方の卵巣を摘出したり、抗がん剤や放射線治療により卵巣にダメージが加わると、卵巣から分泌される女性ホルモンが消失もしくは低下します。それに伴い、「卵巣欠落症状」と呼ばれる更年期のような症状が起こったりするほか、将来的に骨粗鬆症、動脈硬化や心筋梗塞などのリスクが高まり、QOL（生活の質）が低下する可能性があります。これらに対して、定期的な検診や、ホルモン補充療法・漢方薬といった治療法で対応します。

外科的閉経（医原性閉経）

婦人科がんの治療において、卵巣がんでなくても、転移の可能性を考慮して手術の際に両方の卵巣を摘出してしまうことがあり、卵巣の機能が失われます。このように、両方の卵巣を摘出することに伴う閉経を「外科的閉経」と呼びます。

また、卵巣を残して（温存）も、抗がん剤や放射線治療で卵巣の機能が失われてしまうことがあります。外科的閉経も含め、こういった医学的治療により閉経することを「医原性閉経」と総称します。

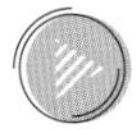

婦人科がんにおける卵巣摘出

子宮頸がんでは、進行期や組織型によって卵巣転移の確率が異なりますが、病気の進み具合などによっては卵巣を温存することが可能です。また、卵巣を温存する場合、術後放射線治療により卵巣機能が消失してしまわないように、放射線が当たらない位置に卵巣を移動して固定します（Q12参照）。

子宮体がんでは、卵巣から分泌されるエストロゲンという女性ホルモンが、がんの発生に深く関わっているため、基本的には子宮と両方の卵巣も摘出するのが一般的です。ただし、若年で早期のがんと思われる場合は、卵巣の温存を考慮する場合があります。

卵巣がんでは、卵巣そのものにがんができているわけですから、卵巣自体を摘出しないわけにはいきません。また、がんでないほうの卵巣にも転移を起こしやすいため、子宮と同時に摘出するのが一般的です。ただし、若年で将来妊娠を希望される場合は、子宮とともに温存を考慮する場合もあります。

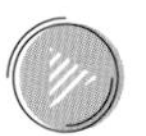

卵巣機能喪失が影響を与える年齢

一般的に50歳前後で閉経を迎え、この閉経の時期をはさんだ前後10年間を「更年期」と呼びます。卵巣から分泌される女性ホルモンが緩やかに低下していく時期です。50歳未満で治療のせいで突然閉経になってしまうと（医原性閉経）、女性ホルモンが急速に低下し、心身に様々な影響を与えます。あとで述べますが、特に45歳未満での閉経には注意が必要です。

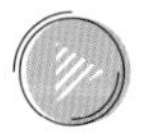

卵巣機能喪失による影響

卵巣欠落症状、骨粗鬆症、動脈硬化や心筋梗塞などのリスクが高まります。以下に詳しく説明します。

卵巣欠落症状

のぼせ・ほてりや発汗といったいわゆる「ホットフラッシュ」、肩こり・腰痛・頭痛・性交痛といった身体的症状、抑うつ・不安・イライラ・不眠・意欲の減退などの精神症状など、様々な症状があります。

卵巣欠落症状以外に現れる影響

自覚症状はあまりないことが多いですが、コレステロール値が高くなる脂質異常症（以前は高脂血症と呼ばれていたものです）や、心筋梗塞や脳梗塞など心臓や血管の病気、骨がスカスカになり骨折しやすくなる骨粗鬆症などが増加します。それぞれに基づく病気により、QOLの低下や生命の危険をもたらす要因となります。このほかにも、筋力が落ちたり、コラーゲンや水分が減るために皮膚のシワが増えたりします。

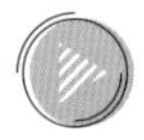

外科的閉経と自然閉経の違い

外科的閉経では自然閉経後に比べてホットフラッシュが多いという報告や、将来の抑うつや不安のリスクが上昇するという報告もあります。また、心筋梗塞や骨粗鬆症のリスクが上昇することが知られており、メタボリック症候群が増える可能性も示唆されています。

45歳未満で外科的閉経した場合は、自然閉経した場合と比べて、上記のようなほかの臓器の病気により死亡リスクが1.6倍高くなるという報告もあります（**図1**）。

したがって、外科的閉経後には将来の健康とQOL維持のために、早い時期から管理、つまりヘルスケアを行う必要があります。

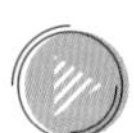

卵巣機能喪失に対する定期検診

がんの術後や治療後に定期検診として外来を受診することになりますが、その際

図1 外科的閉経と自然閉経との術後生存率の違い

Rocca WA, et al. Lancet Oncol 2006より改変

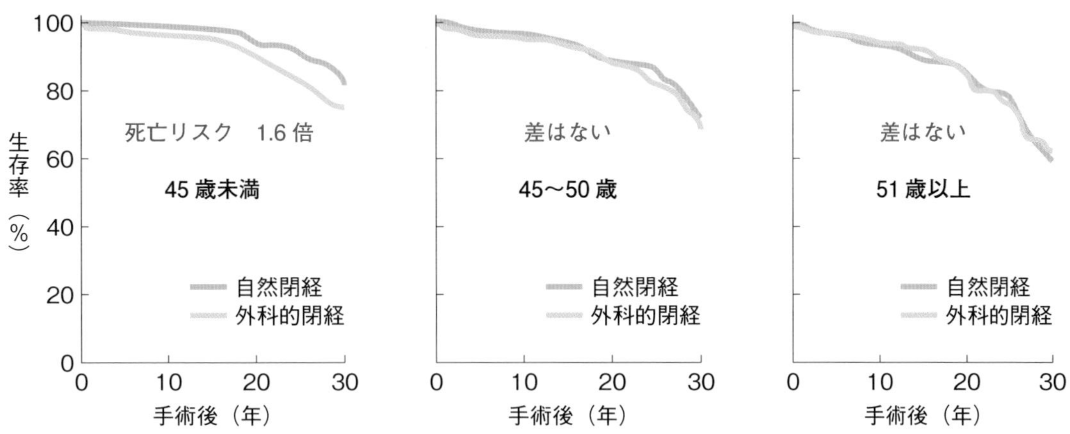

に、脂質の状態や骨量をチェックすることをお勧めします。脂質の状態は、採血でコレステロール値などを測定することでわかります。骨量は、DEXA法や超音波法といった比較的簡易な骨密度検査でわかります。半年〜1年に1回のペースで検査することが勧められますので、具体的には担当医と相談してください。

卵巣機能喪失に対する治療

治療としては、最初に食事や運動など生活習慣を見直すことは重要なことです。また、現在では効果のある薬物療法があり、以下に詳しく示します。

ホルモン補充療法

女性ホルモンを補う治療法が行われます。ほてり・のぼせ・発汗など、血管の拡張と放熱に関係する症状に対して特に有効です。また、心臓・血管の病気や骨粗鬆症なども予防できるという利点があります。ホルモン剤には飲み薬、貼り薬、塗り薬などいくつかのタイプがあります。性交痛や腟乾燥感などの腟症状には腟錠を用いる場合もあります。

しかし、子宮体がんや乳がん治療後の方、高齢の方、血栓症のある方など、ホルモン補充に慎重を要する方もいますので、担当医とよく相談して行うことをお勧めします。

漢方薬

漢方薬は様々な生薬の組み合わせでつくられており、全体的な心と体のバランスの乱れを回復させるはたらきをもちます。

向精神薬

気分の落ち込み、意欲の低下、イライラ、情緒不安定、不眠などの精神症状がある場合には、抗うつ薬・抗不安薬などの向精神薬も用いられます。

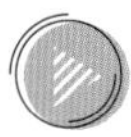

最後に

がんは治っても、こうした卵巣欠落症状や心臓・血管の病気、骨粗鬆症などでQOLを低下させてしまうことがあります。がん治療と同時に、その後の健康についても、担当医とよく相談してください。

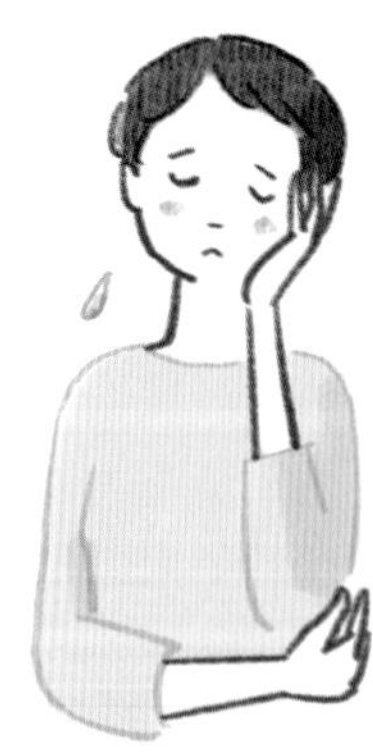

手術の後に腸閉塞(イレウス)になることがあると言われました。予防法や対処法を教えてください。

手術を受けた場合、程度の差はありますが多くの人に腸閉塞（イレウス）が起こり得ます。できるだけイレウスにならないような食事や運動を心がけることをお勧めします。また、イレウス症状を理解し、早期に対処することが肝要です。

手術によって起こる腸閉塞(イレウス)

腸閉塞とは、腸（小腸、大腸）が何らかの原因によって塞がってしまい、食物や消化液などが腸を通過できずに（通過障害）、腹痛、吐き気、嘔吐などの症状をきたす病態で、イレウスとも呼ばれています。原因で最も多いとされているのが手術による後遺症としてのイレウスで、その多くは小腸に起こります。

イレウスは、麻痺性イレウス、痙攣性イレウス、単純性イレウス（閉塞性イレウス、癒着性イレウス）、絞扼性イレウスに分類されます。このうち手術後によくみられるものは、麻痺性、癒着性、絞扼性のイレウスです。以下、この3つについてみていきましょう。

麻痺性イレウス

腸は蠕動運動と呼ばれる動きによって腸内の内容物を運んでいます。手術を受けると、この運動が一時的に低下・消失（麻痺）することがあり、これを麻痺性イレウスといいます。ごく軽いものを含めると、ほとんどの人に麻痺性イレウスが起こるとされており、主な症状はお腹の張り（腹部膨満）や吐き気、嘔吐、腹痛、尿量の減少などです。

麻痺性イレウスは、術後数日たってから起こることが多いです。麻痺性イレウスと判断された場合には、絶食、点滴、腸管蠕動促進剤の投与などの保存的治療が行われます。術後麻痺性イレウスの予防には、歩行などのリハビリを早期に開始することが大切です。

癒着性イレウス

手術時の操作によって腹膜や腸の表面に細かい傷ができています。この傷が治る過程で周囲との癒着を起こします。癒着が起こるだけで症状が現れなければ問題は

図1 癒着性イレウスと絞扼性イレウスの例

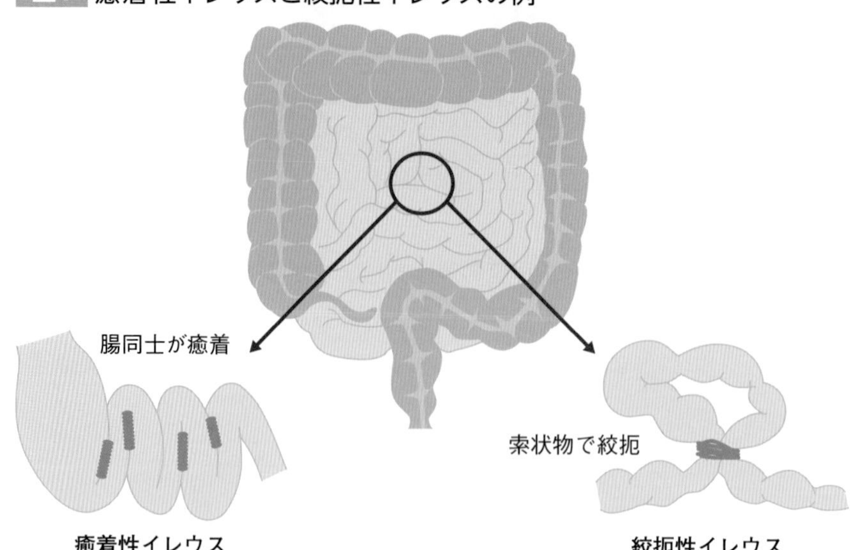

ないのですが、癒着のしかたによっては腸が狭くなったり、ねじれが強くなったりすることがあり、それらによって通過障害などいろいろな症状が出現します。これを癒着性イレウスといい、術後のイレウスで最も多くみられます（**図1**）。

手術後数日から、ときには数年たってから発症することがあるため注意が必要です。

通常は、おへその周囲の疝痛（発作性、反復性の激しい腹痛）で発症します。痛みのある時間より痛みのない時間のほうが長く、痛みの部位が移動していきます。しだいに腹部膨満や吐き気・嘔吐などが起こり、進行すると命にかかわる腹膜炎を併発することもあります。

治療は絶食や点滴で、通過障害に伴う胃や小腸の拡張が強ければ、胃管やイレウス管と呼ばれるチューブを鼻から挿入して、胃や腸にたまった内容物やガスの排出を行います。これらの保存的治療で改善がみられなければ、手術により癒着の解除を行いますが、状況により一時的あるいは永久的な人工肛門が必要になることもあります。

絞扼性イレウス

絞扼とは「絞めつけること」です。前述のごとく手術後に腸は多少の癒着を起こしますが、この癒着によって索状物と呼ばれるヒモ状の線維組織ができることがあり、そこに腸が挟まってしまい絞めつけられた状態を絞扼性イレウスといいます（**図1**）。

絞扼性イレウスは自然に解除することは困難であり、また絞めつけられることで血液が届きにくくなった腸は壊死することがあるため、緊急の手術による絞扼の解除や壊死した腸管の切除を行います。

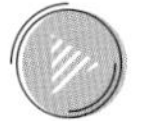

がんの再発によって起こるイレウス

婦人科がんが再発する際に、しばしば腹腔内に腹膜播種として起こってきます。この再発腫瘍の浸潤や癒着により腸が狭くなったり癒着を起こすことで、イレウスを発症することがあります。

再発腫瘍や周囲の腸の摘出により腸閉塞を改善することがありますが、腹腔内の腫瘍の状況により摘出できないと判断された場合には、腸同士をつないでバイパスをつくったり、人工肛門をつくることで腸の内容物の流れを確保します。胃管やイレウス管を挿入する、さらにはお腹と胃の壁に小さな穴（胃瘻）をあけ、そこに管を通して薬剤や栄養剤を入れるなどの方法で対処することになります。このように、がんの再発によるイレウスの治療は画一的なものはなく、患者さんごとに十分に治療法を検討する必要があります。

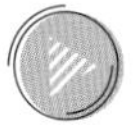

イレウスの予防法、対処法

術後のリハビリを早期に開始することで、腸の動きを良くすることができます。退院後にお腹が張る、おならや便が出ない、腹痛や吐き気・嘔吐といった症状があったら、速やかに病院へ相談しましょう。また以下のように、食事に留意することが大切です。病院によっては栄養士による食事指導も行われていますので、活用してみてください。

- バランスのとれた食事をとる
- 腹七分目・八分目程度に、数回に分けて食べる
- よくかんでゆっくり食べる
- 食物繊維が多く含まれている食品や、消化の悪いものは控えめにする
- お腹の調子がおかしいときは、食事を抜いたり食事の量を減らしてみる
- 水分を十分にとる
- 便秘にならないようにする……朝食後など決まった時間にトイレに行く習慣をつける、適度な運動をする　など

婦人科がんを治療した後、性生活はどう変わるでしょうか？

婦人科がん治療後も性生活を営むことはできますが、治療の影響は起こり得ます。パートナーや医療者と十分に話し合いながら、必要な対策を講じましょう。近年では、がん治療後の性に関する心身のケアは重要であることが認識されています。遠慮せずに担当医や話しやすい医療スタッフに相談してみましょう。

身体的な変化への対応

子宮を摘出すると、腟の奥に創（きず）ができます。しかし、ある程度の時間が経てば性行為は可能です。いつ頃から性交渉を再開してよいかは手術の方法などによって異なりますので、必ず担当医に確認しましょう。子宮筋腫など良性の病気と同様の子宮摘出法（単純子宮全摘出術）では、性生活への影響はほとんどないと報告されています。一方で、子宮頸がんに対する広汎子宮全摘出術などでは腟の一部を切り取るため、性交時に腟を短く感じたり、奥に当たって痛みを生じる場合があります。また、理論上は子宮を摘出しても腟を潤わせる分泌腺は変化しないのですが、3割程度で腟の潤いが低下したと感じる方がいることも報告されています。手術の影響は時間とともに軽減するので、パートナーとコミュニケーションを取り合いながら性交時の体位を工夫したり潤滑ゼリーを使用して、徐々に自信を取り戻していくとよいでしょう。

卵巣を摘出した場合は女性ホルモン（エストロゲン）が欠乏するため、閉経後の女性と同様に腟の柔軟性や潤いが低下し、治療前と同じ性生活が難しくなる可能性があります。こうした症状は、女性ホルモン補充療法を行うことで軽減できます。

骨盤への放射線治療を受けた場合には卵巣の機能が障害され、摘出した場合と同様にエストロゲン欠乏状態になります。さらに、腟粘膜の線維化により腟が硬く狭くなり（腟狭窄）、潤滑粘液の分泌も減少して性交渉が困難になる可能性があります。対応法としては、以下のような方法が提案されます。

❶女性ホルモン補充療法

❷外陰部や腟への保湿剤や潤滑ゼリーの使用……閉経後の女性が使用するのと同様の製品でよく、高価な商品を購入する必要はありません。通信販売などでも入手できますし、病院やクリニックで取り扱っている場合も

あります。

❸腟ダイレーターによる狭窄予防……腟に挿入するプラスチックやゴム製の棒状器具です。医師の指導下で使用を開始します。

放射線照射後の腟の変化は月の単位で進行し、腟狭窄が完成してしまうと上記の予防策も効果が低くなってしまいます。治療前、治療中から早めに医療者と話し合っておきましょう。

心理的、社会的な変化への対応

身体の変化だけでなく心理的、社会的な変化も、がん治療後の性の問題に影響を及ぼします。病気になり治療を受けた心の負担、女性としての自己イメージの変化、性行為に対する不安感、パートナーとの関係性の変化などが複雑に絡(から)み合って、性欲や性的満足度に影響を及ぼすことが報告されています。患者さん本人のみならず、パートナーも同様の影響を受けることもわかっています。以前と同等の性生活に戻ることが唯一(ゆいいつ)のゴールではありません。自分と現在/未来のパートナーにとって、最も快適で幸福なあり方について、時間をかけて考え、向き合っていくことが大切です。

性の問題では、悩みを理解・共感してくれる支援者を得ることが助けになるため、積極的に話し合うことが勧められています。しかし現実には、問題の繊細(せんさい)さのため患者さんは担当医に相談することを躊躇(ちゅうちょ)し、医師は患者さんから話題が出るのを待つ傾向があることも報告されています。最近では、がん治療後における性のケアの重要性が広く認識されていますので、遠慮なく担当医あるいは話しやすい医療者（看護師、薬剤師、ケースワーカーなど）に相談してみましょう。患者会などで、同様の経験をもつ人たちと話してみるのもよいかもしれません。

治療後、自宅に戻ってから急な受診が必要な場合はどのようなときですか？

慌てて受診する前に、次のような場合は医療機関に連絡しましょう。

❶手術後に吐き気・嘔吐に腹痛を伴う場合、発熱に痛みも伴う場合
❷脚の痛み・急なむくみを認める場合、息切れ・息苦しさ・胸痛を生じた場合
❸抗がん剤などの薬物治療中に強い腹痛、発熱を認める場合や嘔吐、下痢が続く場合
❹薬物治療中に強い頭痛、意識障害がみられる場合
❺放射線治療中・治療後に下痢が続く場合や血便がみられる場合

がんの治療といってもいろいろありますので、治療法別に、どのような場合に急な受診が必要かについて考えていきます。どの場合でも大事なことは、慌てて受診するのではなく、まず治療を受けている医療機関に連絡し、受診したほうがよいかどうかを確認することです。また、急な受診が必要になった場合の連絡方法、受診方法について、治療前に確認しておくことが大切です。

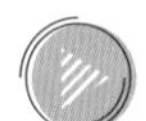

手術のあと

腸閉塞(イレウス)

腸閉塞（イレウス）は手術後の代表的な合併症で、腸の中の食べ物や消化液の流れが停滞して便やガスが出なくなり、吐き気・嘔吐、腹痛などの症状が現れます。イレウスの症状は、絶食により自然に軽快することもありますが、ときに緊急手術

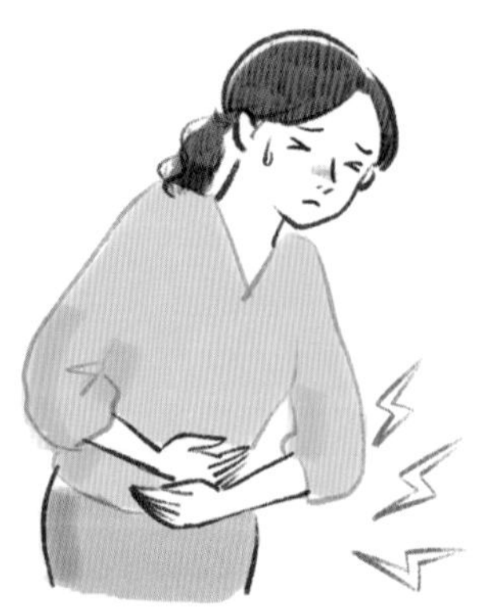
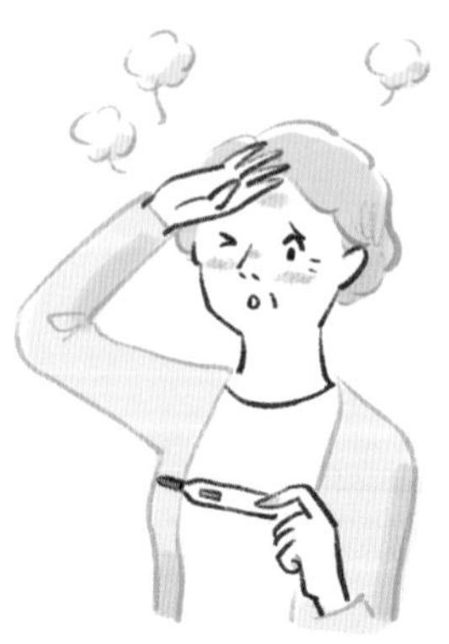
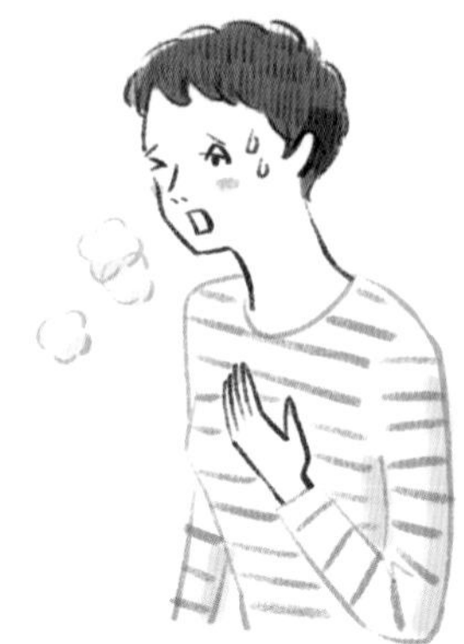

が必要になる場合がありますので、医療機関に連絡してください。腸閉塞は手術から長期間が経過していても生じる可能性があります（**Q60**参照）。

発熱

発熱は、術後感染症の最初の症状として注意が必要です。手術による創（きず）はお腹の中や腟にもできますので、それらの創部に感染を起こした場合には、発熱と腹痛を生じます。またリンパ節を摘出する手術を行った場合、お腹の中にリンパ液が漏れ出て貯留した「リンパ嚢胞」や、脚から下腹部がむくむ「リンパ浮腫」を生じることがあります。これらに感染を起こした場合には、発熱に加え、痛みやむくんでいる部分が赤く腫れます（**Q58**参照）。これらの場合には、早急に抗菌薬投与による治療が必要となりますので、38℃以上の発熱を生じた場合には医療機関に連絡しましょう。

出血

子宮摘出術後は、腟から出血することがあります。下着につく程度の出血であれば慌てて受診する必要はありませんが、月経よりも多い出血がある場合には医療機関に連絡しましょう。

血栓症

前述した症状に加え、手術後の重大な合併症として、脚の血管（静脈）の中に血液の塊（血栓）ができる深部静脈血栓症があり、ふくらはぎや太ももの痛み、急に片脚だけむくんできた、片脚の皮膚の色が悪いといった症状が出ることがあります。血栓が静脈の壁からはがれると、肺の血管を詰まらせる肺血栓塞栓症（エコノミークラス症候群）を引き起こし、息苦しさや胸の痛み、冷や汗などの症状が起こります。肺血栓塞栓症は、程度が重いと生命にかかわる可能性がありますので、これらの症状のいずれかを認める場合には、すぐに医療機関に連絡してください。

血栓症は特に術後２週間に起こりやすいですが、もともと婦人科がんでは発症頻度が高く、ベッド上安静や抗がん剤などの薬物治療も発症率を上昇させます。このため、全治療期間を通じて発症する可能性がありますので、常に血栓症の症状には留意しておく必要があります。

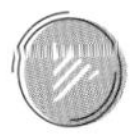

抗がん剤治療中

抗がん剤の副作用については**Q48**をご覧ください。

骨髄抑制

抗がん剤は血液をつくる細胞にも作用し、白血球や血小板などの血液中の細胞

共通

が減少します（骨髄抑制）。特に白血球の中で細菌と戦う主力である「好中球」が極端に減少した場合、細菌感染を起こしやすい状態となります。38℃以上の発熱を認める場合には、抗菌薬投与や好中球を増やす注射が必要となることがありますので、受診が勧められます。また、血小板は出血を止めるはたらきがありますので、減少により出血しやすい状態になります。腕などにぽつぽつと小さな赤い点（点状出血）が出てきた場合や、歯みがきの際に歯肉からの出血が止まりにくいなどの出血症状がある場合には医療機関に連絡してください。

吐き気・嘔吐、下痢

抗がん剤の代表的な副作用に、吐き気や嘔吐があります。吐き気の強さには個人差があり、非常に強く出る人もいます。帰宅後の吐き気や嘔吐は、多くの場合は吐き気止めの内服薬でかなり楽になり、１週間程度で徐々に食欲も戻ってきますが、この時期に嘔吐の症状が強く水分もとれない状態となる場合には、点滴などの治療が必要です。

また、下痢症状が現れる場合もあります。普段よりも４回以上、便の回数が増えるような場合は要注意です。下痢によって日常生活に支障をきたすような場合は、点滴による水分・栄養分の補給が必要ですので、医療機関に相談しましょう。

心臓、肺の障害

抗がん剤治療により、ごく稀に心臓の機能低下や肺の障害（間質性肺炎）が生じる場合があります。咳がよく出る場合や、息切れや呼吸が苦しいなどの症状を認める場合には医療機関に連絡してください。

その他の薬物治療中

一般的な抗がん剤とは違い、薬剤ごとに副作用の特徴が異なります。

黄体ホルモン療法

子宮体がんでは、黄体ホルモン療法が行われることがあります（**Q31**参照）。ここで使用される黄体ホルモン剤の影響により血がかたまりやすくなるため、心筋梗塞や脳梗塞、血栓症（「手術のあと」の項を参照）の危険性が増加します。頭痛や胸痛、ろれつが回らないなどの症状がある場合には医療機関に連絡してください。

ベバシズマブ

ベバシズマブ（商品名アバスチン®）は、子宮頸がんや卵巣がんの治療で、抗がん剤との併用や維持療法で用いられることがあります（**Q18**、**Q49**、**Q52**、**Q53**参照）。高血圧、出血、血栓塞栓症、消化管穿孔（小腸や大腸に穴があくこと）などの特徴的な副作用がみられます。

高血圧では稀に、急激に血圧が上がることで脳出血や高血圧性脳症という危険な状態に陥(おちい)ることがあります。強い頭痛、目の見え方がおかしいなどの自覚症状があるとき、あるいは、ご家族からみて患者さんの受け答えがおかしい、うまく話すことができない（ろれつが回らない）、意識がないなどの異常な様子がみられる場合には、ただちに医療機関に連絡してください。また、ご自宅に血圧計を用意し、日頃から血圧を測定する習慣をつけておくことも大切です。

また、肺からの出血（血痰(けったん)、喀血(かっけつ)）や、腸からの出血（下血(げけつ)）が起こることもあります。出血量によっては危険な場合がありますので医療機関に連絡してください。「手術のあと」の項で述べた血栓塞栓症も、重大な副作用のひとつです。

ベバシズマブに特徴的で生命にかかわる重篤(じゅうとく)な副作用として、小腸や大腸に穴があき、腸内容がお腹の中に漏(も)れ出る「消化管穿孔」があげられ、緊急手術や処置を要します。強い腹痛がある場合には、すぐに医療機関に連絡してください。

オラパリブ・ニラパリブ

オラパリブ（商品名リムパーザ®）やニラパリブ（商品名ゼジューラ®）は卵巣がんの再発を抑制(よくせい)する目的で、維持療法に用いられます（Q49参照）。内服開始初期には吐き気、嘔吐が問題になりますが、通常は吐き気止め（制吐薬(せいとやく)）の内服で対処可能です。また、「抗がん剤治療中」の項で述べた骨髄抑制や間質性肺炎が重要な副作用とされていますので、ご参照ください。ニラパリブでは、「ベバシズマブ」で述べた高血圧にも注意が必要です。

ペムブロリズマブ

ペムブロリズマブ（商品名キイトルーダ®）はがんの再発時に使用されることがあり、免疫(めんえき)系を活性化することで自分の免疫細胞にがん細胞を攻撃させる薬剤です（Q33参照）。その反面、副作用としては、過度の免疫反応で自分の正常細胞が攻撃されてしまうことによる様々な障害が現れることがあります。肺（間質性肺炎）や腸（まず下痢になります）、肝臓、甲状腺(こうじょうせん)の障害頻度が比較的高いですが、障害される臓器や症状はまったく予想できません。このため、何か普段と違う症状がみられる場合には、医療機関に相談しましょう。

放射線治療中および治療後

放射線治療では、通院で治療する場合と入院しながら治療する場合とでは状況が異なりますが、通院治療している場合は気になる症状が出たら早めに相談し、適切な薬などを処方してもらうことで急な受診を避けることができます。放射線治療の副作用は、放射線の照射(しょうしゃ)部位により異なりますが、婦人科がんでは骨盤部に放射線治療を受ける場合が最も多いと思います。この場合、副作用として下痢の症状が出る場合があります。また、腫瘍の表面から出血が起こる可能性があります。通院治療中に下痢や出血が多い場合には医療機関に連絡してください。

骨盤に照射した場合、治療により膀胱や直腸の粘膜に障害が起こることがあり、治療が終了して、しばらくしてから血尿や下血で発症することも稀ではありません。症状が強い場合には医療機関に相談してください。

再発しないためにはどうしたらよいですか？ 再発の早期発見のために、どのような検査をどのくらい続けますか？ 気をつけたい症状などはありますか？

再発を確実に予防する方法はありませんが、心身を良好な状態に保つための生活習慣や食事習慣の改善は重要です。
再発の早期発見のためには、定期的な診察が必要です。検査は腫瘍マーカーや画像検査などを必要に応じて行います。
症状としては一定のものはなく、再発の部位によって異なります。

再発率を下げる、もしくは再発までの期間を延長する目的で、手術後に放射線治療や化学療法（抗がん剤治療）、分子標的治療薬による維持療法が行われることがあります（Q13、Q27、Q46、Q49参照）。しかし現在のところ、がんの再発を確実に予防する方法はありません。また、生活習慣や食べ物、サプリメントなどで、抗がん効果やがんの再発率を下げる効果が明らかになっているものはありません。

一方、がん治療は大きな手術や副作用のある抗がん剤治療など、身体に負担のある治療を受ける必要がありますので、心身の状態をできるだけ健康に保つことは、適切ながん治療を受けるためにとても大切なことです。また、がん治療後に良好な生活で長生きするためには、生活習慣病の予防や、サルコペニア（筋肉量が減少し、身体機能が低下している状態）の予防が重要です。そのようなことから、適度な運動や十分な休息、禁煙、健康体重の維持、良質なタンパク質摂取など、心身を良好な状態に保つための生活習慣や食事習慣の改善は重要な意義をもちます。

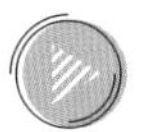 経過観察の間隔と期間

がんの再発を早期に発見するための定期的な経過観察が勧められており、その一般的な受診間隔の目安を表1に示します。再発は治療後２～３年以内に多くみられることから、その期間では比較的短い間隔での受診が必要です。実際には、進行期（がんの広がりの程度）や治療内容などを総合的に考慮して、個々の受診間隔を決定します。

観察期間については、５年以内の再発がほとんどですが、５年以降に再発することもあるため、５年以上の長期間の観察が考慮されます（Q17、Q28、Q51参照）。

表1 治療後の受診間隔の目安

<table>
<tr><th></th><th>子宮頸がん</th><th>子宮体がん</th><th>卵巣がん</th></tr>
<tr><td>1～2年目</td><td>3～6カ月ごと</td><td rowspan="2">3～6カ月ごと</td><td>1～3カ月ごと</td></tr>
<tr><td>3年目</td><td rowspan="3">6～12カ月ごと</td><td rowspan="3">3～6カ月ごと</td></tr>
<tr><td>4年目</td><td rowspan="2">6カ月ごと</td></tr>
<tr><td>5年目</td></tr>
<tr><td>6年目以降</td><td colspan="3">1年ごと1回 または 進行期などに応じて経過観察終了</td></tr>
</table>

表2 主な診察・検査項目

<table>
<tr><th>診　察</th><td colspan="2">問診、全身所見、内診、直腸診</td></tr>
<tr><th rowspan="3">検　査</th><td>腫瘍マーカー</td><td>CA125、SCC、CA19-9など</td></tr>
<tr><td>画像</td><td>経腹・経腟超音波断層法検査、CT、MRI、胸部X線、PET-CT</td></tr>
<tr><td colspan="2">細胞診</td></tr>
</table>

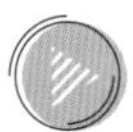

診察・検査項目

治療後の定期的な経過観察時には、診察に加えて様々な検査を必要に応じて行います（**表2**）。検査項目やその時期は、総合的な判断のもとに患者さんごとに決定します。それぞれのがんについては、**Q17**、**Q28**、**Q51**に詳しく記載されていますのでご覧ください。

診察項目

症状の有無を聞く問診や全身所見の診察は毎回行います。腟内から骨盤内の状態を調べる診察方法である内診も、毎回行うことが推奨されています。

検査項目

❶腫瘍マーカー

腫瘍マーカーとは、がん細胞が産生する特有な物質で、体内でがん細胞が増えてくると血液中の量が増えてくるため、再発の診断に有用な場合があります。

卵巣がんではCA125が最も感度の高い腫瘍マーカーです。また子宮頸がんではSCCが、子宮体がんではCA125やCA19-9が腫瘍マーカーとして有効な場合があります。

❷画像検査

卵巣がんの経過観察では、経腟超音波断層法検査（エコー検査）が簡便で有効であり、内診と同時に行います。再発を発見するために、胸部X線検査やCT検査あるいはMRI検査を適宜行います。また、CTやMRIで再発を疑った場合には、PET-

CT検査を行うことがあります。一方、CTやPET-CTは放射線を利用しているため、不必要に頻回に撮影することは避ける必要があります。

❸細胞診

子宮頸がんでは、放射線治療後の子宮頸部や子宮摘出術後の腟断端の細胞診検査が適宜行われます。また子宮体がんでも行われることがあります。

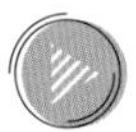 気をつけたい主な症状

再発時に起こりやすい症状として、卵巣がんでは腸閉塞（**Q60**参照）や腹水貯留、胸水貯留の症状である、腹痛、吐き気・嘔吐、腹部膨満感、腹部腫瘤感、息切れなどがあげられます。また、子宮頸がんでは、骨盤内や腰背部の痛み、下肢痛、性器出血、帯下（おりもの）増量、下肢浮腫（むくみ）などが多いです。子宮体がんでもこれらの症状が起こる可能性があります。症状は再発の部位によって異なりますので、これらの症状以外にも何らかの自覚症状がある場合には、医療機関に連絡することを考慮してください。

緩和ケアやホスピスについて教えてください。

がんの痛みは放置しておくと痛みに敏感になるだけでなく、心や気持ちのつらさが出て悪循環に陥ります。緩和ケアは、つらくないようにがんと付き合っていくための方法であり、がん治療の早い段階で、多職種による緩和ケア的介入が大切です。ホスピスとは「緩和ケア病棟」のことをいいます。

痛みに対する考え方

がん患者さんの苦痛は全人的苦痛（total pain）と呼ばれていて、非常に多岐にわたります。進行したがん患者の長期生存が珍しくなくなった今日では、身体的な苦痛の軽減のみならず、不安やいらだちといった精神的な苦痛、死生観や人生の意味についてのスピリチュアルな苦痛、家庭内の問題や経済上の問題などの社会的な苦痛に対しても、これまで以上に踏み込んだ緩和ケアが求められるようになっています。

実は、がん患者さんの70％が痛みを感じ、痛み以外にも、呼吸困難（10～70％）、吐き気（6～68％）、食欲不振（30～92％）、倦怠感（32～90％）、抑うつ（3～77％）、不安（13～79％）などの複数の症状が起こります。一方で、がん患者さんのおよそ半数は、体の苦痛を軽減できずに亡くなられたという報告があります。

また、がん患者さんが感じる苦痛は、がんの進行そのものだけで起こるのではなく、がん治療の副作用、体力の低下、そして、がん以外の病気で起こるものも含まれます。

がん治療に関わる医師は、このような苦痛を軽減するための、オピオイドを含む薬剤調整、症状緩和の基本的な知識について、「緩和ケア研修会」を受講することが義務付けられています。また、日本緩和医療学会により、各症状別のガイドライン（がん疼痛、呼吸器症状、消化器症状、鎮静、輸液、泌尿器症状）が整備されています。

そして、がん治療を行っているほとんどの施設には、緩和ケアチームがあります。研修会やガイドラインから得た基本的緩和ケアだけでは苦痛をとることが難しい場合にも、緩和ケアチームが介入することで、専門的な対応ができます。もし何らかの苦痛を抱えているのであれば、どんなに小さなことでも、担当医や担当看護師に相談してみることをお勧めします。

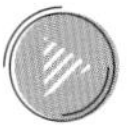

緩和ケアとは

世界保健機関（WHO）では2002年に緩和ケアを「生命をおびやかすような疾患による問題に直面している患者とその家族に対して、疾患の早期より、痛みや身体的、心理社会的、スピリチュアルな問題の同定と評価と治療を行うことによって、予防したり軽減したりすることでQOL（生活の質）を改善するためのアプローチである」と改めて定義しており、以下のような具体例をあげています。

- 痛みやその他のつらい症状を和らげる
- 生命を肯定し、死にゆくことを自然な過程と捉える
- 死を早めようとしたり遅らせようとしたりするものではない
- 心理的およびスピリチュアルなケアを含む
- 患者が最期までできる限り能動的に生きられるように支援する体制を提供する
- 患者の病の間も死別後も、家族が対処していけるように支援する体制を提供する
- 患者と家族のニーズに応えるためにチームアプローチを活用し、必要に応じて死別後のカウンセリングも行う
- QOLを高める。さらに、病の経過にも良い影響を及ぼす可能性がある
- 病の早い時期から化学療法や放射線治療などの生存期間の延長を意図して行われる治療と組み合わせて適応でき、つらい合併症をよりよく理解し対処するための精査も含む

早期からの緩和ケア介入が、がん治療の効果をあげたという報告があり、日本でも「がん対策推進基本計画」において、「がんと診断された時からの緩和ケアの推進」に重点的に取り組むよう示されています。がん治療の早い段階から多職種による緩和ケア的介入を受けることで、症状のコントロールだけでなく、患者さんや患者さんにとって大切な方が中心の意思決定を支援してもらえることでしょう（**図1**）。

図1 緩和ケアのモデル

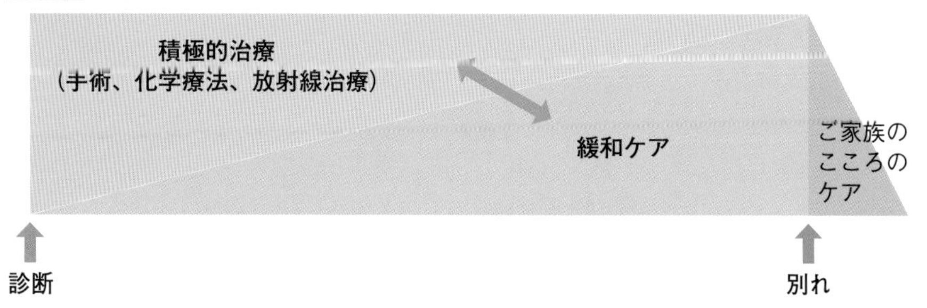

また、亡くなる1カ月以上前に、患者さんや患者さんにとって大切な方と医療提供者の間で、終末期ケアの話し合いを行うと、治療のやりすぎを減らし、入院期間も短くなることが期待できます。

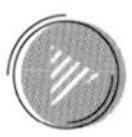 ホスピスとは

ホスピスとは「緩和ケア病棟」のことをいいます。がんの進行に伴う様々な身体的・精神的症状で苦しんでいる患者さんに対して、できるだけその人らしく過ごすことを援助するところです。

がん終末期であると聞いたときに、患者さんや患者さんにとって大切な方がホスピスを探すことを考えることは、自然なことだと思います。最新の調査では、約70%の方が人生の最後の時間を自宅で迎えたいと考えている一方で、同じくらいの割合の方が、自宅で最後の時間を過ごすことは実現困難であると考えているそうです。

ただし残念なことに、緩和ケアを専門としているホスピスのベッド数は十分にあるわけではなく、実際に人生の最後の時間をホスピスで過ごした人は、全体の10%もおられず、その入院期間は平均で40日間あまりであったと報告されています。

このように希望と現実の間に隔たりがあるのは、ホスピスのベッド数の不足だけでなく、患者さんや患者さんにとって大切な方との間で、人生の最後の時間をどう過ごすかについての知識と話し合いが不足していることもひとつの原因と思われます。自宅や地域の状況、利用できる医療や福祉の社会的資源などをよく知り、患者さんや患者さんにとって大切な方が、最も大事に考えていることを実現する方法を、担当する医師や看護師だけでなく、ソーシャルワーカーや在宅医療を担う地域の医師、訪問看護師、ケアマネージャーとともに探してみてはいかがでしょうか。

2018年に「人生の最終段階における医療の決定プロセスに関するガイドライン」が改訂されて、患者さんや患者さんにとって大切な方と医療や緩和・介護ケア提供者の間で、これからのことを話し合うアドバンス・ケア・プランニング（advance care planning：ACP、「人生会議」）を繰り返し行うことが勧められています（次ページMemo参照）。

担当医や看護師、病院内の緩和ケアチームや「医療連携室」、または地域のがん拠点病院にある「がん相談センター」などに相談することをお勧めします。

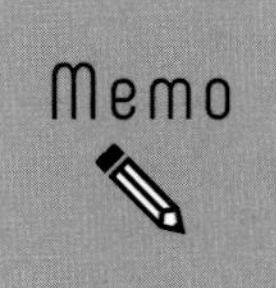

アドバンス・ケア・プランニング (advance care planning：ACP)

2018年（平成30年）3月、厚生労働省が策定したACPに関するガイドラインが約10年ぶりに改訂され、タイトルも「人生の最終段階における医療の決定プロセスに関するガイドライン」に変更されました。

ACPとは、将来の変化に備え、将来の医療およびケアについて、患者さんを主体にご家族や近しい人、医療・ケアチームが繰り返し話し合いを行い、患者さんの意思決定を支援するプロセス（一連の流れ）のことです。患者さんの人生観や価値観、希望に沿った医療およびケアを具体化することを目標にしています。

主な改訂点は、高齢多死（こうれいたし）社会の進展に伴い、地域包括（ほうかつ）ケアの必要性や諸外国で普及しつつあるアドバンス・ケア・プランニング（ACP）の概念（がいねん）を踏まえ、

1. 病院における延命（えんめい）治療への対応を想定した内容だけではなく、在宅医療・介護の現場で活用できるよう医療・ケアチームの対象に介護従事者（じゅうじしゃ）が含まれることを明確化した。
2. 心身の状態の変化等に応じて、本人の意思は変化しうるものであり、医療・ケアの方針や、どのような生き方を望むか等を、日頃から繰り返し話し合うこと（ACPの取組＝人生会議）の重要性を強調した。
3. 本人が自らの意思を伝えられない状態になる前に、本人の意思を推定する者について、家族等の信頼できる者を前もって定めておくことの重要性を記載した。
4. 今後、単身世帯が増えることを踏まえ、「3」の信頼できる者の対象を、家族から家族等（親しい友人等）に拡大した。
5. 繰り返し話し合った内容をその都度（つど）文書にまとめておき、本人、家族等と医療・ケアチームで共有することの重要性を記載した。

以上のように、人生の最終段階における医療およびケアの方針を決定する際には、医師の独断ではなく、患者さんを主体とした医療・ケアチームによって慎重に判断することなどが盛り込まれています。

〈参考資料〉
厚生労働省webサイト
- 「人生の最終段階における医療・ケアの決定プロセスに関するガイドライン」
- 「人生の最終段階における医療・ケアの決定プロセスに関するガイドライン」解説編
（https://www.mhlw.go.jp/stf/houdou/0000197665.html）

がん免疫療法は効果があるのでしょうか？

これまでに様々な免疫療法が行われてきましたが、その多くは有効性が確認されていませんでした。しかし、近年いわゆる「免疫チェックポイント阻害薬」などの治療効果が確認され、婦人科がんでも保険適用を受けて使用されるようになってきました。

がん免疫療法の歴史

一般的に「免疫療法」と呼ばれている治療法を**表1**に示しました。民間療法（アガリクスなど）のほか、がんワクチン療法、サイトカイン療法、免疫細胞（リンパ球や樹状細胞）輸注療法など数多く開発されてきました。これらは基礎研究では一定の治療効果を示すとされても、臨床試験や治験を経て科学的に有効であると証明されたものは、ほとんどありませんでした。

しかしながら、近年の医学の飛躍的進歩の結果、がん細胞やがん細胞を攻撃するリンパ球（T細胞）に対して免疫反応を抑制する信号（免疫チェックポイントシグナル：PD-1経路ともいいます）がはたらいていることが発見され、この免疫抑制の信号を遮断する抗PD-1抗体や抗PD-L1抗体などのPD-1経路阻害薬（免疫チェックポイント阻害薬ともいいます）が開発されました。京都大学の本庶 佑先生がこの分野の功績でノーベル医学生理学賞を受賞されたことは記憶に新しいことと思います。この種類の薬剤は肺がんや腎がん、胃がん、頭頸部がん、悪性黒色腫など様々ながん種で臨床的に治療効果が証明され、様々な免疫チェックポイント阻害薬や、それらと他の抗がん剤との併用療法が薬事承認されています。

表1 がん免疫療法

- 免疫チェックポイント阻害薬
  （抗PD-1抗体、抗PD-L1抗体、抗CTLA-4抗体）
- 抗体療法（分子標的治療薬の一種）
- がんワクチン、BCG
- リンパ球療法
- サイトカイン療法
- 樹状細胞療法
- 民間療法（アガリクス、メシコマブ、その他）

2018年には、「高頻度にマイクロサテライト不安定性（MSI-High）（**Q47**参照）となっている固形がん」に対して、さらに2022年には、「遺伝子変異量が高い（TMB-High）固形がん」に対して、それぞれ抗PD-1抗体であるペムブロリズマブが固形がんの種類に関係なく保険診療で使用可能となりました。婦人科がんのひとつである子宮体がんは、多くのがん種の中で最もこの状態（MSI-High）を示す頻度が高いことが知られており、ペムブロリズマブが有効な場合が少なくありません。

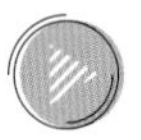

婦人科がんに対する免疫チェックポイント阻害薬

MSI-Highの婦人科がん

MSI-Highとなる頻度はがん種によって異なり、子宮体がんではそのうち17％と最も多く、続いて胃がんで9％、小腸がんで8％、直腸結腸がんで6％、卵巣がんでは3％、子宮頸がんおよび子宮肉腫では1～2％であったと報告されています。その治療に必要な診断（コンパニオン診断といいます）、つまりMSI-Highかどうかを診断する方法は、がん組織を用いたMSI検査キットや、国内で承認されているがん遺伝子パネル検査に限られています。

進行・再発の子宮体がん

2021年12月に「がん化学療法後に増悪した切除不能な進行・再発の子宮体がん」に対して、ペムブロリズマブに分子標的治療薬レンバチニブ（商品名レンビマ®）を併用する治療が保険適用で行えるようになりました。レンバチニブは、マルチキナーゼ阻害薬と呼ばれ、主にがんの血管形成や細胞増殖の信号をブロックする作用があり、肝臓がんや甲状腺がんに対して国内で既に使用されている比較的新しい分子標的治療薬です。この治療法は「MSI-High」の状態かどうかに関係なく、「がん化学療法後に増悪した切除不能な進行・再発の子宮体がん」に対して行えるところが特徴ですが、副作用も強いため、治療法の選択に際しては担当医とよく相談したうえで決定してください。

進行・再発の子宮頸がん

米国では2018年にがん組織のPD-L1分子の発現が高い進行・再発子宮頸がんに対してペムブロリズマブが承認されていましたが、さらに2021年10月には、ペムブロリズマブと抗がん剤との併用療法も薬事承認されています。国内でも進行・再発子宮頸がんに対して、同様の併用療法が2022年9月に承認されました。

一方で、がん化学療法後に増悪した進行・再発子宮頸がんに対して、別の抗PD-1抗体（セミプリマブ）が標準的化学療法に比べて全生存期間を延長したことから、国内で2022年12月に薬事承認されました。

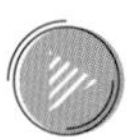

婦人科がんで期待されているがん免疫療法

MSI-High（もしくはdMMR）子宮体がんに対して、新規抗PD-1抗体（ドスタルリマブ）、抗PD-L1抗体（デュルバルマブ、アテゾリズマブ）もそれぞれの臨床試験（治験）で一定の有効性と安全性が示されており、今後の臨床応用に向けた展開が期待されています。

また卵巣がんに対しては、臨床試験や治験段階で、他の抗がん剤との併用療法では一定の有効性を示すものも検討されつつあり、今後の開発が期待されています。

また近年のがんゲノム研究の発展によって、特定の遺伝子の異常に合わせた治療薬の選択が行われつつあります。特に、PD-L1遺伝子が増幅していたり、*SMARCA4*や*CDK12*遺伝子が変異を起こしているがんなどに対して、抗PD-1抗体が特定の医療施設（がんゲノム医療中核拠点病院・拠点病院・連携病院）で投与可能となっています。ただし、この治療は保険適用ではなく、「自費診療」として行われることに注意が必要です。

現在、免疫チェックポイント阻害薬を用いた「がん免疫療法」や他のがん治療薬と併用する「複合免疫療法」は、手術療法、化学療法（抗がん剤治療）、放射線治療に続く「第4のがん治療法」として、これまでのがん治療のような吐き気や嘔吐、血液毒性などの副作用は少ないものの、「免疫学的副作用」と呼ばれる皮膚、肺、甲状腺などの炎症や機能障害を起こすことも知られています。そこで、このような治療を受ける際は、担当医から治療の有効性と安全性について十分に説明を受け、理解したうえで治療を受けるようにしてください。

子宮体がんや卵巣がんは遺伝すると聞きましたが、本当ですか？

子宮体がんや卵巣がんの一部には遺伝するがんがあります。多くのがんは生まれつきの遺伝ではなく、生まれた後の変化によって年齢を重ねるにつれて、遺伝子が傷ついてしまうことで起こります。一方、遺伝するがんは「遺伝性腫瘍」と呼ばれ、リンチ症候群や遺伝性乳がん卵巣がん（HBOC）が有名で、若くしてがんを発症したり、ご家族に特定のがん患者さんが複数いるなどの特徴があります。

家族性腫瘍と遺伝性腫瘍について

家系内に特定のがんの患者さんが多く発生している場合、その腫瘍を「家族性腫瘍」と呼びます。一般に家族に特定のがんが集積しているのは、がん全体の5～10%と言われています。がんが集積している原因としては、遺伝だけでなく、環境の影響や偶然があります。家族性腫瘍における環境要因とは、食生活などの生活環境を共にしていることを指します。家族性腫瘍のなかで特に遺伝的な要因が強い場合、「遺伝性腫瘍」と呼びます。遺伝性腫瘍は、若年で発症する、両側性に発症する、特定の腫瘍が多発するという特徴があります。

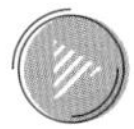

リンチ症候群とは

リンチ症候群は、大腸がん、子宮体がん、卵巣がん、胃・小腸がん、肝胆道がん、尿路がんなどを発症する遺伝性腫瘍です。子宮体がん全体の1～4%、卵巣がん全体の約3%にリンチ症候群の患者さんが存在すると推定されています。リンチ症候群の原因遺伝子である「DNAミスマッチ修復遺伝子」はがん抑制遺伝子で、現在までに*MSH2*・*MLH1*・*MSH6*・*PMS1*・*PMS2*が同定されています。DNAミスマッチ修復とは、細胞分裂のDNA複製が行われるときに起こってしまうDNAの読み間違いを修復して、誤った情報が複製された細胞に伝わらないようにする機能をいいます。リンチ症候群の患者さんでは、DNAミスマッチ修復遺伝子に生まれつきの異常があり、DNAの読み間違い、つまり遺伝子の傷があちこちに生じてしまうことで、全身の様々な臓器に腫瘍が発生します。

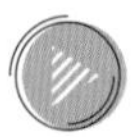

リンチ症候群を疑うときは？

早期に診断することを目的に、「アムステルダム基準」が示されています。大腸がん、子宮体がん、小腸がん、腎臓がん、尿管がんが対象のがんとして含まれています。ご本人とご家族に、若くしてこのようながんになった方がいたり、何回も何人もこのようながんになった方がいる場合、リンチ症候群の可能性があります。専門施設では、詳細な遺伝カウンセリングと、確定診断のための遺伝子診断を受けることができます。

また、がんを発症した方で、免疫チェックポイント阻害薬のペムブロリズマブが効果を示すかどうかを調べるために、担当医がマイクロサテライト不安定性（MSI）検査を勧める場合があります。MSI検査で陽性（MSI-High）の結果がわかった場合には、リンチ症候群の可能性は20%程度と考えられており、確定診断のための遺伝子診断を考慮することもあります。

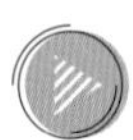

リンチ症候群の検査や予防

リンチ症候群では、大腸がんや子宮体がんなど上記の腫瘍を発症するリスクが高いので、定期的な検査が推奨されています。大腸がんの生涯発症リスクが女性で30～52%、男性で50～74%とされており、1～2年ごとの大腸内視鏡検査が勧められています。子宮体がんと卵巣がんの生涯発症リスクは、それぞれ28～60%、6～13%と言われており、早期発見に関しては、30～35歳から半年～1年ごとの婦人科検診〔経腟超音波断層法検査（エコー検査）、子宮内膜診、腫瘍マーカーCA125検査〕を行うことが提唱されていますが、早期発見に対する十分な効果があるかどうかはわかっていない部分があります。上記の検診は、保険が適用されませんので自費診療になります。リンチ症候群の予防に関しては、明確な予防法が確立されていません。子宮体がんや卵巣がんを予防するために、子宮や卵巣を摘出する選択肢はあるものの、十分な意見の一致が得られていないのが現状です。

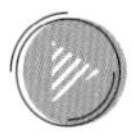

遺伝性乳がん卵巣がん（HBOC）とは

卵巣がんは乳がんと同様に、遺伝的な要因が強く関与して発症していると考えられており、卵巣がん全体の約15%は*BRCA1*あるいは*BRCA2*遺伝子（*BRCA1/2*遺伝子）の生まれつきの異常から起こる「遺伝性乳がん卵巣がん（hereditary breast and ovarian cancer：HBOC）」であることがわかっています。

*BRCA1/2*遺伝子は、DNAが傷ついたときの修復にはたらく遺伝子で、HBOCの原因遺伝子として発見されましたが、現在では、前立腺がん、膵がんのリスクが高まることもわかっています。HBOCは、リンチ症候群とともに、比較的多くの方にみられる遺伝性腫瘍の代表です。*BRCA1/2*遺伝子に生まれつきの異常をもつ方が80歳までにがんを発症するリスクは、乳がんでは*BRCA1*、*BRCA2*ともに70%

程度、卵巣がんでは*BRCA1*で44%、*BRCA2*で17%と報告されています。日本人の生涯罹患リスクは、乳がんが10.9%、卵巣がんが1.6%ですので、HBOCの方は一般の人よりも明らかに高い確率で乳がんや卵巣がんを発症するリスクがあります。

HBOCでがんを発症した方は、通常のがんの方よりも、ある種の抗がん剤が効きやすいことがわかっています。HBOCの診断がついていない方でも、がんを発症した方では、遺伝子検査が保険で受けられる場合がありますので、ぜひ担当医にご相談ください。遺伝子検査の結果が治療方針に影響する場合があります。

HBOCの診断と発がん予防

HBOCの確定診断には、採血をして*BRCA1/2*遺伝子検査を行う必要があります。乳がん、卵巣がん、前立腺がん、膵がんを発症した方では、オラパリブという抗がん剤（PARP阻害薬、179ページ参照）が効くかどうかを調べるために、保険で*BRCA1/2*遺伝子検査を行える場合がありますので、担当医に相談してみてください。また、家系内に乳がん、卵巣がん、前立腺がん、膵がんを発症している方が複数いらっしゃる場合などはHBOCの可能性が考えられますので、家族の治療担当医などに遺伝子検査について相談することをお勧めします。

卵巣がんは、早期発見することが大変難しいがんです。現在のところHBOCの方に発症する卵巣がんの予防法として最も効果の高い方法が、リスク低減卵管卵巣摘出術（risk-reducing salpingo-oophorectomy：RRSO）です。RRSOは両側の卵巣と卵管を摘出することによって、卵巣がん、卵管がん、腹膜がんになるリスクを約80%減少させ、乳がんになるリスクも約50%減少させます。しかし、RRSOを施行した後にも腹膜がんになるリスクが残ることに注意が必要です。また、閉経前の女性にRRSOを行うと、女性ホルモンが急になくなることで卵巣欠落症状（更年期のような症状、210ページ参照）がみられる場合があります。脂質異常症（高脂血症）や骨粗鬆症などに注意が必要です。

2020年4月からは、HBOCで乳がんあるいは卵巣がんを発症した方では、以下が保険で行えるようになっています。

1. HBOCを疑った場合の*BRCA*遺伝子検査と遺伝カウンセリング
2. 乳がん患者さんのRRSOおよび対側のリスク低減乳房切除術（risk-reducing mastectomy：RRM）
3. 卵巣がん患者さんのうちHBOCと診断された方に対する両側のRRM
4. 乳がんあるいは卵巣がん患者さんに対する乳房MRI検診

HBOCでも乳がんあるいは卵巣がんを発症していない方では、RRSOやRRM、検診は保険適用外になるため、現状では医療費が自己負担になります。遺伝子検査とその結果について、異常が見つかった場合の対応については、治療担当医や遺伝専門施設の担当医と十分に相談していただくことをお勧めします。

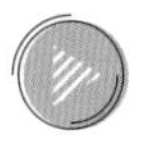

リンチ症候群やHBOCの遺伝子異常が子どもに受け継がれる確率は？

確率は50％です。遺伝性と聞くと、生まれつきの遺伝子の異常が必ずお子さんに受け継がれると誤解する人が多いようです。しかし、たとえ遺伝子に病的変異があったとしても、それが子どもに遺伝する確率は50％で、100％ではありません。また、もしお子さんが異常な遺伝子を受け継いだとしても、必ず子宮体がんや卵巣がんを発症するわけではなく、あくまでも発症する可能性が一般の方より高くなるということです。リンチ症候群における子宮体がんの生涯発症リスクは、原因となる遺伝子によって28～60％と違いがあります。一方、HBOCの卵巣がんでは、*BRCA1*で44％、*BRCA2*で17％と報告されています。つまり、お子さんが遺伝子の異常を受け継いだ場合でも、すべての子どもががんを発症するわけではありません。

以上のように遺伝性腫瘍は、ご本人だけでなく、親子、姉妹、親戚にも影響する疾患です。遺伝子診断は採血でできる簡単な検査ですが、結果の取り扱いや解釈には専門の知識が必要とされますので、遺伝子検査を行う前には、担当医によく相談し、必要な場合は専門家による遺伝カウンセリングを受けることが重要です。

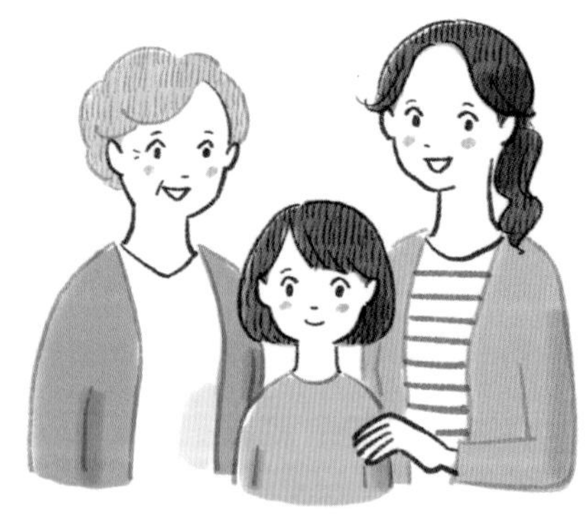

がんパネル検査を勧められました。どのような検査ですか？どのようなことがわかるのでしょうか？

がんパネル検査は、がんの発生や増殖に関わる多数の遺伝子変異（遺伝子の機能に関わる変化）について、個々に調べるのではなく、1回の検査で網羅的に調べる検査です。がんの遺伝子変異の情報をより早く、より多く知ることによって、分子標的治療薬など、一人ひとりの患者さんに最適な治療法を見つけることを目的としています。

がん細胞を狙い撃ちにする「分子標的治療薬」

がん細胞では、様々な遺伝子に変化（遺伝子変異）が起こっていることが知られています。こうした遺伝子変異が生じると、遺伝子から作られるタンパク質の機能が失われたり、逆に機能が強くなりすぎたりすることがあります。その結果、細胞が無秩序に増殖しやすくなり、がん化すると考えられています。がんの発生やがんの増殖の原因となっている遺伝子変異がわかれば、その変異に見合った治療を選ぶことができる可能性があります（**図1**）。

これまでのがんの薬物療法では、抗がん剤（婦人科のがんでは、特にパクリタキセル、カルボプラチンを組み合わせた治療法が多く用いられています）が中心であり、正常細胞への副作用（白血球、赤血球、血小板が減少し感染しやすい状態や出血しやすい状態、または貧血になる骨髄抑制、脱毛など）が起こっていました。近年、がん細胞で変化している特定のタンパク質（遺伝子変異）を狙った薬が開発されてきています。正常細胞では、こうした変化が起こっていないので、がん細胞のみを狙い撃ちにする薬に大きな期待が寄せられています。このような薬を「分子標的治療薬」と呼びます（**図2**）。分子標的治療薬は、がんに特異的に起こっている遺伝子やタンパクの変化を狙うため、がんが生じた臓器（子宮、卵巣など）やがんの種類にかかわらず、薬の標的となる遺伝子変異やタンパクの変化があるかどうかに着目して検査が行われます。日本でも多数の分子標的治療薬が承認されており、臨床現場で使用されています。また、承認を目指して開発中・治験中の分子標的治療薬も、国内外に多数存在します。婦人科のがんでの例としては（本書でも紹介されていますが）、PARP阻害薬（オラパリブ、ニラパリブ、179ページ参照）や免疫チェックポイント阻害薬（ペムブロリズマブ、121ページ、231ページ参照）が代表的です。遺伝子変異の種類に応じて、これらの薬剤が、がんパネル検査によっ

図1 がんの遺伝子変異に合わせた治療薬選択

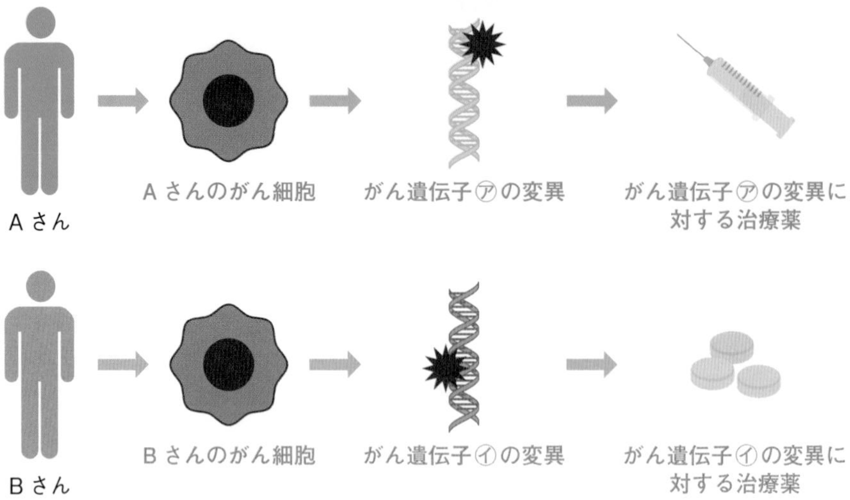

図2 がん細胞を狙い撃つ分子標的治療薬

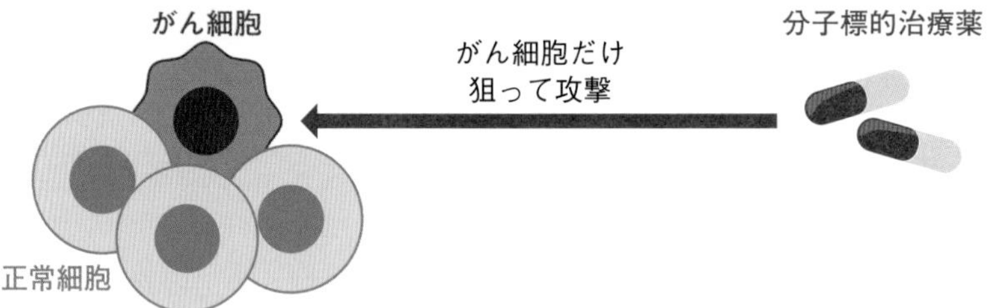

て勧められる可能性があります。また、現在承認されている薬がなくても、治験中の薬や適応外の薬があるかもしれず、将来保険適用となる薬剤が見つかるかもしれません。遺伝子変異を1つずつ調べるのではなく、一度に多数の遺伝子の変異を調べることで、効率的に「分子標的治療薬」などの、一人ひとりの患者さんに最適な治療法を選択することが期待されます。

日本で保険適用のあるがんパネル検査

日本では2023年3月現在、3種類のがんパネル検査が保険適用となっています。そのうち「OncoGuide™ NCCオンコパネルシステム」と「FoundationOne® CDxがんゲノムプロファイル」の2種類は、がんの組織を用いた検査で、2019年6月に保険収載されました。しかしながら、がん患者さんの中には、手術を受けることができなかったり、手術を受けてから何年も経過してしまったりして、がんパネル検査に適した組織が得られない場合があります。そうした方を対象に、採血のみで調べられる検査として「FoundationOne® Liquid CDxがんゲノムプロファイル」も2021年8月より保険適用となりました（Liquidは、ここでは血液の意味です）。血液中に存在するがん細胞由来の遺伝子（血中循環腫瘍DNAと呼ばれます）

図3 がんパネル検査の流れ

（C-CAT資料室 一般向けダウンロード用資材より）
https://www.ncc.go.jp/jp/c_cat/c-cat_pamphlet_A_outline.pdf

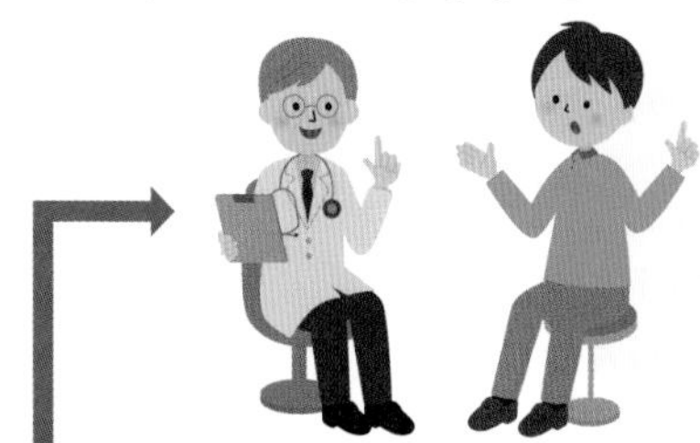

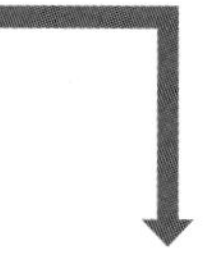

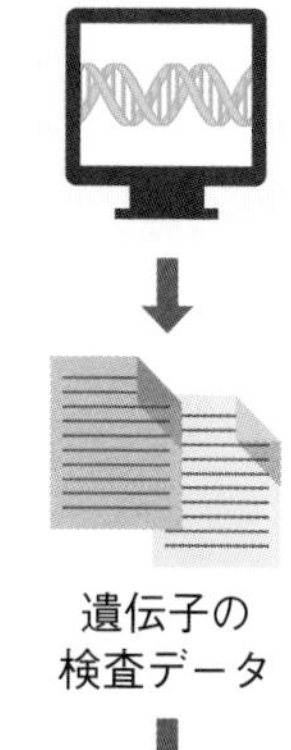

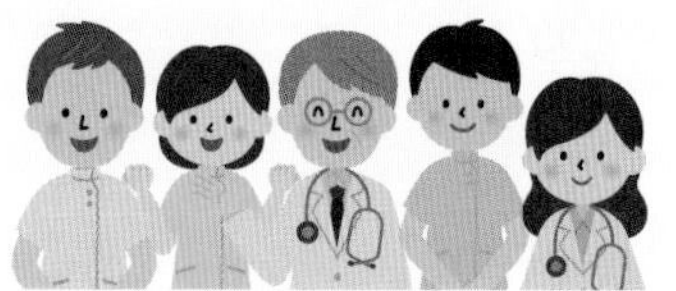

を対象にして、組織と同様に、多数の遺伝子変異を調べることができます。これにより多くのがん患者さんが、がんパネル検査を受けられるようになっています。「OncoGuide™ NCCオンコパネルシステム」と「FoundationOne® CDxがんゲノムプロファイル」（または「FoundationOne® Liquid CDxがんゲノムプロファイル」）のどの検査を用いるかは担当医と相談して決める場合が多いですが、簡単な比較は以下のとおりです。

OncoGuide™ NCCオンコパネルシステムは、124の遺伝子を対象とします。がん組織と血液（正常ペア）を比較して解析するため、がん細胞にのみ生じている遺伝子変異を確定することができます。卵巣がんや子宮体がんをはじめ、遺伝性にがんが発生する場合があります（**Q66**参照）。遺伝性にがんが生じやすい場合には、正常細胞を含めて生まれつき遺伝子の変化が存在していることになります。見つかった遺伝子変異が、生まれつきの変化なのか、がん細胞のみに発生したものなのかを見分けるうえでは、正常ペアを用いるほうが診断しやすいです。

FoundationOne® CDxがんゲノムプロファイルは、324の遺伝子を対象としますが、がん組織のみを解析するため、正常細胞に生じている変化か、がん組織のみで生じている変化かを区別しづらい点に注意が必要です（個人差、人種差を含め、正常細胞にも様々な遺伝子のバリエーションが存在することがわかっています）。そのため、個々の遺伝子の変化が本当にがんに深く関わっているのか、注意深く結果を解釈することが重要となります。

検査に適した組織があるかどうかも含め、どのがんパネル検査がよいかは、担当医とよく相談して決めてください。これら以外に新しいがんパネル検査の開発も進められており、近い将来に保険適用となる可能性があります。

なお、保険適用での検査の対象となるのは、「標準的な治療が終了している（もしくはまもなく終了する見込みの）がん患者さん」のみとなります。自費診療等では時期の制限がないものが多いですが、保険診療の枠組みで検査を受ける場合には、ひととおりの標準治療がほぼ終了した段階になることをご了承ください。

また、がんパネル検査を保険診療として受けられるのは、厚生労働省によって指定されている病院のみとなります。がんゲノム医療で中心的な役割を担う全国13カ所の「がんゲノム医療中核拠点病院」、32カ所の「がんゲノム医療拠点病院」、中核拠点病院や拠点病院と連携しながら検査を実施できる202カ所の「がんゲノム医療連携病院」の計247施設（2023年4月現在）が、この検査を受けることが可能な医療機関となります。

＊注意事項：

すべての遺伝子変異が、がんに関係しているわけではありません。分子標的治療薬にも副作用が存在します。また、がんの遺伝子変異すべてに対して治療薬があるわけではありません。がんパネル検査を受けても、新たな治療に到達できる患者さんは約10％と報告されています。

新型コロナウイルスやインフルエンザウイルスの感染が心配です。がんの治療中も予防接種は受けたほうがよいでしょうか？

予防接種を受けられることをお勧めします。がんの治療中の方は、健康な方と比べて免疫(めんえき)が低下している状態にあることが多く、新型コロナやインフルエンザに罹患(りかん)すると重症化しやすいと言えます。ワクチン接種により、その発症や重症化の予防が期待できます。

新型コロナウイルスワクチンについて

「新型コロナウイルス感染症（COVID-19）診療の手引き 6.0版」では悪性腫瘍が重症化因子のひとつにあげられており、がん治療中の方は優先接種の対象となっています。米国や英国においても同様に、がん患者はワクチンの優先接種グループに含められています。すべてのがん患者さんが、新型コロナウイルス感染で重症化や死亡のリスクが高くなるわけではないですが、高齢者や全身状態が著(いちじる)しく不良な方は死亡リスクが高くなることが報告されています。また、肺がんにおいてリスクが高いという報告もあります。

新型コロナウイルスワクチンには、新型コロナウイルス感染症の発症予防というベネフィットと、種々の副反応が生じるかもしれないというリスクがあります。がん患者さんのワクチン接種のベネフィットとして、発症や重症化の予防、検査やがん治療が遅れずに済むことがあげられます。がん患者における副反応についての大規模調査の報告はありませんが、新型コロナウイルス感染重症化の可能性を考慮(こうりょ)すると、ベネフィットがリスクを上回ると思われます。したがって、がん患者さんには、新型コロナウイルスワクチン接種が推奨されます。ただし、個人個人がそのリスクとベネフィットを正しく理解して、担当医とよく相談して、接種するか否かを自分で判断することが大切です。

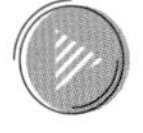

治療の種類と接種のタイミング

手術療法

がんの手術を受ける患者さんにおいても、新型コロナウイルスワクチン接種が推奨されます。英国のThe Royal College of Surgeons of Englandのガイダンスでは、ワクチンを接種していないという理由で予定手術を延期したり、ワクチン接種のスケジュールによって手術日を変更することは推奨されていません。手術とワクチン接種のタイミングにおいて考慮すべきこととして、接種後の発熱があります。特に2回目の接種では約15％に発熱が起こり、接種後1～2日、長くとも1週間以内に解熱することが知られています。待機的に予定できる手術では、発熱がワクチンの副反応か、手術に関連する発熱かを鑑別しやすいように、接種から手術まで2日～1週間あければ問題ないと考えられています。ただし、卵巣がんなどで計画的な脾臓摘出を伴う手術が予定されている場合、脾臓摘出による免疫不全も考慮し、手術予定日の前後2週間以上の間隔を設けて接種することが勧められています。

放射線治療

放射線治療においては、なるべく休みなく連続的に放射線照射を受けることが重要です。ワクチン接種と放射線治療のタイミングに関する報告はありませんが、ワクチンの副反応である発熱や倦怠感などにより放射線治療を休止することは避けるべきです。放射線治療中であれば、翌日に照射のない週末にワクチン接種を受けるのもひとつの方法です。また、放射線治療による骨髄抑制で白血球が減少する場合があります。骨髄抑制が起こっている時期の接種は避けたほうがよいかもしれません。ワクチン接種の時期、注射部位、治療内容に関連した注意事項などについて、担当の放射線腫瘍医に相談することをお勧めします。

化学療法

抗がん剤投与中、どのタイミングでワクチンの接種を行うのが望ましいかについての明確なデータはありません。しかし、抗がん剤投与3日前から投与当日はワクチン接種を避けたほうがよいかもしれません。これは、ワクチン接種後約1～2日間は発熱を認めることがあり、また制吐薬として使用されるステロイドがワクチンの効果を減弱させる可能性があるためです。副作用である骨髄抑制のために白血球が減少している時期は、やはりワクチン効果が減弱する可能性があります。そして、骨髄抑制のために血小板が減少している時期は、筋肉注射による血腫のリスクがあります。また、骨髄抑制が起こっている時期にワクチン接種を行った場合、ワクチン接種による発熱なのか、発熱性好中球減少症なのかの判断が困難となる可能性もあります。

婦人科がんに使用する分子標的治療薬や免疫チェックポイント阻害薬に関しては、これらを投与中であっても、ワクチン接種をためらう必要はないと考えられます。ただし、ワクチン接種後に発熱する可能性があることから、これらの投与3日前から投与当日はワクチン接種を避けたほうがよいかもしれません。また、骨髄抑制をきたす可能性があるPARP阻害薬（179ページ参照）に関しても、骨髄抑制が起こっている時期の接種は避けたほうがよいかもしれません。

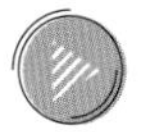 インフルエンザワクチンについて

新型コロナウイルスと同様に、免疫機能が低下した状態でインフルエンザに罹患した場合、通常より症状が重篤化しやすくなり、生命に危険が及ぶことさえあります。がん患者がインフルエンザに感染した場合の死亡率は高いとされ、がん患者さんは重症化のハイリスクとされます。したがって、がん治療中の方は、全身状態が著しく不良であるなどの一部を除き、優先接種の対象となっています。

ところで、抗がん剤治療には、患者のインフルエンザワクチン接種後の抗体価の上昇を低下させる可能性があるとの指摘はありますが、抗がん剤治療中の患者に対するインフルエンザワクチン接種後の抗体価の上昇は、がんのない群と同等であるとの報告も複数あります。抗がん剤治療中であっても、ある程度の抗体価の上昇が期待できると言えます。つまり、免疫機能が低下した患者さんのインフルエンザワクチン接種は、血清学的な反応が健康な方と比較して劣る可能性はありますが、これまでの報告を統合して解析すると、予防医学的な意義が示されています。接種時期については、化学療法開始2週間以上前の実施が望ましいとされていますが、化学療法の途中にインフルエンザの流行期を迎える場合は、骨髄機能の最下点の時期を避けるなどタイミングを工夫して接種する必要があります。

また、インフルエンザワクチンを接種してもインフルエンザにかかってしまう場合がありますが、その重症化を予防する効果があります。したがって、インフルエンザへの抵抗力を高めるために、高齢者と同様にがん治療中の方にはインフルエンザの予防接種が推奨されます。

歯の具合が良くありません。がん治療中や治療の後に歯科を受診してもよいでしょうか？

歯の具合が悪い際は、がん治療中や治療の後に歯科を受診しましょう。
ただし、歯科を受診する前に担当医に必ず相談しましょう。

がん治療と口腔内のトラブル

がん治療は、がん細胞を攻撃するのはもちろんですが、正常の細胞にも影響して副作用の症状が出てしまうことが度々あります。その症状は口腔内にも現れ、痛みを伴うこともしばしばあります。治療によって栄養が足りなくなり、口内炎を発症し、これまで症状がなかった歯周病やむし歯などの病気が急に症状を現すこともあります。たかが口の中のトラブルといっても、あなどることはできません。口腔内のトラブルによって、最終的に食事や睡眠が不十分になったり、会話が不自由になってしまうことで、身体的にも精神的にもダメージを受けてしまい、がんと闘うための体力や気力を失ってしまうこともあります。そのようなことがないように、口腔ケアを心がける必要があります。

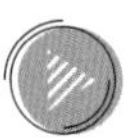

がん治療時の口腔内トラブル

正常な口腔粘膜細胞のように代謝の早い細胞は、抗がん剤治療により影響を受けやすく、味覚障害や口内炎などのいろいろなトラブルが発生します（**表1**）。口内炎は抗がん剤治療を受けている患者さんの約40%に発生すると言われており、

表1 がん治療時に発生する口腔内トラブル

- 口内炎
- むし歯、歯周病
- 歯肉炎
- 口腔内の乾燥
- 粘膜の表面が腫れる、はがれる
- 味が変わったように感じる
- 食べ物が飲み込みにくい

様々な症状があります。また、口腔は体の入り口であり、いろいろなウイルスや細菌が侵入してくる場所でもあります。がん治療によって免疫状態や栄養状態が低下し、口腔内の感染防御機能が低下すると、細菌やウイルスが口腔内から肺に入り、肺炎を引き起こし、がん治療自体の継続が困難になる場合があります。

抗がん剤治療による口内炎の特徴

抗がん剤治療による口内炎は、大きく分けて2つあります。

ひとつは、抗がん剤の分解物が口腔粘膜に染み出し、粘膜に直接的にストレスを与えることで引き起こされます。治療開始後3～7日頃から起こりますが、抗がん剤の種類によって異なります。

もうひとつは、抗がん剤治療によって白血球が減少し、感染症にかかりやすい状態から引き起こされた口内炎です。この口内炎は、治療後約10日～2週間前後で発生しますが、抗がん剤の種類や個人によって差があります。抗がん剤治療中の特に出血を伴う歯科治療（抜歯など）を行う際には原則、「十分な血小板数および白血球数がある」ことが必要とされています。そのため、歯科を受診する前に、担当医に歯科治療が可能な状態かを確認する必要があります。もちろん、出血を伴わない歯科治療においては、基本的に血小板や白血球の数にかかわらず治療を行うことができます。しかし、治療直後の全身的な副作用が出る時期は避けることが望ましく、次回の抗がん剤治療の直前が望ましいとされています。

また、血管新生阻害薬であるベバシズマブを使用していると、傷口が治りにくくなることがあります。特に歯科治療では抜歯に注意が必要となりますので、抜歯が必要な際は必ず担当医に相談してください。

がん治療における口腔ケア

がん治療によって引き起こされる口腔内のトラブルは、予防することが可能です。そのため、がん治療の前に時間がある場合は、可能であれば歯科を受診しましょう。口腔内の粘膜を傷つけることがないように、歯や義歯（入れ歯）を調整し口腔内の環境を整えることで、がん治療中の口腔内トラブルを回避することができます。がん治療時に生じやすいむし歯や歯周病も、必要に応じて治療してもらいましょう。

また、がん治療中の口腔内のケアについて相談しましょう。口腔内を清潔な状態に保ち、トラブルや合併症をできる限り防ぎ、食事がしやすいようにするために、専門的な口腔ケアやその指導を受けることは大変重要です。

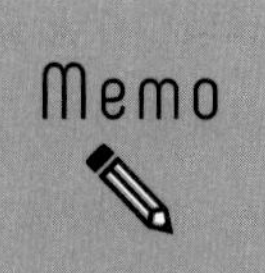

将来、妊娠の可能性を残す（妊孕性温存）ための卵子凍結保存について

「妊孕性温存療法」とは、がん治療により妊娠に必要な機能を喪失することを防ぐための手段です。子宮頸がんで頸部のみ切除する治療や、卵巣がんで健常な卵巣を残す治療も含みます。ここでは様々ながんにおいて、化学療法（抗がん剤治療）や放射線治療によって卵巣にダメージを受ける前に、卵子の凍結保存や卵巣組織の凍結保存を行い、将来妊娠の可能性を残す治療について説明します。妊孕性温存療法における大原則は、がん治療が遅れることなく行われることで、がん治療の担当医が妊孕性温存可能と判断した場合に、治療に支障がない範囲で行われるべきとされています。日本ではまだ代理母制度が認められていないため、がん治療として子宮摘出を行った場合には、妊孕性温存目的で卵巣から卵子を採取（採卵）することはありません。

● 胚（受精卵）の凍結

卵巣から卵子を採取し（採卵）、精子と受精させた受精卵を体の外で作製し（体外受精）、凍結保存する方法です。一般的な不妊治療としても行われている、最も確立された技術です。抗がん剤による卵子への悪影響（ダメージ）が否定できないため、化学療法施行中や治療直後の採卵は推奨されていません。採卵までに約２～３週間の期間が必要となります。

採卵は経腟的に針を刺して行いますが、進行した卵巣がんでは腹腔内にがん細胞が存在することが多く、穿刺によりがんをまき散らしてしまう（播種）可能性がありますので、卵巣転移や播種性転移の可能性が高い悪性腫瘍の場合には、原則として採卵は行いません。

● 卵子（未受精卵）の凍結

胚の凍結と同様の方法で卵子を採卵し、成熟した卵子をそのまま凍結保存する方法です。パートナーがいなくても行うことが可能で、将来の婚姻関係に柔軟に対応が可能です。

● 卵巣組織の凍結

卵巣組織の一部を腹腔鏡手術で摘出し、必要な組織だけ取り出して凍結保存する方法です。卵巣組織の凍結法は、小児がん患者さんの唯一の妊孕性温存治療です。卵子の凍結とその後の解凍によるダメージが大きいため、卵子のもともとの細胞（原始卵胞）が多数残っている35歳以下の若年者に推奨されています。しかしながら、疾患によっては卵巣移植時にがん細胞を再移入させてしまう可能性があることや、移植組織の生着期間（正常に機能するまでの期間）が不明であることなど、課題も多く残っています。

＼付録／

これまでの序文

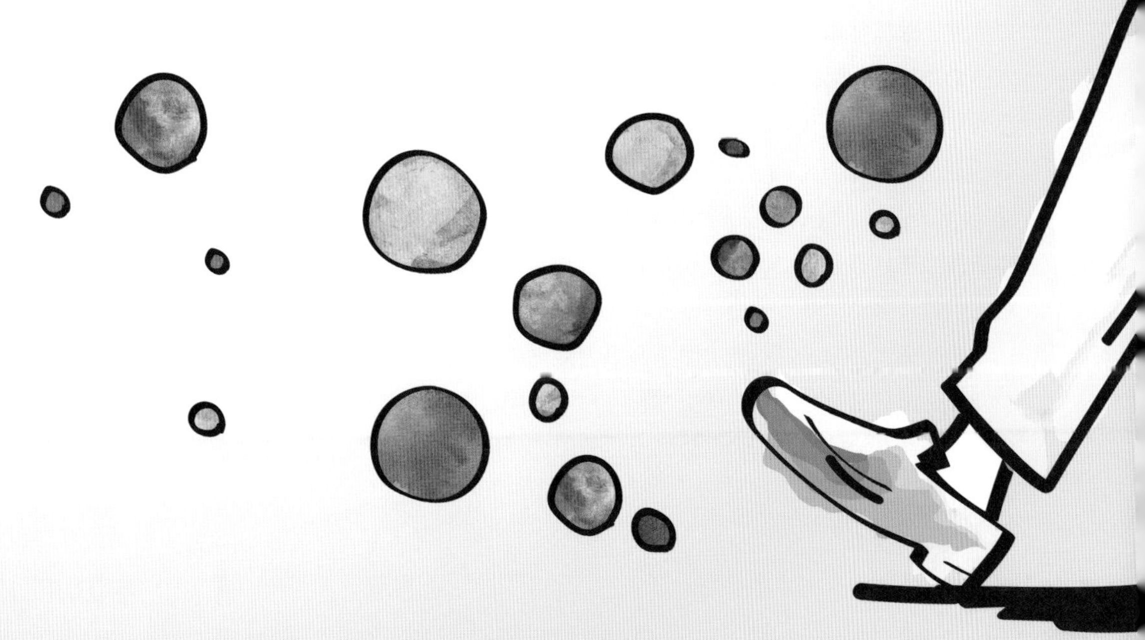

第１版
序　文

私が医師になったころ、子宮頸がん、子宮体がん、卵巣がんをはじめとする婦人科がんの治療法は各施設でばらつきが多く、最終的には年長者の臨床経験により決められることも少なくありませんでした。当時は抗がん剤といっても効果があるものは皆無といってよい状態でしたが、30有余年を経た現在、新しい抗がん剤の開発による化学療法（抗がん剤治療）の進歩に加えて、放射線機器の改良や手術術式の工夫などに基づいた多くの臨床試験の積み重ねにより、婦人科がんの治療成績は飛躍的に向上しました。

子宮頸がんでは、進行例には化学療法と放射線照射の同時併用療法が導入され、子宮体がんでは、高危険因子群には術後化学療法が選択されるようになり、卵巣がんでは、たとえがんが拡がっていたとしても、適切な治療により、中～長期にわたる延命も期待できるようになりました。

こうしたなか、日本婦人科腫瘍学会は医師向けのガイドラインとして『卵巣がん治療ガイドライン2004年版』を皮切りに（2007年、2010年に改訂）、続いて『子宮体がん治療ガイドライン2006年版』（2009年に改訂）を、さらに『子宮頸がん治療ガイドライン2007年版』を金原出版より発刊してきました。これにより、がんの日常診療に携わる医師に対して、その時点で広くコンセンサス（意見の一致）が得られ、最も妥当と考えられる婦人科がんの標準的な治療法が示され、患者さんたちもその時々で格差のない最良の治療が受けられるようになってきました。

次に私ども日本婦人科腫瘍学会は、既刊の医師向けのガイドラインに留まらず、患者さんとそのご家族向けに子宮頸がん、子宮体がん、卵巣がんを合わせたわかりやすい治療ガイドライン解説書を作成することにしました。患者さんが自分に適した治療法を選択するにあたり、患者さん・ご家族と医療従事者との間で病気に対して共通の認識が得られることはとても大事なことです。

そのために、図、写真、イラストを多く取り入れ、できるだけ専門的な用語を少なくしたわかりやすい文体とし、それぞれのクエスチョン（臨床的疑問点）も患者さんやご家族にとって切実な問題や特に知っておきたいことを中心に、3種のがんに共通な問題点9問も含めて全57問を選定し、50人以上の婦人科がんの専門医に協力・執筆を仰ぎ、本書を作成しました。さらに、本書を読まれる方々にとってよりわかりやすい内容とするために、婦人科がんの患者会の方々にもお目通し願い、多くの提言や助言を入れさせていただきました。

本書を患者さん・ご家族と医療従事者双方の方々が「病状説明の場」にお持ち寄りになり、インフォームドコンセントの仲立ち役として利用していただき、コミュニケーションの深化と納得のゆく適切な治療の選択のために十二分にご活用いただければ幸いです。

2010年冬

日本婦人科腫瘍学会理事長

宇田川　康博

第１版
患者さん向けガイドライン作成にあたって

21世紀の日本人の最大の死因は、悪性腫瘍（がん）です。男性の約半分、女性の約3分の1ががんにかかります。これは、高齢化と医療の進歩がもたらした当然の成り行きといえます。

女性に特有のがんといえば、子宮頸がん、子宮体がん、卵巣がんなどがあげられます（乳がんは女性に多いがんですが、男性もかかります）。

子宮頸がんは特に若い女性で著しく増加しており、ちょうど妊娠・出産する年代と重なることから「Mother Killer」とも呼ばれています。あるウイルスの感染により子宮頸がんが起こることが明らかになり、感染を予防するワクチンも接種可能になりましたので、社会全体でも大変注目されているがんです。

子宮体がんは日本で増加が著しいがんで、肥満や食生活の欧米化が関連すると考えられています。

卵巣がんも増加傾向にありますが、有効な検診方法がなく、症状のないままに進行した状態でみつかることもいまだに多いので、「Silent Killer」と呼ばれて恐れられています。

日本婦人科腫瘍学会（以下、学会）では、子宮頸がん、子宮体がん、卵巣がんに対する治療ガイドラインをそれぞれ作成し、これら女性に特有ながんの治療の標準化に役立ててきました。しかし、これらのガイドラインは医師や看護師、薬剤師、検査技師などの医療関係者向けでしたので、読んで十分に理解するためにはある程度の基本的な医学知識が必要でした。そこで、医学知識のあまりない一般の方が読まれるガイドラインの発刊を望む声があちらこちらから聞こえてきました。それを受ける形で企画されたのが本書です。

子宮頸がん、子宮体がん、卵巣がんの3つは本来は別のがんですが、治療法や患者さんの悩みなども共通するところがかなりありますので、本書では1冊にまとめて作成することにしました。学会が発刊している3冊の医療者向けガイドラインの作成者に執筆を依頼し、一般向けに噛み砕いて書いていただくようお願いしました。本書が女性に特有ながんに悩む患者さんやご家族のお役に立てば幸いです。

本書を企画し、作成を指示されました学会の宇田川康博理事長、たくさんの文献を渉猟しながら地道にかつ迅速に改訂作業をしていただいた作成委員の方々、貴重なご意見をいただきました学会理事やガイドライン評価委員の方々に御礼申し上げます。

最後に、読者の立場から本書にご助言をいただいた患者会「カトレアの森」の皆様、膨大な資料やメールのやり取りをこなしていただきました学会事務局、金原出版の方々にも心より感謝申し上げます。

2010年冬

八重樫伸生
片渕　秀隆

日本婦人科腫瘍学会

患者さんとご家族のための
子宮頸がん・子宮体がん・卵巣がん治療ガイドラインの解説（第1版）

理事長	宇田川 康博	藤田保健衛生大学医学部　産婦人科
委員長	八重樫 伸生	東北大学医学部　産婦人科
副委員長	片渕　秀隆	熊本大学医学部　産婦人科
執筆者	青木　大輔	慶應義塾大学医学部　産婦人科
	青木　陽一	琉球大学医学部　産婦人科
	礒西　成治	東京慈恵会医科大学附属第三病院　産婦人科
	板持　広明	鳥取大学医学部　産婦人科
	伊藤　潔	東北大学医学部　産婦人科
	井上　芳樹	近畿大学医学部奈良病院　産婦人科
	植田　政嗣	大阪がん予防検診センター　婦人科
	宇野　隆	千葉大学医学部　放射線科
	梅咲　直彦	和泉市立病院　婦人科
	大道　正英	大阪医科大学　産婦人科
	岡本　愛光	東京慈恵会医科大学　産婦人科
	勝俣　範之	国立がんセンター中央病院　乳腺腫瘍内科
	金内　優典	北海道大学医学部　産婦人科
	紀川　純三	鳥取大学医学部附属病院がんセンター
	喜多　恒和	奈良県立奈良病院　産婦人科
	喜多川　亮	NTT東日本関東病院　産婦人科
	木村　英三	立正佼成会附属佼成病院　産婦人科
	小林　重光	東京慈恵会医科大学附属第三病院　産婦人科
	齋藤　豪	札幌医科大学　産婦人科
	坂元　秀樹	Tokyo Medical and Surgical Clinic
	寒河江　悟	JR札幌病院　産婦人科
	櫻木　範明	北海道大学医学部　産婦人科
	佐藤　豊実	筑波大学臨床医学系　産婦人科
	上坊　敏子	相模野病院　婦人科腫瘍センター
	杉山　徹	岩手医科大学　産婦人科
	鈴木　直	聖マリアンナ医科大学　産婦人科
	鈴木　光明	自治医科大学　産婦人科
	進　伸幸	慶應義塾大学医学部　産婦人科
	高野　政志	防衛医科大学校　産婦人科
	楯　真一	千葉大学医学部　産婦人科

田畑　　務　三重大学医学部　産婦人科
津田　浩史　慶應義塾大学医学部　産婦人科
寺井　義人　大阪医科大学　産婦人科
戸板　孝文　琉球大学医学部　放射線科
中尾　佳史　佐賀大学医学部　産婦人科
中山 健太郎　島根大学医学部　産婦人科
長尾　昌二　埼玉医科大学国際医療センター包括的がんセンター　婦人科腫瘍科
永瀬　　智　東北大学医学部　産婦人科
長谷川 清志　藤田保健衛生大学医学部　産婦人科
蜂須賀　徹　産業医科大学　産婦人科
日浦　昌道　国立病院機構四国がんセンター　婦人科
平井　康夫　癌研有明病院　婦人科
平沢　　晃　慶應義塾大学医学部　産婦人科
深澤　一雄　獨協医科大学　産婦人科
藤原　恵一　埼玉医科大学国際医療センター包括的がんセンター　婦人科腫瘍科
松本　光史　兵庫県立がんセンター　腫瘍内科
松本　隆万　東京慈恵会医科大学附属青戸病院　産婦人科
水内　将人　札幌医科大学　産婦人科
宮崎　康二　島根大学医学部　産婦人科
横山　良仁　弘前大学医学部　産婦人科
吉永　浩介　東北大学医学部　産婦人科
渡部　　洋　近畿大学医学部　産婦人科
渡利　英道　北海道大学医学部　産婦人科

（五十音順）

第2版
患者さんとご家族のための治療ガイドライン2016年版
発刊にあたって

産婦人科医は、新しい命の誕生の場に立ち会う一方で、婦人科のがんを患った患者さんの治療にあたります。がんを克服されご家族との日常の生活に戻られる方、治癒したものの合併症や後遺症に悩まされる方、あるいはご家族に見守られながら終焉を迎えられる方など、患者さんの経過はさまざまです。主な婦人科のがんは、子宮頸がん、子宮体がん、そして卵巣がんの3つがあり、2011年の最新の報告では1年間に約3万6千人がこの3つのがんのいずれかに罹られ、2014年には約1万人が亡くなられています。この数は、1年間の日本人女性死亡者の60人に1人、女性がん死亡者の15人に1人にあたります。子宮や卵巣は、極論すれば、心臓や肺、消化器や泌尿器などの生活臓器とは異なり、日常生活には必要ではないかも知れません。しかし、女性に子宮や卵巣がなければ人類の歴史も私たちの人生もなかったとも言え、人類にとってもまた女性個人にとっても掛け替えのない人生と生殖にかかわる大切な臓器です。この視点に立って、日本婦人科腫瘍学会では、患者さんとご家族のための解説書として本ガイドラインの初版を2010年に上梓いたしました。

本学会では、すでに婦人科のがん診療に携わる医師をはじめとした医療従事者のために、2004年に卵巣がん、2006年に子宮体がん、2007年には子宮頸がんの治療ガイドラインを刊行しました。それぞれが改訂を重ね、現在、2015年版、2013年版、2011年版を最新版として日常の臨床の現場で汎用されています。これら最新版はいずれも2010年の本解説書の刊行の後に出版されたものであることから、3つの治療ガイドラインに収載された最新のエビデンスをもとにした最良の治療指針となるよう、今回の改訂の運びとなりました。

今回の編集では、患者さんとご家族のご理解と意志決定の助けとしていただけるよう、全部で63項目のQuestionにAnswerと解説、5つのMemoで構成し、また初版のタイトルについていた「解説」の文字を削除いたしました。そして、それぞれの最新の治療ガイドラインの主な改変・変更点を盛り込むように努めました。具体的には、子宮頸がんでは、子宮頸がん検診の結果の見方とその後の検査項目を新たに加え、また妊娠にかかわる対応をさらに集積されたエビデンスをもとに解説しています。子宮体がんでは、標準治療のひとつとして腹腔鏡下手術を紹介し、さらに子宮肉腫と絨毛性疾患の項目を加えました。卵巣がんでは、2013年に初めて承認された分子標的治療薬の項目を新設しました。さらに、3つの婦人科がんに共通する項目として、手術療法、放射線治療、化学療法に続く第4の治療法として最近注目を集めている免疫療法、そして2013年5月のニューヨークタイムズ紙に掲載されたハリウッド女優のアンジェリーナ・ジョリーさんの「私の医学的選択」以来世界中で話題になっている遺伝性がんに関する最新情報を提供しています。

本ガイドラインは、1冊を読み通すためのものではなく、患者さんやご家族が知りたいと思われる項目を選んでお読みいただいて、そこで得られる情報が完結するように編集いたしましたので、複数の項目で重複する内容が出てきます。また、第57回日本婦人科腫瘍学会学術講演会（2015年8月9日：盛岡市、杉山 徹会長）において学会員による検討の時間を設け、さらに婦人科がんの患者会である「カトレアの森」（発足：2006年、事務局：仙台市）からもご意見をいただきました。本ガイドラインが、婦人科がんの患者さんとそのご家族にとってよりよい道しるべとなり、最良の治療方針が選択され最善の結果が得られることを確信しております。

今回の改訂にあたり、本学会の吉川裕之理事長、宇田川康博名誉教授、八重樫伸生教授のおふたりのガイドライン委員会歴代委員長、そして永瀬 智主幹事、金内優典編集幹事、55名の執筆をお引き受けいただきました理事会、代議員会、学会員の方々の献身的なご尽力に深甚なる謝意を表します。最後に、編集の過程で昼夜を問わずご苦労いただいた本学会事務局の安田利恵さん、ならびに金原出版株式会社編集部の安達友里子さんをはじめ関係の方々に感謝申し上げます。

2016年3月

日本婦人科腫瘍学会ガイドライン委員会

委員長　**片渕　秀隆**

副委員長　**三上　幹男**

日本婦人科腫瘍学会

患者さんとご家族のための 子宮頸がん・子宮体がん・卵巣がん治療ガイドライン(第2版)

ガイドライン委員会

委員長	片渕　秀隆	熊本大学医学部　産科婦人科
副委員長	三上　幹男	東海大学医学部　産婦人科
初代委員長	宇田川 康博	藤田保健衛生大学（2002～2008年）
第2代委員長	八重樫 伸生	東北大学医学部　産婦人科（2008～2012年）
主幹事	永瀬　智	山形大学医学部　産婦人科
編集幹事	金内　優典	長崎大学医学部　産婦人科
執筆者	青木　大輔	慶應義塾大学医学部　産婦人科
	青木　陽一	琉球大学医学部　産科婦人科
	礒西　成治	東京慈恵会医科大学附属第三病院　産婦人科
	板持　広明	岩手医科大学医学部　産婦人科
	井箟　一彦	和歌山県立医科大学　産科婦人科
	植田　政嗣	大阪がん循環器病予防センター　婦人科検診部
	碓井　宏和	千葉大学医学部　産婦人科
	宇野　隆	千葉大学医学部　放射線科
	梅咲　直彦	和泉市立病院　婦人科
	蝦名　康彦	神戸大学医学部　産科婦人科
	大竹　秀幸	人吉医療センター　産婦人科
	大槻　健郎	仙台市立病院　産婦人科
	大道　正英	大阪医科大学　産婦人科
	岡本　愛光	東京慈恵会医科大学　産婦人科
	片岡　史夫	慶應義塾大学医学部　産婦人科
	金内　優典	長崎大学医学部　産婦人科
	川名　敬	東京大学医学部　産婦人科
	喜多　恒和	奈良県総合医療センター　産婦人科
	喜多川　亮	東北医科薬科大学医学部　産婦人科
	木村　英三	立正佼成会附属佼成病院　産婦人科
	小林　重光	小林ウィメンズクリニック
	小宮山 慎一	東邦大学医療センター大橋病院　婦人科
	齋藤　豪	札幌医科大学　産婦人科
	寒河江　悟	札幌西孝仁会クリニック　産婦人科
	櫻木　範明	北海道大学医学部　産婦人科
	佐藤　豊実	筑波大学医学医療系　産科婦人科

庄子　忠宏　岩手医科大学医学部　産婦人科
上坊　敏子　JCHO 相模野病院　婦人科腫瘍センター
杉山　　徹　岩手医科大学医学部　産婦人科
鈴木　　直　聖マリアンナ医科大学　産婦人科
鈴木　光明　新百合ケ丘総合病院　がんセンター
進　　伸幸　慶應義塾大学医学部　産婦人科
高野　政志　防衛医科大学校病院　腫瘍化学療法部
髙松　　潔　東京歯科大学市川総合病院　産婦人科
楯　　真一　千葉大学医学部　婦人科
田畑　　務　三重大学医学部　産科婦人科
寺井　義人　大阪医科大学　産婦人科
戸板　孝文　琉球大学医学部　放射線科
永井　智之　石巻赤十字病院　産婦人科
中尾　佳史　佐賀大学医学部　産科婦人科
長尾　昌二　兵庫県立がんセンター　婦人科
永瀬　　智　山形大学医学部　産婦人科
中山 健太郎　島根大学医学部　産科婦人科
長谷川 清志　獨協医科大学　産科婦人科
蜂須賀　徹　産業医科大学　産婦人科
阪埜　浩司　慶應義塾大学医学部　産婦人科
平井　康夫　東京女子医科大学　産婦人科
深澤　一雄　獨協医科大学　産科婦人科
藤原　恵一　埼玉医科大学国際医療センター　婦人科腫瘍科
松本　光史　兵庫県立がんセンター　腫瘍内科
村松　俊成　東海大学医学部付属八王子病院　産婦人科
矢内原　臨　東京慈恵会医科大学　産婦人科
山本　英子　名古屋大学医学部　医療行政学
横山　良仁　弘前大学医学部　産科婦人科
吉永　浩介　国立病院機構仙台医療センター　産婦人科
渡部　　洋　東北大学医学部　産婦人科
渡利　英道　北海道大学医学部　産婦人科

（五十音順）

さくいん

子宮頸がん

子宮体がん

卵巣がん

共通

患者さんとご家族のための
子宮頸がん・子宮体がん・卵巣がん 治療ガイドライン　第3版

2010年12月10日　第1版発行
2016年 4 月25日　第2版発行
2023年 7 月15日　第3版第1刷発行

編　集　公益社団法人 日本婦人科腫瘍学会

発行者　福村　直樹

発行所　金原出版株式会社
〒113-0034 東京都文京区湯島2-31-14
電話　編集 (03)3811-7162
　　　営業 (03)3811-7184
FAX　(03)3813-0288
振替口座　00120-4-151494
http://www.kanehara-shuppan.co.jp/

ISBN978-4-307-30150-3
印刷・製本／シナノ印刷株式会社
装丁・本文デザイン／クニメディア株式会社